信頼の主治医

明日の高齢者医療を拓く 信頼のドクター

2024年版

浪速社

はじめに

２０２３年５月８日、長きにわたり世間を騒がせ続けたコロナウイルスは、感染症法の位置づけが「５類感染症」へと引き下げられました。初めて感染が日本で確認され、未曾有の大混乱を引き起こした２０２０年と比べると、ウイルスの影も幾分身を潜め、世間でもその脅威から少しずつ遠ざかっているような印象を受けます。

ですが、コロナウイルスが５類へと引き下げられた後も、患者数は依然として増加傾向にあります。マスクの着用も自己判断に委ねられることが多くなった今、私たち一人ひとりがコロナとの向き合い方を考える必要に迫られています。

特に高齢者はこのような社会構造の変化によるあおりを大きく受けているといえるでしょう。コロナ禍により、高齢者の活動の場であったボランティアやサークルは活動を自粛。高齢者自身もコロナウイルスに罹患すまいと外出を控えた結果、生活様式の変化が認知機能、身体機能の低下を引き起こす「コロナフレイル」も問題視されています。団塊世代すべてが後期高齢者（75歳以上）となる、いわゆる2025年問題もまさに目前に迫っており、高齢者にまつわる課題は喫緊の課題といえます。

このような事態を受け、日本のドクターたちは常に我が国の未来を思議し、超高齢社会を支えるべく奮闘しているのです。

本書「信頼の主治医　明日の高齢者医療を拓く信頼のドクター　2024年版」では、そんな医療に身命を投げ打ち、たゆまぬ努力のもと患者の健やかな生活を後援するドクターたちの奮励を記しました。

この度ご登場いただきましたドクターの皆様は、各々が多種多様な観点、専門分野を主軸とし医療に専心されております。しかしながら、〝高齢者の健やかな生活を支えていく〟という強い意志は、どのドクターの胸にも等しく秘められております。

2009年から刊行を続けております「信頼の主治医」シリーズも、本書で13巻を数えることとなりました。

本書が出版に至ることが出来たのは、多忙な日々の合間を縫ってインタビューにご尽力いただきましたドクター並びにスタッフの皆様のおかげです。本書制作にあたり多分なお力添えを賜りましたことに厚く御礼申し上げますとともに、本書が皆様と精良たるドクターとの橋渡し役となることで、日本のより良い明日への貢献の一助となれば幸いです。

2023年11月

ぎょうけい新聞社

目　次

（掲載は取材順）

Contents

Contents

信頼の主治医―明日の高齢者医療を拓く信頼のドクター　２０２４年版

医療法人社団隆樹会
木村クリニック

信頼の×主治医

理事長・院長　**木村　隆雄**

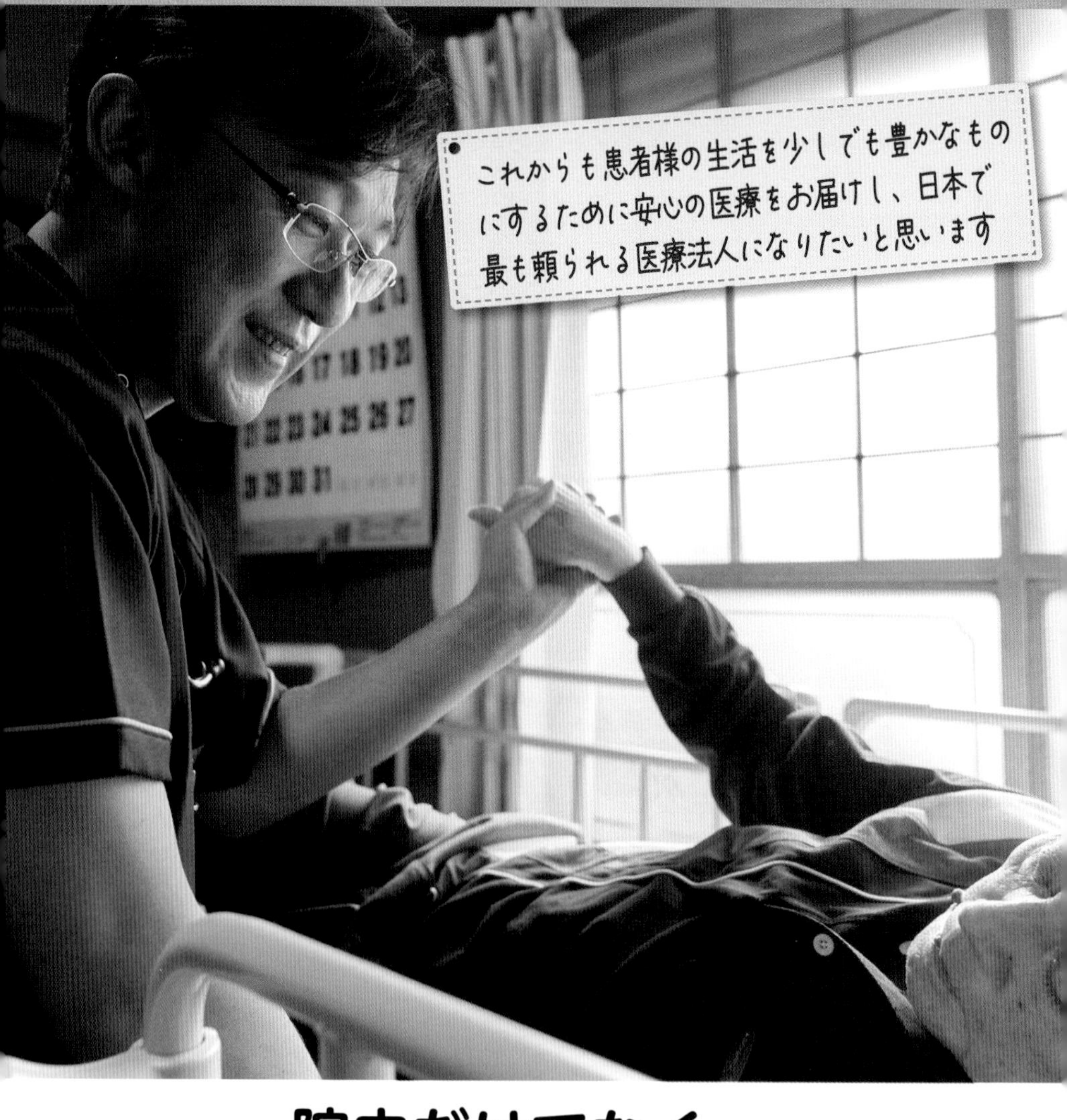
これからも患者様の生活を少しでも豊かなものにするために安心の医療をお届けし、日本で最も頼られる医療法人になりたいと思います

院内だけでなく
地域と連携したチームワークで

「自分らしく生きる」を叶える〝あたたかい医療〟をひろめる

明日の高齢者医療を拓く信頼のドクター

高齢化が加速する日本では、入院か施設入所か在宅医療か、さまざまな「過ごし方」の選択肢の中で揺れる人々がいる。そして、病院での治療は終了したものの通院できる状態ではなく、退院後どうするかについて困っている人も少なくない。

医療法人社団隆樹会木村クリニック（以下木村クリニック）では、在宅医療の提供を中心に、地域と連携したチーム医療でこのような社会課題と向き合っている。24時間365日体制での在宅医療には、約40人の医師をはじめとする多くのスタッフや関係者が携わっている。なぜ「在宅医療」に力を入れているのか、訪問診療と外来診療の違い、木村クリニックの目指す未来や社会などについて、木村理事長にお話を伺った。

住み慣れた家で自分らしく生きる

在宅医療で実現する安心と心強さ

「一人ひとりが自分らしく生き、人生の物語を紡がれていく。その一助が我々木村クリニックの役割。そのために大切にしているのは〝人に寄り添うこと〟であり、〝あたたかい医療を広める〟という理念です」と語る木村理事長。

もともと外来診療を中心に内科・整形外科・皮膚科を標榜し開院した木村理事長が訪問診療を始めたきっかけは、近所に住む高齢の患者からの「めまいがして動けないから来てほしい」という一言だった。加えて、患者の病気やケガの治療後、さまざまな事情で通院が難しい人がいるのを多く目の当たりにしてきたこともあり、「そんな患者さんを自宅で診てあげたい、安心して自宅に帰ることができる環境を作りたい」と、自力で通院することが難しい患者の声に応えるべく

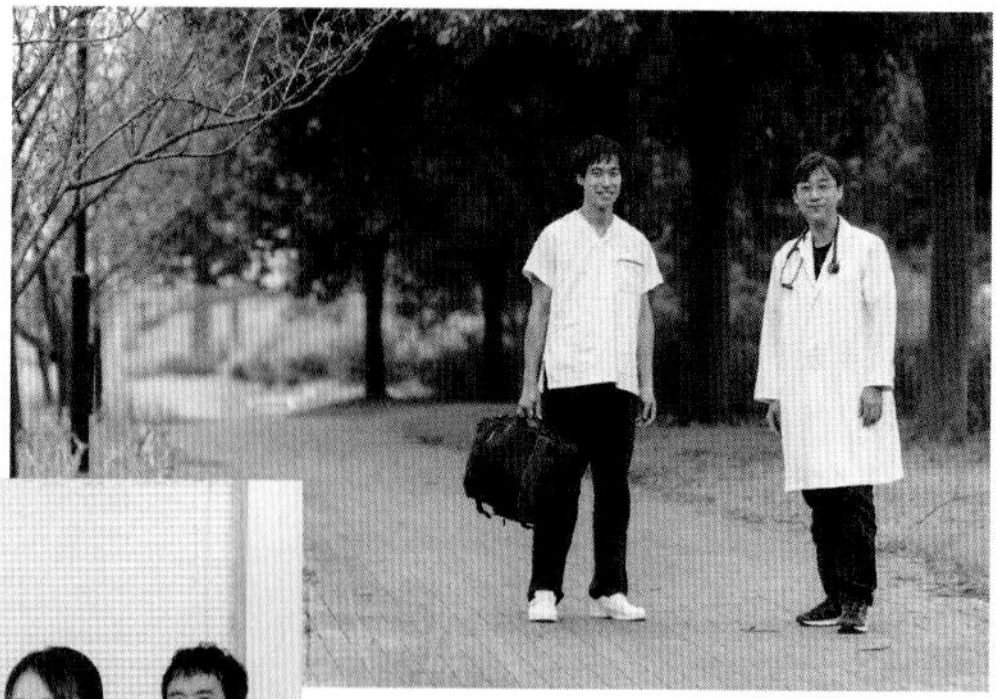

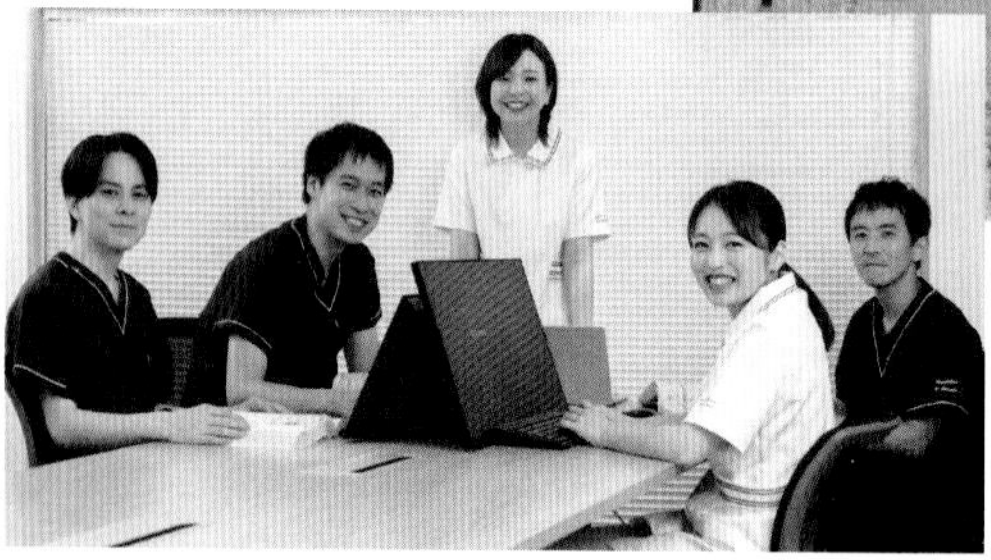

地域の健康を支えられるよう、
トータルサポート体制を
整えている

訪問診療を開始した。

現在は、常勤と非常勤を合わせて40人ほどの医師が在宅医療に携わり、24時間365日体制で安心の訪問診療を提供している。複数の専門医が在籍し、地域の訪問看護師、ケアマネージャー、薬剤師などでチームを組み、自宅で治療を受ける患者に安心を届ける。

『住み慣れた場所で過ごしたい』という患者の希望を叶え、自分らしく生きるための環境を整えること。それが、「在宅医療のあるべき姿」と木村理事長は語る。住み慣れた家とは、単なる〝場所〟ではなく、本人の生き方・暮らし方・過ごし方を最も心地良く実現する、まさに〝居場所〟なのである。また、住み慣れた場所が自宅の場合は、そこに同居する家族の存在も、患者の「自分らしさ」を引き出し、心のままに生きる上で不可欠なものだ。

それぞれの住み慣れた場所で、「自分らしく生きる」ことを実現するため、そして家族にとっての負担も可能な限り軽減しサポートするため、安心できる在宅医療を届けるべく、日々患者とその家族と向き合い続けている。

理念として掲げる「あたたかい医療」とは

ただ治すだけでない〝人に寄り添う〟医療

木村クリニックが理念として掲げている「あたたかい医療」とは、「苦痛をとる」「病気をきちんと診断・治療する」「心に寄り添い、ほっとした笑顔が生まれる安心の医療をお届けする」という3つの軸から成る。

診療し、治療し、医療を提供する者として、「病気やケガを治す」ことはもちろん、病気だけを診るのではなく「人」を診ることを何より大切にしている。患者一人ひとりの声に耳を傾け、表情や様子をよく見て、何を望んでいるか汲み取ることで、心に寄り添い、本当に必要としているものを提供する。

「苦痛をとる」というのもまた、単純に、「治して苦痛をとる」だけではなく、患者本人の望む形で、本人が感じている苦痛をとることが、「あたたかい医療」として「苦痛をとる」ことである。

人の数だけ身体があるように、人の数だけ心もある。万人に同じ治療を行わず、一人ひとりの身体や年齢などに合わせた治療を行うように、心もまた、一人ひとり異なるケア、サポートが必要となる。

「専門科別の病気治療だけを行っても、その人の心が忘れられては、目の前の患者様を癒すことはできません」

「人を診て、心に寄り添い、家族と本人と向き合う『あたたかい医療』をもっともっと広めていきたい」と木村理事長は目指す未来を語った。

自宅を訪問することで見えてくる十人十色の人生と一人ひとりの生き方

満開の桜の下で綴られた患者と家族の人生の1ページ

自宅という患者本人の「居場所」へと足を踏み入れ、その世界の中へ入り込むことにより、初めて見えてくるものがある。

病院では見えてこなかった、家族との関係性、家の中での患者本人の過ごし方や習慣、好きなもの、嫌いなもの、人生そのものが家に詰まっている。外来での診察や、入院中の病院では知ることが難しい患者の生活の場での姿を知ることで、病院とは違う形の「あたたかい医療」を実現できるようになる。

患者自身から、病院やクリニックの外来の診察室にいる時には聞けない希望を聞くことも多々ある。1人では外出が難しい独居の人に往診に向かう時間を伝えたところ、「アイスクリームがどうしても食べたい!」と言われ、アイスクリームを持参して往診に行ったこともあった。また、ある時は冷房がなくて暑くてどうしようもないという患者のもとへ冷風機を担いでいったことも。このような声も受け入れて対応することで、患者との間に信頼関係や親密性が生まれる。この「絆」こそが、安心して任せられる在宅医療を支えているのだ。

このような日常的な希望だけでなく、より難しい希望を受けることもある。誤嚥のリスクがある患者からの「どうしても口から食べたい」という望みや、寝たきりの患者からの「旅行に行きたい」という望みなど、患者の数だけ「願い」がある。そしてその願いには、患者や家族が生きてきた人生そのものが反映されている。十人十色の人生を自分らしく生き抜くためにも、人は「こうありたい」「こうしたい」「これがやりたい」と願うのかもしれない。

医療法人社団隆樹会　木村クリニック

明日の高齢者医療を拓く信頼のドクター

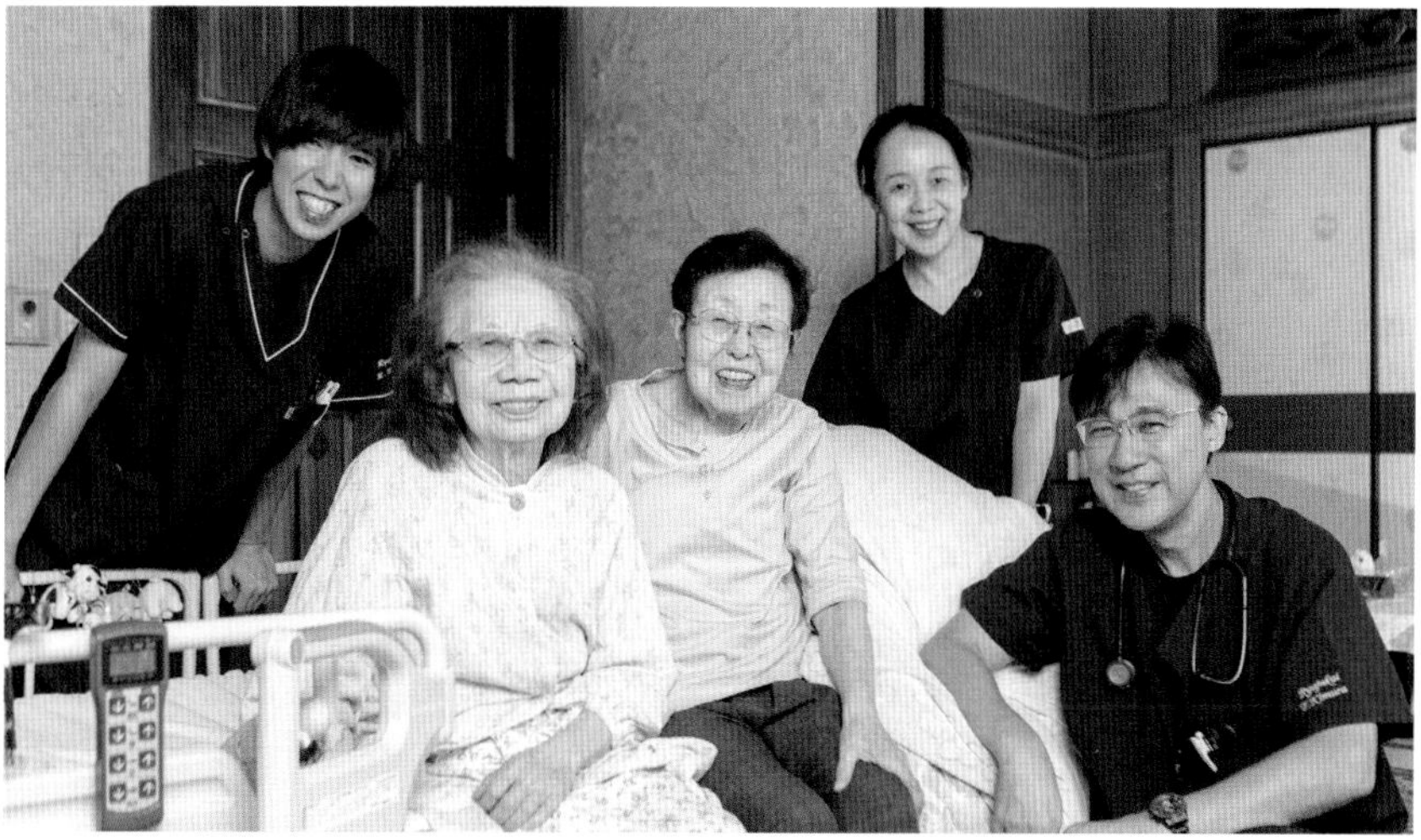

患者の声に耳を傾けることを大切に、「幸せに生きたい」という想いを叶える

もちろん、全ての希望を願いのまま叶えられるわけではないものの、一つひとつの声を受け入れ、できる限りのことをするという信念で、木村クリニックの医師やスタッフたちは日々患者と向き合っている。

ある日、乳がんの患者から「桜の花が見たい」という希望を受けた。家族とともに明るく前向きに闘病していたものの、この頃には体調が悪化し、外出することが難しい状態だった彼女。その願いを叶えたいという一心で、医療スタッフ全員が力を合わせて「お花見」の準備を進めることとなった。

すぐに在宅酸素の機器を手配し、訪問看護師のサポートもつけ、家族の協力も得ることで、桜が満開となった日に、彼女の願いを叶えることができた。家族とよく花見に訪れていたという美しく咲き誇る桜の下で、彼女と家族の人生の一ページが綴られたのだ。

その日の夜、彼女は家族と木村理事長に見守られ静かに旅立っていった。この出来事を通し、木村理事長は医師としての使命を再確認したという。

「患者様の願いを叶え、その人の物語に伴走することがどれほど尊いことかを学びました。患者様の笑顔とご家族の想いはずっと私の心に残り続けると思います」
そう語る姿には医師としての誇りと自信が伺えた。命ある限り、人生の物語は綴られ続ける。その物語を、自分らしく彩り、そして自分らしく締めくくるためにも、一人ひとりの人生に伴走し、支えるという使命を胸に日々奮闘する。そんな木村理事長の意志と想いが伝わるエピソードである。

1人の医師や病院だけでは実現できない

チーム医療による強力なサポート体制

24時間365日体制で、患者を手厚くサポートし続けるために重要なものが「チーム力」だ。1人の医師だけではもちろん実現不可能なことであり、院内だけでも対応することは難しい。地域と連携し、さまざまな分野のプロフェッショナルが力を合わせることではじめて強力なサポート体制を作り上げることができる。1人でも多くの人が安心して住み慣れた場所で在宅医療を受けられるために何よりも大切にしているのが地域の絆だ。地域の訪問看護師、ケアマネージャー、薬剤師、ホームヘルパーなど、院外との連携に力を入れ、地域全体で患者を支えていける体制を整えている。

木村クリニックには多くの医師が在籍しており、一般内科、外科はもちろん、呼吸器科、消化器科、皮膚科、神経内科、腎臓内科、整形外科など幅広い疾患に対応できる医療体制が整っている。認知症や脳梗塞、脳出血、末期がん、そして難病まで。継続的な治療や診療が必要な、これら幅広い病気に対応できることを強みに、あらゆる相談を受け付けている。また主治医制を採用し、患者と長期的かつ密接に関わり、信頼関係や絆を築くことや、小さな変化も見逃さないことも大切にしているという。患者に寄り添い伴走する役を担う医師の存在は、患者にとっても心強いものだろう。的確に症状を診断する上でも、主治医制は大きな意味を持つ。

医師だけでなく、訪問診療のスケジュールを調整し、医師に同行し往診に向かう医療コーディネーターの存在も重要だ。一人ひとりの患者にとって必要不可欠な薬が書かれた処方箋の対応、書類、検査機器の準備など訪問診療の現場においてなくてはならない大切な存在である。

また、医療事務はいのちの現場で働く医師や医療コーディネーターを院内から支える役割を担う。日々様々な問い合わせに対応し、患者、病院、地域の訪問看護師、介護事業所を結ぶ懸け橋となる。

木村クリニックに相談すれば何とかなる

日本一頼られる医療法人を目指して

「木村クリニックに相談すれば何とかなる」

そんな組織を目指し、在宅医療・訪問診療に力を入れている木村クリニック。地域の多職種の人々とチームを組み、力を合わせ、患者とその家族からのあらゆるニーズに応えられるよう、〝あたたかい〟医療サービスを提供し続けている。

「私たちは、目の前の患者様のために何ができるかを常に考え行動してきました。そうした積み重ねの上に、信頼が生まれ多くの患者様に安心の医療をお届けしてきました。これからも患者様の生活を少しでも豊かなものにするために、日本で最も頼られる医療法人になりたいと思います。

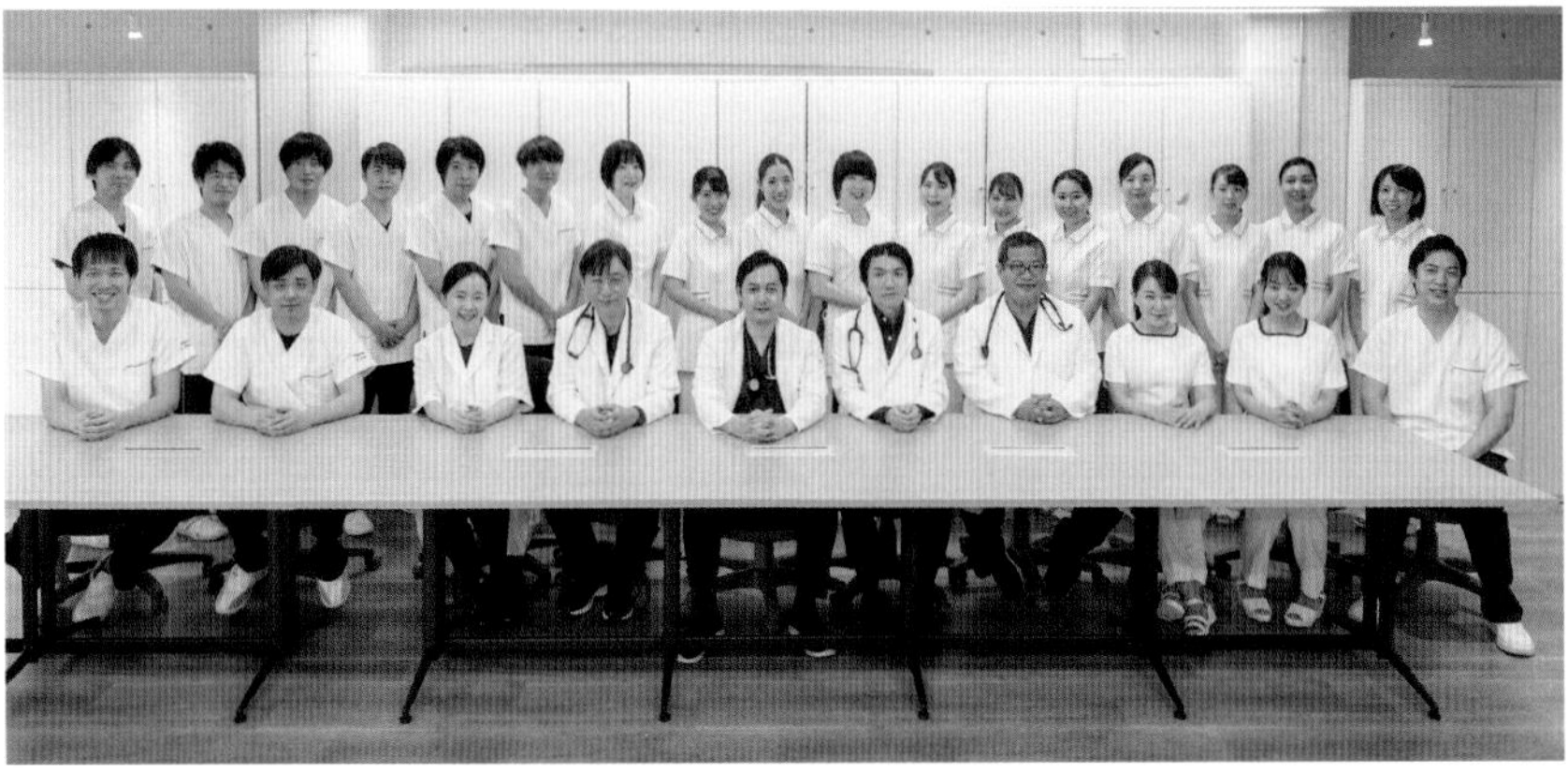
チームで力を合わせ、あたたかい医療と安心を届けている

患者様や関係各所のご要望にしっかりとお応えし、あたたかい医療の実現に貢献していきます」

患者だけでなく、家族、そして連携する病院や介護事業所からの信頼を得て、一丸となって在宅医療と向き合うことで、患者の「自分らしい生き方」を叶える木村クリニックの取り組みは、多くの人の人生の物語を綴る一助となっている。患者本人との絆、患者の家族との絆、そして医療チームの絆、地域レベルでのチームの絆といった、数々の「絆」が折り重なったことにより、住み慣れた自宅という「居場所」での自分らしい人生を送る「あたたかい医療」が実現できるのだろう。

患者一人ひとりも、家庭一つひとつも、同じものはなく「それぞれ」だからこそ、個々と向き合い、寄り添う医療が求められていると言える。木村クリニックはそのニーズに応え、病だけでなく「人」を診る医療をこれからも続けていく。

医療法人社団隆樹会

木村クリニック

PROFILE

木村　隆雄（きむら・たかお）

東京医科大学卒業。
1997 年、帝京大学ちば総合医療センターの整形外科入局、整形外科・救命救急で勤務。
2000 年、東京医科大学病院整形外科に入局。
2004 年、医療法人社団隆樹会　木村クリニックを開院。
2021 年、いつきクリニックを開院。

INFORMATION

所在地	〒 115-0043 東京都北区神谷 1-15-9 TEL 03-3911-1220 FAX 03-3911-1229 **〈木村クリニック訪問診療部〉** TEL 03-3911-2779
アクセス	東京メトロ南北線「王子神谷」駅 1 番出口より徒歩 2 分 JR 京浜東北線「東十条」駅北口より徒歩 8 分
設立	2004 年
診療科目	内科、訪問診療、在宅緩和ケア
診療時間	〈月・火・水・金〉 9：00 ～ 12：00、14：00 ～ 18：00 〈土〉 9：00 ～ 12：00 〈休診日〉木・日・祝
理事長メッセージ	医療法人社団隆樹会は 2004 年に木村クリニック設立からスタートしました。 設立当初より地域医療に力を入れ、数少ない訪問診療に全力をそそいで来ました。 おかげ様で地域の信頼をいただき、機能強化型在宅療養支援診療所・在宅緩和ケア充実診療所に指定されるまでになりました。 医師の数も常勤・非常勤合わせて 40 名となり、内科・外科・整形外科・精神科・皮膚科・呼吸器内科・循環器内科・消化器内科、泌尿器科等、様々な専門医によるチーム医療が可能となりました。 今後とも、患者さまの疾患に合わせた総合病院のような質の高い医療体制をもちつつも、「柔軟」で「小回りの効く」地域医療の最良の形を目指していきます。

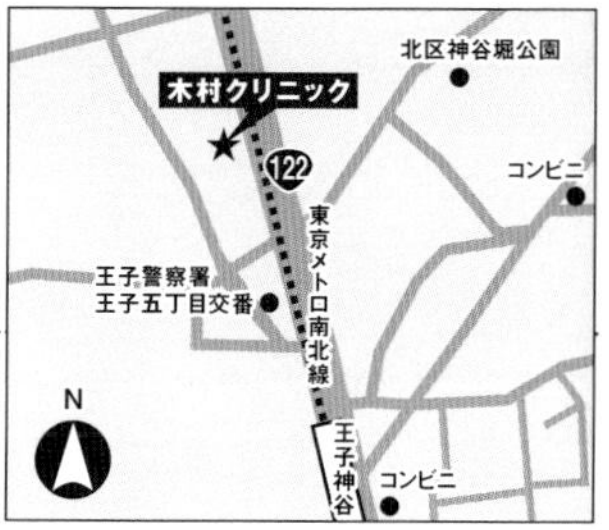

https://www.ryujukai.jp/

信頼の
×
主治医

あげお在宅医療クリニック

院長　宮内　邦浩

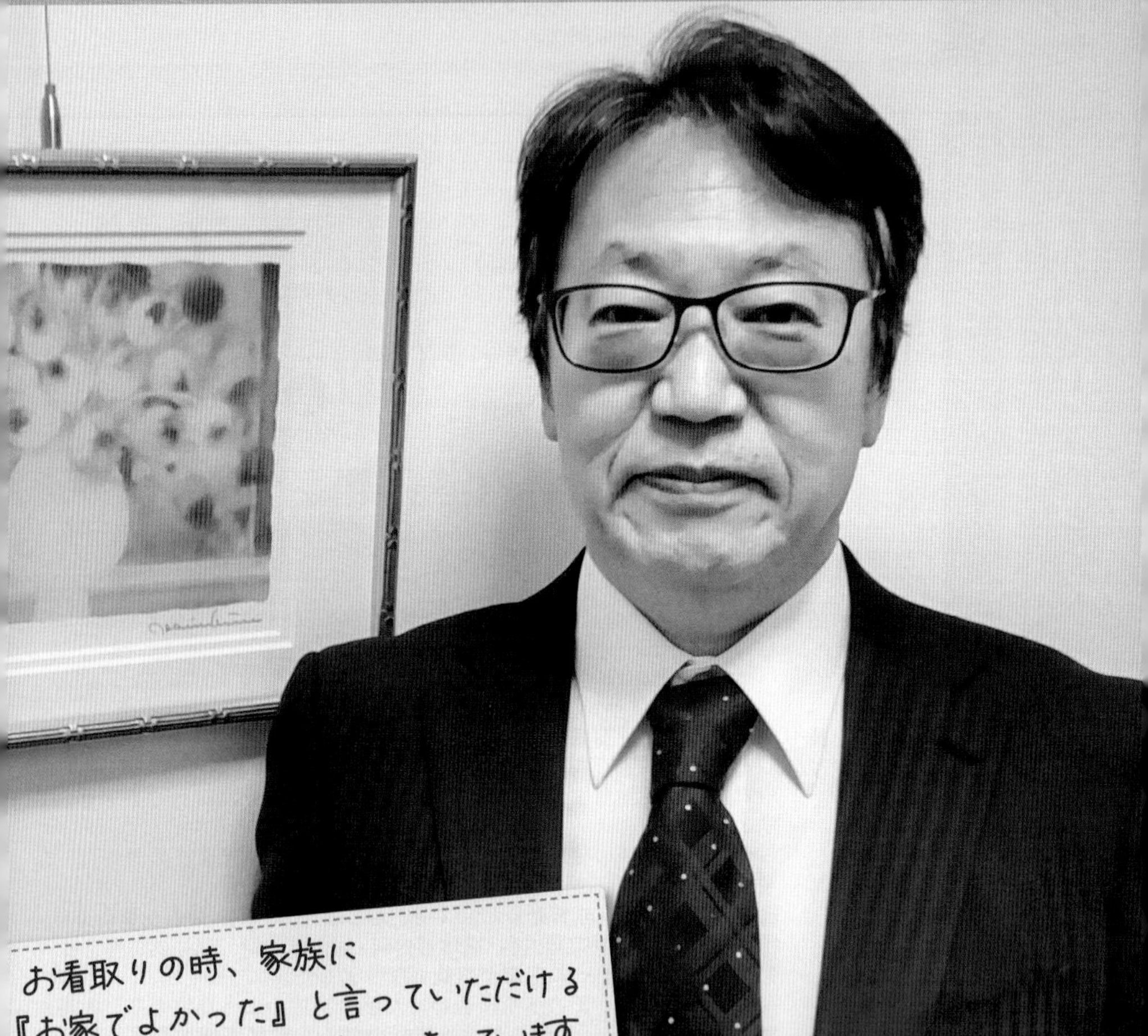
お看取りの時、家族に
『お家でよかった』と言っていただける
それが一番のエネルギーになっています

たかが胃瘻、されど胃瘻
〝人生〟を預かる在宅医療クリニック

患者と同じ目線で寄り添い、人生の行く先の決定を見守る医療食事は生きるための栄養源として、また楽しむものとして人の生に根付いている。しかし、その食事という行為を手放さなければいけない場合がある。老衰や病による嚥下能力の低下、寝たきりで食事に不安があるなどがそれに当たるだろう。

その時に人は、生を手放し命の終わりを見据えるか、それでもなお生き続けるかを選択しなければならない。もし後者を選んだ場合、その生を支える選択肢の1つが胃瘻である。

胃瘻とは、胃の内と体外を結ぶため造設された瘻孔のことであり、主に口から食事ができない患者の栄養管理を目的として使用する。その胃瘻の専門家が、あげお在宅医療クリニックの院長である宮内邦浩医師だ。

宮内院長は東京に生まれ、千葉で消化器外科の開業医をしている父の背中を見て育った。その背を追うように医師を志し、北里大学では父と同じ消化器外科を選択。同大学で臨床研修を経て、上尾中央総合病院に勤務。ドイツ・ブラウンシュバイク市立病院で臨床、消化器外科の経験を積み、その後戻った上尾中央総合病院では科長にも就任した。そして2014年、あげお在宅医療クリニックを開業。現在は在宅医療に従事する。

自宅での最期を望む高齢者は多いが、実現できたものは決して多くない。宮内院長はその望みを叶え、患者と家族が最期に優しい時間を過ごせるよう尽力している。

ひと1人の命を左右する、胃瘻という道具のメリットとデメリット

胃瘻患者の通院に難を感じ、在宅医療を志すまで

宮内院長は医師になって2年目、大病院でしか造設ができない時代から胃瘻に携わった。しば

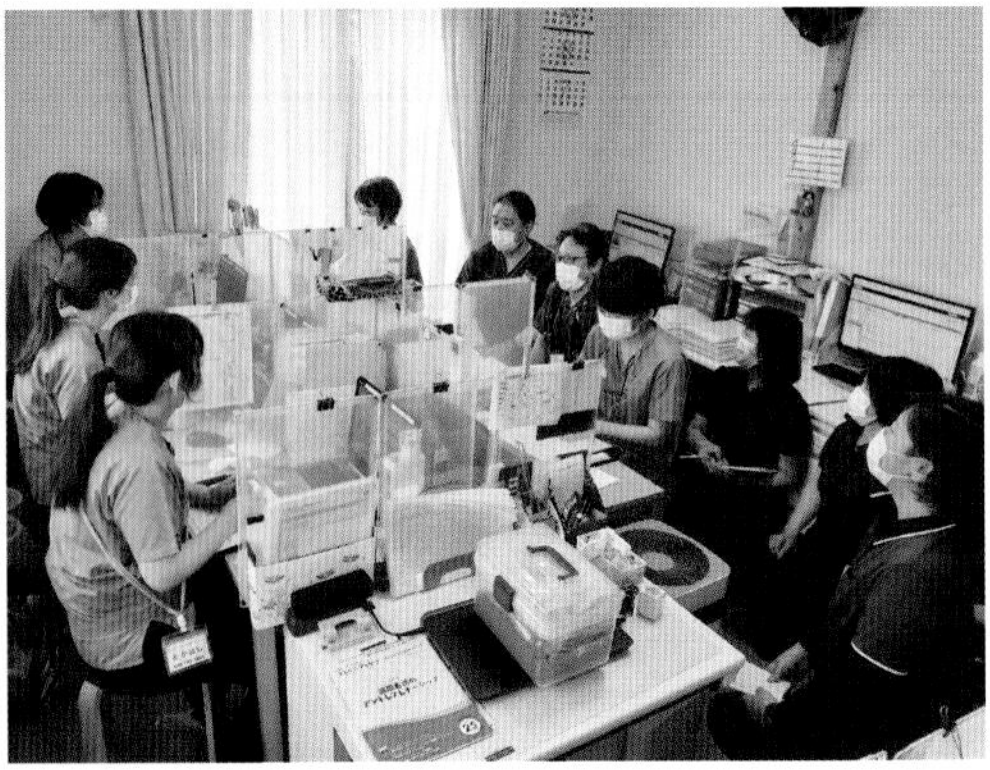
一丸となって在宅医療に取り組むクリニックを支えるスタッフたち

らく後、来たる２０００年に介護保険が動き出し一般の病院でも胃瘻の造設が可能となる。その際に上尾中央総合病院に勤めていた宮内院長は多くの胃瘻に関わった。現在、病院には非常勤で勤めているため造設を行う数こそ減ったが、訪問診療で膨大な数の胃瘻カテーテル交換を行っている。

「胃瘻は高等な技術ではありません。しかし、食べられない人の道具となり、ひと１人の命を左右するものに成り得ます。造設するかどうかから始まり、どう管理していくのかを十分考えてから造設を決めるのが良いと思うのです」

謙虚な宮内院長だが、取得者の少ない『専門胃瘻管理者』『専門胃瘻造設者』の資格を持ち、他院に胃瘻の技術を教えることもある貴重な専門家だ。

その宮内院長は「食べられるようになるまでの間、栄養補給の口として利用するのが胃瘻の一番いい適用です」と話す。寝たきりの患者を生かすために使われることもある技術だが、再び食事が可能になるまでのリハビリにも適しているのだ。

胃瘻のメリットとして、そのままリハビリを行えること、口からも食事が可能であり嚥下訓練ができることが挙げられる。他に、入浴可能であること。誤嚥性肺炎のリスク低下や、違和感が少なくカテーテルが抜けにくいため、認知症の患者などが不快感からカテーテルを引き抜いてしまう事態も起こりにくい。

デメリットとしては、手術が必要であること、定期的なカテーテルの交換が必要であること、唾液の不足により口腔内が不潔になりやすいこと、逆流の可能性があることが挙がる。

定期的なカテーテルの交換については、「従来は患者が通院して行うのが当たり前でした。しかし、実際に患者が病院へ通うためには相当な手間が必要になります」と宮内院長。

例えば、施設の患者がカテーテルの交換に行く場合。予約の日に合わせて家族も休みを取らなければならない。多くは職員も同行するため施設の勤務形態にも影響。病院へ行けばカテーテル交換の時間以外も待ち時間が発生するため半日仕事になることもある。介護タクシーが必要な場合もあり、医療経済的にも歓迎できることではない。

胃瘻患者の通院についてこんなエピソードがある。バッテリー式の人工呼吸器を使用している患者が、胃瘻カテーテルを交換するために病院を訪れた。しかし、病院へ到着すると人工呼吸器のバッテリーが切れてしまったのだ。慌てて電源に繋いだが充電はすぐに完了するわけではない。また、交換を見送り日程を変更するのも、チューブの耐久性の問題があり、あまり先の日付にすることが難しく苦悩したという。

「やはりこういう方々を通院させてはいけないと思いました。このエピソードは、開業を考えたきっかけの一つです」

そうして大学病院時代から過ごした土地で、あげお在宅医療クリニックを開業。患者に無理をさせない訪問診療を行っている。

24時間体制で臨む在宅医療における胃瘻管理

在宅医療に適した胃瘻カテーテルとその交換

病院で行う胃瘻カテーテルの交換は、造影剤をチューブから入れレントゲンを撮り、元の位置へ戻っているかの確認をする。しかし、レントゲンがない在宅の現場で、宮内院長はチューブから挿入できるポータブルの内視鏡を持参し確認を行う。
「カテーテルを入れ替えた後チューブから中を観察し、胃の中にあることを確認した上でOKを出します。そのやり方で年に500件から600件の交換を行いました。合併症を伴う手技ですが、幸いなことに今までは起こっていません」という。この言葉からは宮内院長の妙々たる技術力が伺えた。

胃瘻カテーテルには、胃の内側に入るストッパーの形状が2種類、外側の形状が2種類、これらを組み合わせて4種類が存在する。内側のストッパーが風船になっているものをバルーン式、元々堅い形状のものをバンパー式と呼ぶ。外側の形状は、常にチューブが出ているものをチューブ式、必要時に専用の繋ぎ口に繋ぐものをボタン式と呼称する。

宮内院長は在宅医療において、バルーン式のストッパーを多く採用している。胃の中で膨らませるため挿抜の際に痛みが少なく、レントゲンがない環境であっても安全な操作が可能なためだ。バンパー式は固形の留め具であるため、痛みや異物感を伴い安全性を担保しにくいという。一方バルーン式の欠点は耐久性だ。バンパー式の交換は半年から1年に1度で済むが、バルーン式は1カ月から3カ月の間には交換が必要で、稀に時期に届かず破れる場合もある。

これをサポートするのがクリニックの勤務形態だ。あげお在宅医療クリニックは24時間365日電話での対応を行っており、熱が出た、転んだ、前述のバルーン式の不具合等が理由で昼夜問わず電話が鳴る。それに対し、措置や薬の処方が必要な場合は往診を行うのだ。

訪問診療は定期的、計画的に患者の自宅へ訪問し診療を行うこと。対して往診は、患者の状態に変化があった際に臨時で訪問することをいう。現在、同クリニックが行っている訪問診療は年間約4600件、往診は約1000件にも上る。同時に訪問看護を受けている患者の場合は、接する時間の多い看護師から違和感の報告を貰い往診を行うことも多く、連携して対応している。

あげお在宅医療クリニック

明日の高齢者医療を拓く信頼のドクター

患者を助けるコロナ禍での工夫と、若い医師に伝えたい在宅医療の志

山本五十六の名言にみる後進育成の心得

外来で見る余所行きの姿とは違う、普段の姿を見ることができる在宅医療。しかし、コロナ禍ではその難しさとも行き会った。

「私達がお宅にコロナを持ち込んでしまったら申し訳ないという思いもあり、初めは本当に手探りでした」

このコロナ禍で変化し、現在も続けている習慣がある。

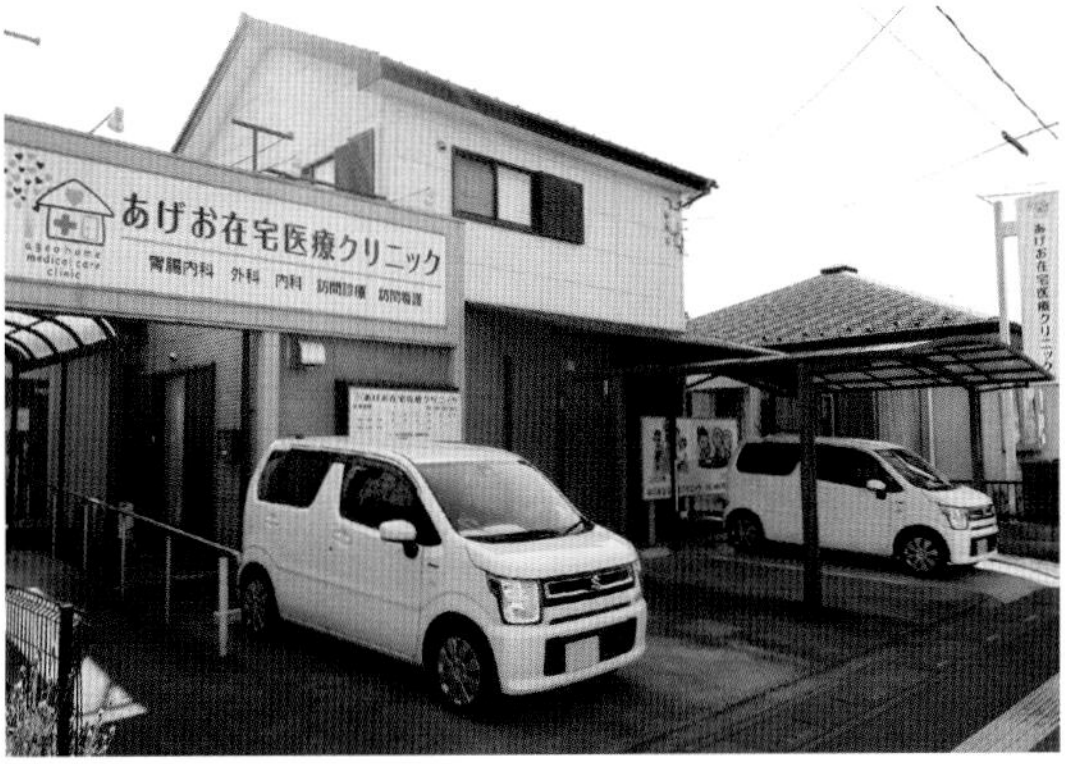

訪問診療、往診、週に1度完全予約制の
外来診療を行うクリニック
患者のために1年中休まずコール待機を行っている

コロナ禍以前は、患者の家に置いておく薬を1カ月分処方、残りが1、2週間の時点で次の1カ月分を処方していた。しかし、もし患者宅でコロナの感染者が出た場合や、職員が感染した場合は薬を渡せなくなってしまう。

「それを想定して1回に渡す薬の量を増やしました。患者さんのお宅に2カ月分を置いておき、残り1カ月分の時に次を処方すれば、診療が1、2回休みになっても薬がなくなることはないでしょう」

あげお在宅医療クリニックのスタッフは現在、常勤医師が2名、非常勤医師が3名、看護師が8名、事務が3名。常勤の医師は交代で夜間・休日コール対応するとして、1年に1人約180日以上のコール待機が求められ

る。働き方改革に逆行するような状態だが、患者のために尽力し続けている。

在宅医療を行う医師は増えているが未だ充分ではない。今まで診て来た患者を最期まで診たいという開業医もいるが、体力的、体制的に難しいのが現状だ。宮内院長はこの現状の解決やこれからの在宅医療や地域医療のためにも、若い医師や看護師、数が少ない嚥下機能のリハビリを行う言語聴覚士（ＳＴ）の育成に力を入れたいという。

宮内院長は好きな言葉に山本五十六の名言を挙げた。

「やってみせ、言って聞かせて、させてみせ、ほめてやらねば、人は動かじ。話し合い、耳を傾け、承認し、任せてやらねば、人は育たず。やっている、姿を感謝で見守って、信頼せねば、人は実らず」

クリニックに勤める医療者全員が在宅でのカテーテル交換を行えるといえば、宮内院長がこれを実践しており、教育者としても優秀であることがわかる。これからも宮内院長はこの名言を胸に後進の育成に励み続ける。

患者の希望を聞き、これから歩む人生の道案内に

膝をついて話をすることで患者と同じ目線になる心遣い

患者は診療を受ける際、医療者の立場を上に見ることが多い。しかし、宮内院長は「そうではありません。我々は病気と上手く付き合いながら生きていけるよう、お手伝いをするだけ。立場としては患者さんと家族と我々は対等です」と語る。

病院では、医師はベッドサイドに立ち患者を見下ろし、患者は医師を見上げている。これも上下関係が出来てしまう原因の一つだという。しかし、宮内院長は「患者さんがベッドに座るので

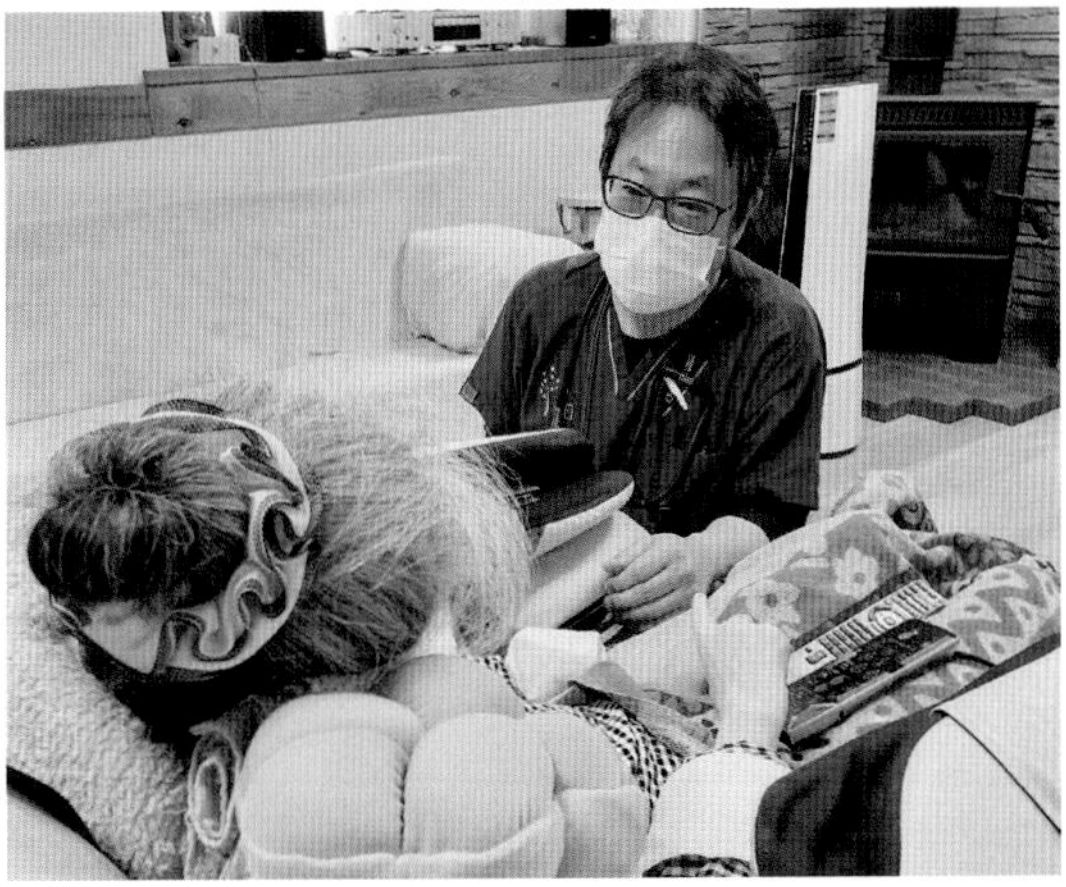

膝をつき慈愛の表情を浮かべ、
患者と同じ目線で訪問診療をする宮内院長
患者のこれからと、命の重みを背負っている

したら、私はその前の床へ座り、目線を一緒にして話をします。そうして患者さんが話しにくいことも話せるようにしてあげたいです」と在宅の場を活かした対応を行っている。

また、患者との信頼関係について「本人や家族の話をよく聞き、何を希望しているのかを汲み取ってあげることです。医学的にその希望は難しいのか、工夫すれば何とかなるのか。道案内ができると良いと思っています」と語った。

あげお在宅医療クリニックの理念は「在宅医療が必要な地域の患者さんとそのご家族が、安心して在宅療養ができるよう、安全で質の高い、信頼される在宅での診療と看護を提供する」。これを実践し患者に接するよう心掛けている。

人間の本来と違う生き方を受け入れられるか、皆で相談し決める高齢者の胃瘻

『お家でよかった』をエネルギーに命の重みを背負う

患者に対し、治療をすれば9割は治り1割は失敗すると伝えると、9割を選択する場合が多い。しかし、その残りの1割側になった場合は再発や悪化の可能性が考えられるのだ。

「病院ではその場合どうなるかを語ることは多くありませんでした。しかし、今は逆なのです。医療を行って、これからどうなっていくかの話をしなければいけません」

若い患者も多い病院と、高齢者の多い在宅医療の現場では話が変わるのだという。

また、宮内院長は「余命に合わせてどうするかを自分で考えられる土壌を作ってあげないと、正しい選択ができないと思うのです」と語った。その正しい選択を助けるため患者に学術的な観点の話をしても理解ができない場合や、環境的に難しい場合があるという。しかし、宮内院長はその観点と患者の理想を近づける工夫をし、支援することを怠らない。

「我々が少しご支援することで、お家で普通の生活をして、最期に安らかな時を迎えて欲しい。ご家族も、面会時間などを気にせず患者さんを最期の時まで見てあげて欲しいと思います。お看取りの時、家族に『お家でよかった』と言っていただける。それが一番のエネルギーになっています」

また、特に在宅での胃瘻についてこう語る。

「胃瘻カテーテルを使えばご飯を食べなくても、胃に栄養を送り込み生きていくことはできる。しかし、ご飯を食べ、味わい、成長し生きている、人本来の姿とは違ってしまいます。その姿を受け入れ、もう少し頑張って家族と生きていきたいか。それとも食べて生きていく以外の方法の命は希望しないか。その辺りをよく考えましょうといっています」

そして、「本人、家族の皆にそれぞれ違う考えがあります。1人で考えて決めると後で歪みが出るので、皆で相談しましょうと伝えています。これからの人生そのものになりますから。たかが胃瘻だけれどもされど胃瘻で。重いことですよね」と、患者の人生の重みを受けとめつつ語る声には、確乎たる責任感が感じられた。

重い責任を伴う命と人生の選択のため、患者にとって満足のいく最期のために宮内院長は今日も邁進する。

あげお在宅医療クリニック

PROFILE

宮内 邦浩（みやうち・くにひろ）

1986年、北里大学医学部卒業。
1986年、北里大学病院および関連施設で臨床研修。
1992年、上尾中央総合病院　外科勤務。
1995年、ドイツ・ブラウンシュバイク市立病院　外科勤務。
1997年、上尾中央総合病院　外科勤務。
2001年、上尾中央総合病院　外科科長。
2014年6月1日、あげお在宅医療クリニック開設。

【所属・活動】
日本外科学会　外科専門医。日本消化器外科学会　消化器外科専門医。
日本消化器内視鏡学会　消化器内視鏡専門医。
PEG・在宅医療学会　専門胃瘻造設者　専門胃瘻管理者。日本在宅医療連合学会。

INFORMATION

所在地
〒362-0001
埼玉県上尾市上20-8
TEL 048-783-5801
FAX 048-611-9661

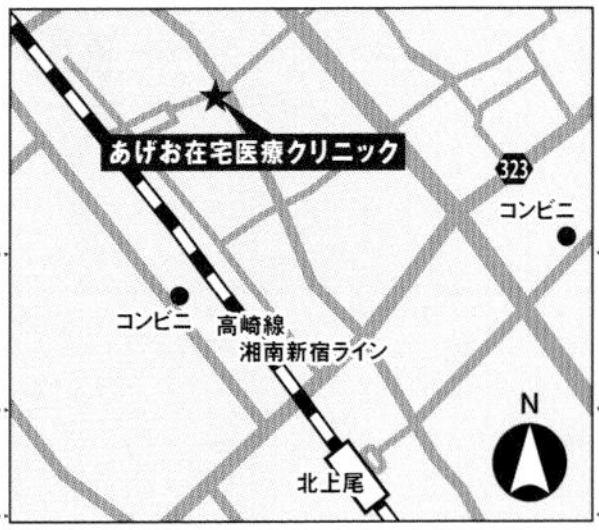

アクセス
JR高崎線「北上尾」駅東口より
徒歩12分

設立
2014年6月1日

診療科目
内科、消化器内科、外科

診療時間
〈月～金〉9：00～13：00、15：00～17：30
〈休診日〉土・日・祝

理念
在宅医療が必要な地域の患者さんとそのご家族が、安心して在宅療養ができるよう、安全で質の高い、信頼される在宅での診療と看護を提供する。

https://www.ageozaitaku.jp/

信頼の×主治医

南青山内科クリニック

院長 **鈴木　孝子**

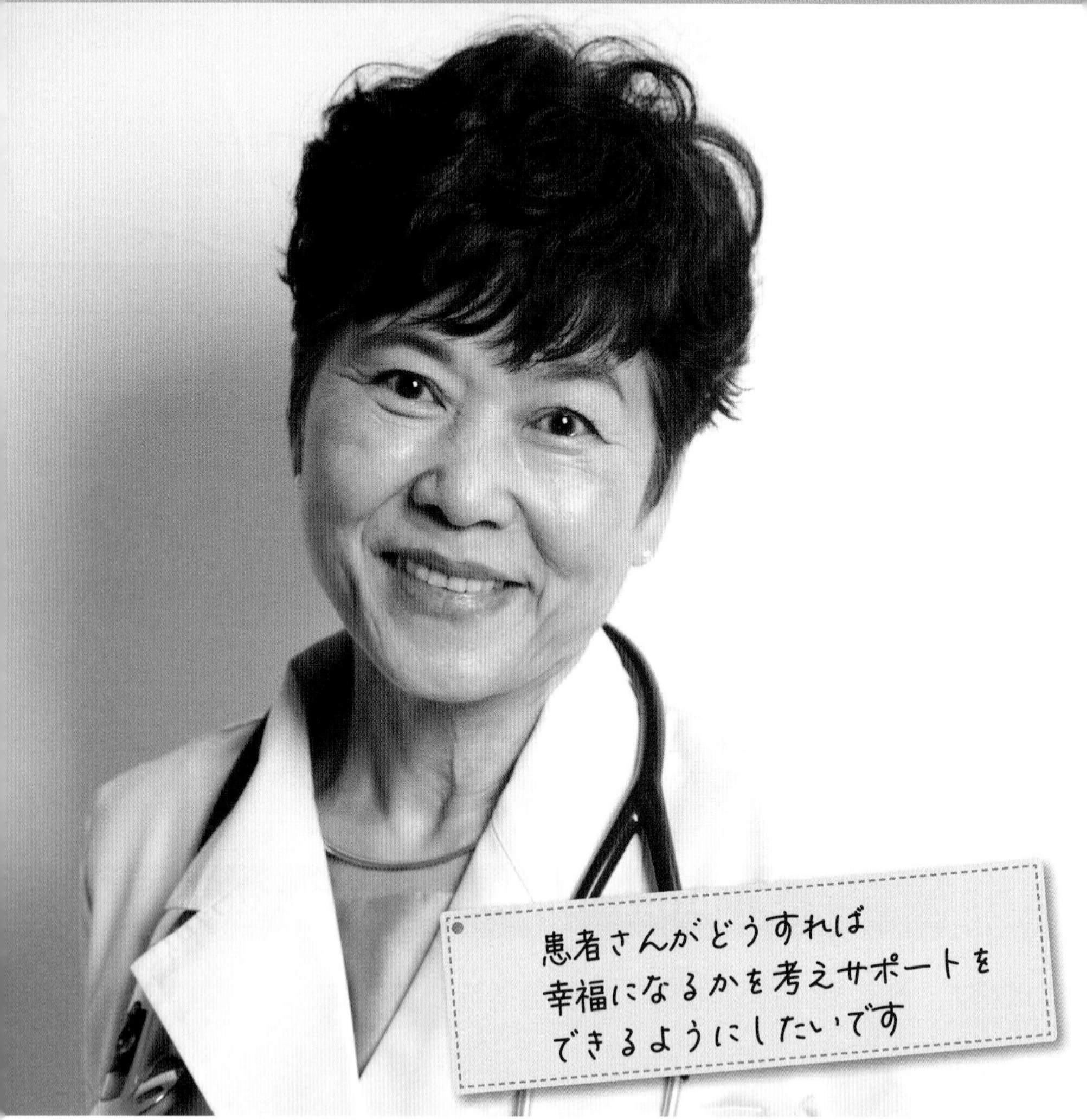
患者さんがどうすれば
幸福になるかを考えサポートを
できるようにしたいです

責任ある自由を求め謳う
腎臓内科の専門家

在宅透析と腎移植を推奨し患者の人生に寄り添う

「人生って何だと思いますか?」

滅多に投げかけられることのない、しかし人の生の核心に迫る問い。この問いを投げかけたのは、女性が独立独歩の精神で生きるために医師を目指したと語る、腎臓・人工透析の専門家である南青山内科クリニック院長、鈴木孝子医師だ。快活でカリスマ性を感じさせる鈴木院長はこの問いに〝自由に生きられること〟ではないかと一つの答えを提示し、その言葉の通りに〝責任ある自由〟を謳う。そんな自由さを象徴するように、鈴木院長は医師でありながら作詞作曲と弾き語りを行った楽曲を発表している。患者との思い出を歌う『途絶えた年賀状』、仕事のことを歌う『燃える!私の仕事』、コロナで下を向いてしまった人々のために歌う『つらいと思うときに』などの楽曲では、医師という仕事から溢れ出た気持ちを美しい旋律に乗せ高らかに歌いあげた。

また、夫婦別姓について歌う『別姓のあなた』では、社会制度に鋭く切り込んでいる。そんな鈴木院長は、〝人生の終わり〟だと世間一般に言われる人工透析を受けることになっても、患者が自らの人生を謳歌できるような診療を行っている。

ゆっくりと増悪するミステリアスな臓器　腎臓

人工透析は人生の終わりではない

体内の余分な水分と老廃物を廃するという、まさに肝腎要の役割を持っているが痛みもなく静かに増悪していく腎臓。鈴木院長はその腎臓を、ミステリアスな臓器だ、と思ったことから腎臓内科医を志したという。その腎臓の機能が低下した際に、体内の水分量を調節し、尿から排出できなくなった老廃物を血液から除去するのが人工透析。そして最も一般的な透析が、施設血液透析だ。

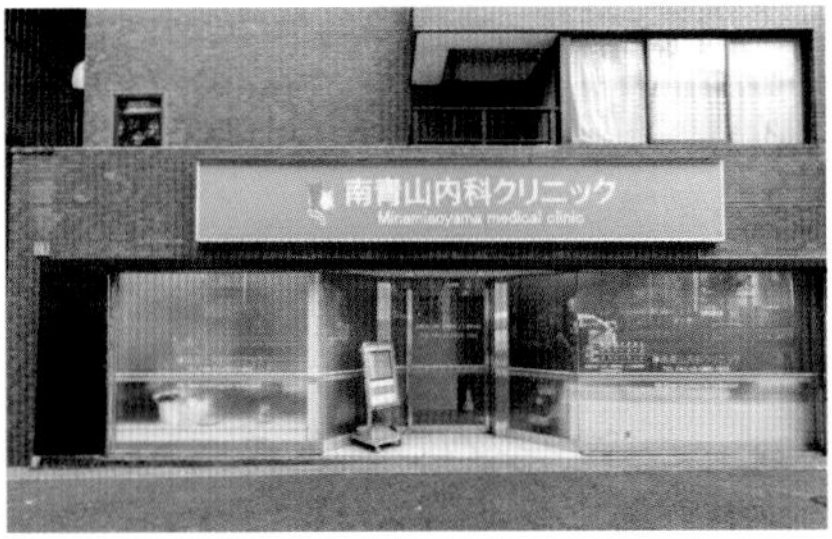

土日も透析患者を受け入れている
南青山内科クリニック

施設血液透析には相当な労力と苦痛が伴う。体に老廃物が溜まることを避けるため週3回病院へ通い、身体に負担をかけないよう1回5時間かけて透析を行う。しかし時間をかけても、体内の水分量の急激な低下による負担や、わずかな水分量の調整のずれから、透析後に体調が悪くなることも。そんな理由もあって、職場の理解を得られず仕事を続けられない患者も多い。

南青山内科クリニックでは土日も開院し、通院患者だけでなく臨時透析も受け入れている。臨時透析の患者から、おかげで娘の結婚式や実家の親の葬式に出られたなど感謝の言葉も受け取ったというが、この体制は稀有な例だ。そうした医療施設が少なく、生きる自由や糧を奪われるため〝人工透析は人生の終わり〟と言われているのだ。

しかし、鈴木院長はこの考えに否を唱えている。「余っている時間に自分がしたいことをすれば良い、生活の負担にならないような透析を選びましょう。そう説得して透析を受けていただくこともあります」

では、生活する中で負担にならない透析というのはどのようなものだろうか。

自宅で好きな時間を選んで行える在宅血液透析

回数を増やすことで同じ透析時間でもより元気に

南青山内科クリニック

明日の高齢者医療を拓く信頼のドクター

一つ目に鈴木院長が推奨するのは在宅血液透析という方法だ。自宅に透析用の器械を設置し、患者自らが穿刺、透析を行う。通院は月1、2回でよく、自分で透析時間やタイミングの調整が可能となっている。

また、透析を行う時間についても、「在宅血液透析で3時間を5回、施設血液透析で5時間を3回。かかる時間は同じでも、常に働いている健常人の腎臓に近い状態である、急激な変化も負担もない前者（在宅血液透析）の方が体の調子が良くなります。回数を行う方が良いのです」と、メリットがある。施設血液透析を週5回受けるとなると、月14回の保険診療制限や時間の問題もあり厳しい。しかし在宅血液透析ならば、全てに保険が適応されることに加え、透析の時間を家族団欒や趣味の時間にもできるのだ。

しかし、推奨はしていても無理矢理に導入させることはない。「在宅血液透析をしたいという強い意志があればサポートしますが、行うかは希望によるところです」強い意志が必要だと語るのは、導入準備が非常に大変であるためだ。

「ご自宅へ訪問しての電気系統・給水・配管チェックを始め、当院での訓練、物品の配送方法、注射薬や内服液についてなど。患者さんも当院も、多くの煩雑で臨機応変な対応をクリアする必要があります」

更に、医療側としては「医療施設ではコンソール1台を4人程度で使用していますが、在宅血液透析の場合は1台が1人専用になります。しかし診療請求は低く、大変な割に儲かりません。そのため、現状のままでは在宅血液透析は発展する要因がないと考えられるのです」

このように患者と医師の間に強い意志と信頼関係がない限りは、導入へと足を踏み出すことが難しい治療法だ。しかし、『在宅で透析ができて本当に嬉しい、ありがとう！』と、一言でも感謝の言葉をいただくと、やはりやってよかったとやりがいを感じるのです」と鈴木院長は語る。

導入へのハードルが高い在宅血液透析だが、前述した以外にもメリットが多い。食事制限の緩和や、貧血、高血圧、血清リン値などが改善され薬の量も減る。透析に時間を奪われることも減り、職場復帰が容易になる。導入のハードルを鑑みても、透析と付き合いながら自由に生きるためには必要だと思われる。

そんな在宅血液透析だが、2021年時点の透析治療方法の割合においては0・2%と極少数。在宅透析は他の方法である腹膜透析3・0%と併せても3・2%と微々たる数字で、先進諸国で一番低い部類に入る。この現状を覆すためにも、鈴木院長は患者の人生の自由を目指し在宅透析の普及に努めていく。

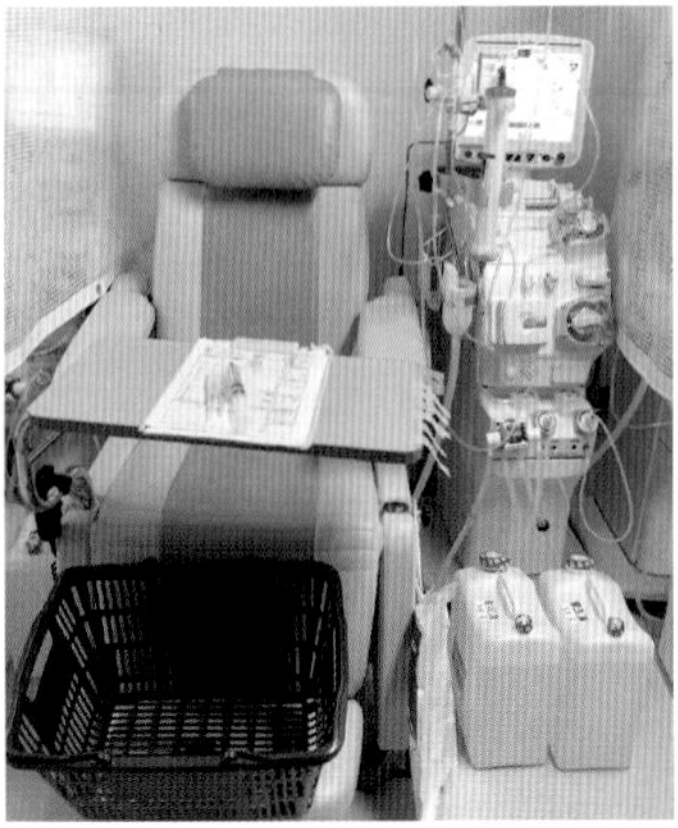

できる限り自由な生活を送れるよう
施設血液透析と腹膜透析の
併用も勧めている

高齢者にも働く人々にも適した腹膜透析

在宅透析を普及するために訴えたいこと

2つ目に、鈴木院長は腹膜透析を推奨している。患者の腹膜にカテーテル挿入術を行い、腹膜透析液を貯留。腎臓に代わり血液を濾過する方法だ。自宅ではもちろん、理解があれば職場での透析液交換も可能となる。透析液交換は1日4回、1回30分程度かかるが、施設血液透析よりも格段に生活が自由になる。また、睡眠時に器械が透析液を自動的に交換してくれる方法もあり、更に効率を上げることも可能だ。

以前は腹膜透析液が酸性で腹膜硬化症のリスクが高かったため、現在も多くの医師が推奨しな

南青山内科クリニック

明日の高齢者医療を拓く信頼のドクター

いというが「現在は中性液になっているのです。リスクが低下しているというのに腹膜透析が普及しないのは、ひとえに医療関係者の努力の欠如だと思います」と、厳しい口調で語る。

特に、若者と比べ食事量も運動量も少ない高齢者は、腹膜透析が合うのだという。そのため鈴木院長が週一度診察に訪れる介護施設、特別養護老人ホーム春陽苑にここクリニックでは、苑長であり鈴木院長の友人でもある青山茂氏の同意もあり腹膜透析を導入している。

「高齢者ですと除水量を多くは要求されず、一般的な肥満の男性よりも腹膜が長く持ちます。様子を見て腹膜を休める対応も取れますし、メリットを世間に知っていただきたいです」

また、腹膜透析と血液透析を併用することで腹膜をいくらか温存することもできる。患者を想うのならば選択肢に入れたい方法だ。

しかし腹膜透析は、このような施設では医療報酬が低い。自力で行えない高齢者の透析液交換は看護師が行うことになるが、労力が大きいにも関わらず見合う医療報酬が支払われないのだ。

「病院が報われない治療が良い治療である場合があります。それでも、私が腹膜透析の導入を勧め、青山苑長は賛成してくれました。このような施設が増えなければ、厚労省も動かずこの体制は変わりません」と、同じ熱量で未来を見据える青山苑長に感謝すると共に、現状の医療制度について強く訴える。

在宅血液透析も、前述したように医療報酬は低いが医療機関が保有する透析用の器械1台が1人の患者専用となり、訓練に時間のことを考えると導入に余程のホスピタリティが必要になる。

「一生懸命働く医師・看護師・技士・その他の医療スタッフや患者さんにそのしわ寄せが来るのです。厚労省や学会の方々はトップダウンで意向を決めて従う認定や研修のようなシステムでなく、もっと現場の声を聴きながらの、現場重視の算定方法を検討すべきだと考えています。そして、患者さんのことを考え、受けたい医療を選択できるようにしていただきたいです」

その言葉には患者本位の診療を行う、鈴木院長の強い意志が感じられた。

腎移植で透析をしない生活へ

患者個々人に沿った診断を大切に

鈴木院長は必ずしも透析を勧めるわけではない。食事療法や運動療法、薬の服用で一時回避できるのなら、当然そちらを優先する。

「透析をしない方が良いに決まっています。しかし、運動エネルギー源物質の老廃物であるクレアチニンが過剰に多くなり、数値が10に達するようであれば話は別です。透析をしないことが大切なのではなく、クレアチニンの上昇を抑え、増悪の防止をする治療が大事なのです」

また、クレアチニンの値次第ですぐに透析へと移行するわけでもなく、「小柄な方はクレアチニンが4程度でも酷く、大柄だと10まで持つかもしれない。患者を十把一絡げにしてはいけません。個々に診断をすると見えてくるものがあります」そうして、できる限りは1年程かけて説明を行い、『それなら大丈夫かな』と、患者さんが前向きな気持ちになってから治療を行いたいです」と語った。

そう話す鈴木院長は、腎移植を啓蒙したいのだという。手術が必要でハードルが高く見えるが、予後を考えるのなら透析よりも優先されて然るべき方法だ。その腎移植についてエピソードを伺った。

「臨時で回診した営業職の患者さんの話です。透析に通う頻度が高く大変そうでしたので、奥様の腎臓を移植することを提案しました。そうすると、『そんなことができるのですか』と凄く驚いた様子。私の言葉で初めて知ったというのです。本来ならば普段通う透析施設で、腎移植を選択できるように説明して然るべきです。情報提供が甚だしく不足しています」と、腎移植について医療施設からの説明が足りない現状に警鐘を鳴らす。

その後、腎移植に成功し『仕事もしっかりできるようになりました。本当に良かったです』と、感謝の手紙をいただきました。腎移植をした多くの元透析患者さんが『霧深い森の中から、一瞬にして霧が晴れる』体験をしたと語ります。腎臓とはそういう臓器なのです」その言葉からは腎臓移植の有用さ、そしてその普及の大切さが伺い知れる。移植後は一つの腎臓で身体のケアを行うため障害もあるが、長い間透析を受けなくて良い自由な生活が手に入る。患者の選択肢を増やすため尽力する鈴木院長。その精神が、患者の人生を救い続けている。

病は気から、心までケアし透析患者を救う

産業医として講演を行い透析患者の就職支援を啓蒙する

鈴木院長が患者のために行うのは体の治療だけにとどまらない。体を病むことで、精神まで支障をきたしてしまう患者のケアも行っているのだ。

「体の中を凄い速度で巡る血液が、ホルモンの過多など様々な情報伝達を行っています。体は全て繋がっており、精神が病んでいると体も良くなりません。原因を把握し改善をしていきたいと思っています」

鈴木院長は産業医としても活躍しているが、そこでも精神のケアは重要なのだという。

「従業員の過労、対人関係の悩みなどを聞いてフォローをすることも多いです。光栄なことに、心療内科へ行くよりも元気に

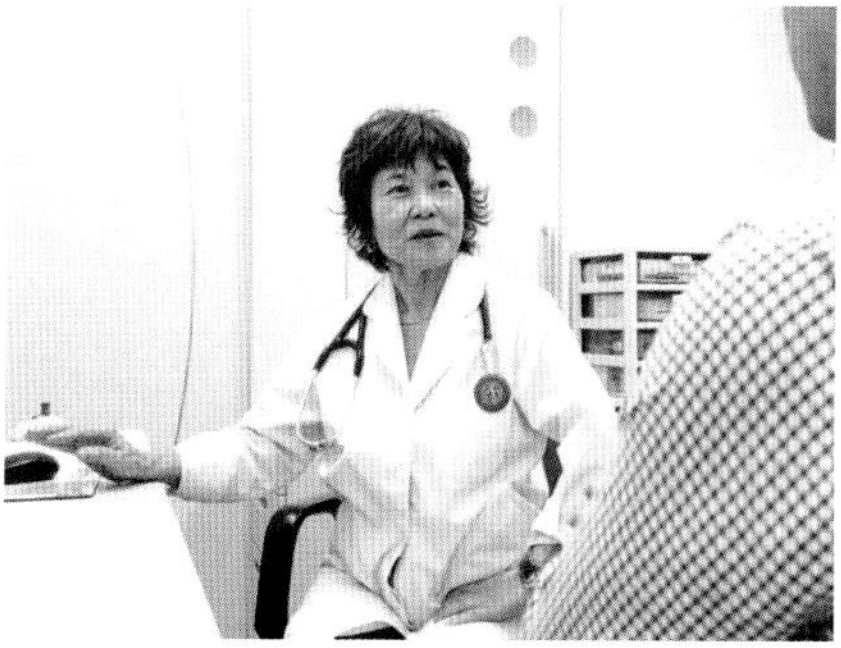

親身になって接する鈴木院長に
多くの患者が救われている

なったといっていただくこともあります」

　また、産業医として広島で透析患者の就労支援についての講演も行った。透析患者は特定就職困難者にあたり、働ける状態であっても仕事復帰が難しい場合がある。そんな透析患者が独立独歩の精神で生きていけるように行った試みだ。「透析患者さんが、お金がなくて生活ができない状況にならないように考えています。金銭面をあまり考えず、余裕を持った治療と、豊かな気持ちを持った生活を確保していただきたい。私はそうできる状況を作って差し上げたいのです」

　また、患者が仕事を続けられるよう、職場に電話をかけ透析について説明し、直談判をすることもあるという。そんな心身ともに寄り添った熱意溢れる行動が、患者の支えとなっている。

誰もが独立独歩で自由に歩む人生を送れるように

一期一会を大切に患者が幸福になれるようサポートする

　鈴木院長に自身やクリニックについて、今後の展望を伺った。

「『スタッフ全員が信頼しあい目標をもって協力し、心を合わせて毎日の仕事に取り組み、患者さんとの信頼関係を築いていく』。そして『患者さんの立場や痛みを理解するよう努め、相手との出会いを大切にする』という一期一会の精神をスタッフ共々大切にしていきたいです。展望としては『継続は力なり』を大切に、スタッフの成長や患者さんの元気について。そして、患者さんがどのようにすれば幸福になるかについて、サポートするような診療ができるようにしていきたいです」

　一貫して患者の自由と幸福へ繋がる意志を語る鈴木院長。彼女が語る、患者のための医療が行えるような国に成長するのならば、誰しもが自由に人生を歩めるに違いない。

南青山内科クリニック

PROFILE

鈴木 孝子（すずき・たかこ）

東京都出身。
1992年3月、長崎大学医学部医学科 卒業。
同年6月、東京大学医学部附属病院。
1993年6月、東京日立病院。
1994年6月、社会保険中央総合病院。
1995年6月、東京大学医学部附属病院。
2000年3月、東京大学医学部医学系研究科内科専攻博士課程 修了。
2001年6月、高島平中央総合病院腎臓内科部長。
2003年6月、森山リハビリテーション病院腎臓内科部長。
2007年6月、駒込共立クリニック院長。
2011年6月、南青山内科クリニックを開業。

YouTube

【所属・活動】
医学博士。
日本内科学会認定医。日本腎臓内科学会専門医。日本透析学会専門医。
日本医師会産業医。日本抗加齢医学会。日本臨床腎移植学会。
日本腹膜透析医学会認定医。日本医師会認定健康スポーツ医。

INFORMATION

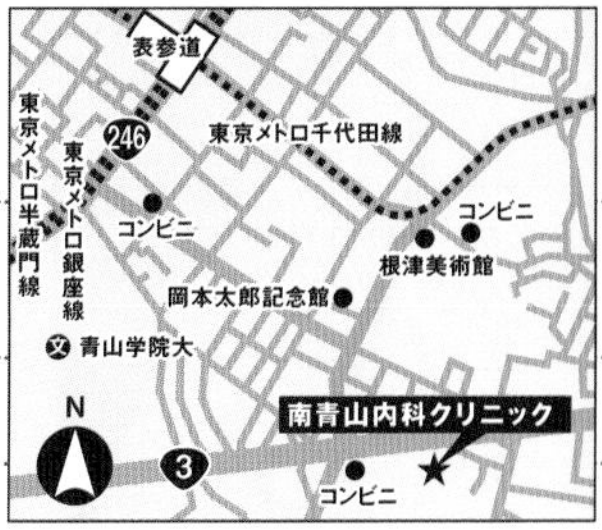

表参道
東京メトロ千代田線
246
東京メトロ半蔵門線
東京メトロ銀座線
コンビニ
コンビニ
根津美術館
岡本太郎記念館
青山学院大
N
南青山内科クリニック
3
コンビニ

所在地	〒107-0062 東京都港区南青山7-8-8　101 TEL 03-6805-1836
アクセス	東京メトロ銀座線・半蔵門線・千代田線 「表参道」駅より徒歩13分
設立	2011年6月
診療科目	腎臓内科、人工透析内科、一般内科 （一般内科における疾患、メタボリックシンドローム、更年期障害、生活習慣病、睡眠時無呼吸症候群） 自費診療（疲労回復、アンチエイジング、AGA、ED、予防接種、水素療法、高濃度ビタミンC点滴、睡眠カウンセリング）
診療時間	〈月・火・木〉9：00～14：00、14：00～18：00 〈土・日〉9：00～14：00 〈水・木〉14：00～18：00　※予約診療のみ 〈休診日〉祝 ※オンライン診療有（予約制）
南青山内科クリニック5つの特徴	1，日曜日の透析が可能。 2，在宅血液透析、隔日透析にも対応しています。 3，導入時より「腹膜透析」と「血液透析」の併用が可能。 4，腹膜透析は全システム対応可能。 5，入院不要、導入時は全て外来で対応が可能です。

https://tulip.clinic/

医療法人社団ミレナ会

日暮里内科・糖尿病内科クリニック

信頼の
×
主治医

理事長・院長　**竹村　俊輔**

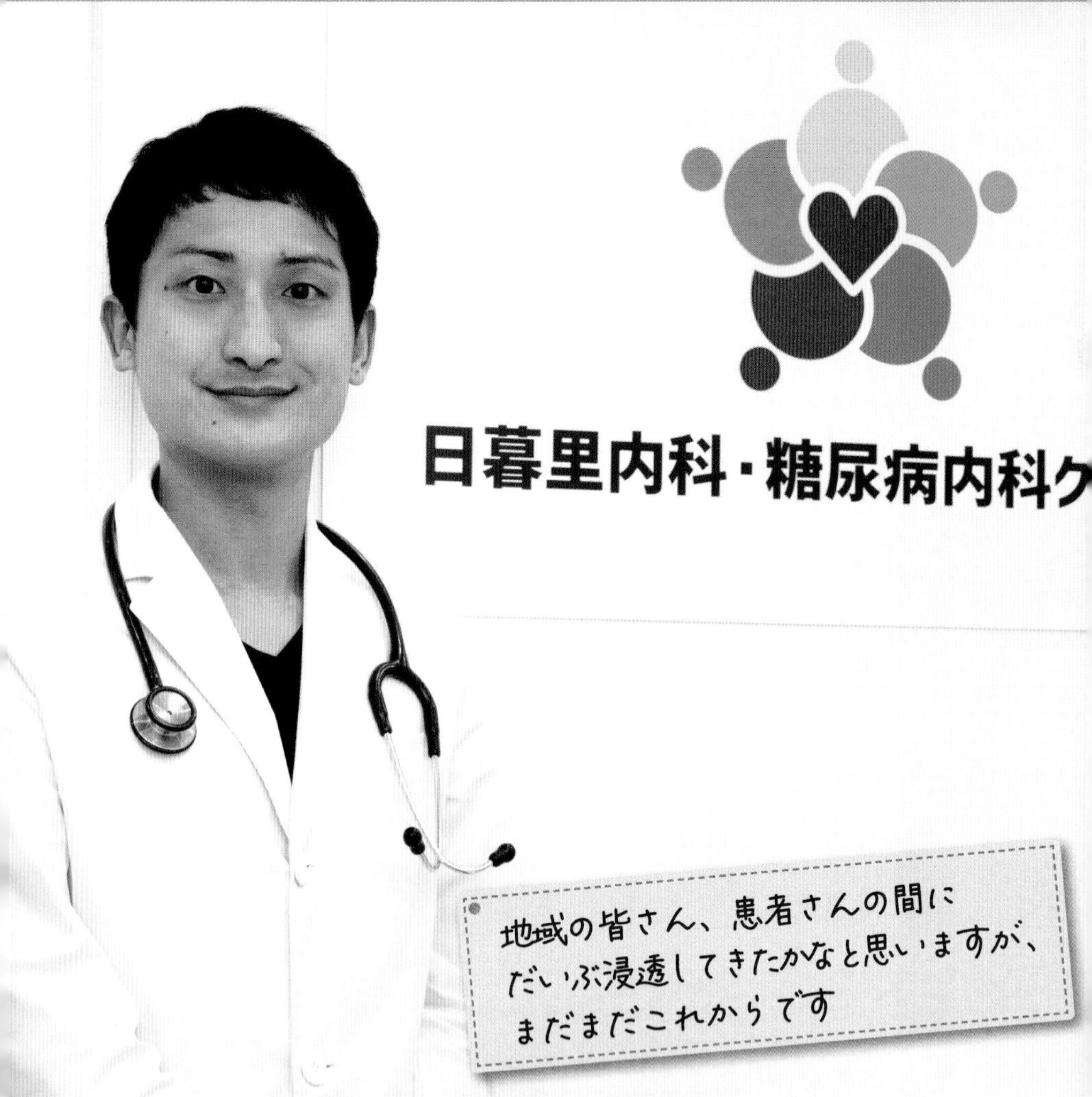

地域の皆さん、患者さんの間に
だいぶ浸透してきたかなと思いますが、
まだまだこれからです

糖尿病・生活習慣病患者を
徹底的・献身的にサポート

安心の休日診療体制と豊かな診療項目数で満足度向上

東京都内の中でも荒川区にある日暮里駅は多くの電車線を束ねており、都心へのアクセスも良好だ。駅近辺の谷中銀座商店街に見られる下町情緒あふれる街並みは、見どころの一つでもある。そんな日暮里駅から徒歩2分という好立地に位置するのが日暮里内科・糖尿病内科クリニックだ。忙しい暮らしを送る人々に合わせ、平日のみならず土日も診療を行うなど積極的な診療体制が魅力。パワフルなクリニックの院長を務める竹村俊輔医師が心に秘めていたのは、どこまでも真摯に患者と向き合う誠実さだった。

身近な疾患・糖尿病と生活習慣病に立ち向かう

10年間の研鑽の後、念願のクリニック開業へ

クリニック名にも標榜しているように、同クリニックには糖尿病と向き合う患者が数多く訪れる。その年齢層は30～60代と非常に幅広い。彼らが糖尿病と向き合うようになったきっかけは、会社の健康診断など様々だ。口渇、多飲、多尿といった自覚症状が当てはまることを危惧し自ら訪れる患者も多い。それほどまでにこの疾患は人々にとって身近な存在となった。竹村院長が糖尿病を専門に志した契機もそこにある。

医師になるべく、東海大学医学部で学びを深める日々を送っていたある日のこと。

「祖父が糖尿病の合併症で体調を崩してしまいました」

それ以来、竹村院長は自身の専門を糖尿病内科・生活習慣病と決めた。

大学院に進学後は再生医療にも触れ、糖尿病性腎症に対する幹細胞の有効性について発表。その研究成果は糖尿病性腎症セミナー最優秀を受賞するまでに至った。

卒業後は東京女子医科大学の糖尿病・代謝内科へ入局し、経験を積んでいく。糖尿病患者の発症率が高い〝糖尿病三大合併症〟の一つである〝糖尿病網膜症〟によって失明した患者や、〝糖尿病腎症〟によって透析をしている患者を目の当たりにした。中には足を切断するまでに至った患者も居たという。「前もって糖尿病を予防出来ていれば、ここまで病状が悪化することは無かったはずだ」と、糖尿病に立ち向かう意志を強めていった。

約10年の研鑽の時を経て、2021年に日暮里内科・糖尿病内科クリニックを開業。2023年には法人化するなど、ますます成長を続けている。竹村院長が実直に糖尿病をはじめとした治療に力を入れているからこそ成果が実を結んでいると言える。

糖尿病に潜む様々な合併症

患者の生活全体にアプローチしていく治療法

糖尿病とは、血糖値を下げるホルモン〝インスリン〟の不足により高血糖の状態に陥ってしまう疾患のこと。大きく分けると2種類のタイプに分類できる。

1つ目はインスリンを分泌する膵臓が何らかの原因で障害され、インスリンが低下することで発症する〝1型糖尿病〟。もう1つは〝2型糖尿病〟といい、いわゆる糖尿病家系であるがゆえの遺伝的要因や、食べ過ぎや運動不足、肥満やストレスが原因となる環境因子によって発症する。糖尿病患者の内95％が2型に分類されるという。

このような合併症が表出する前に予防、早期発見することが重要だが、疾患の初期段階ではこれらの症状に気付きにくいため注意が必要だ。

医療法人社団ミレナ会　日暮里内科・糖尿病内科クリニック

明日の高齢者医療を拓く信頼のドクター

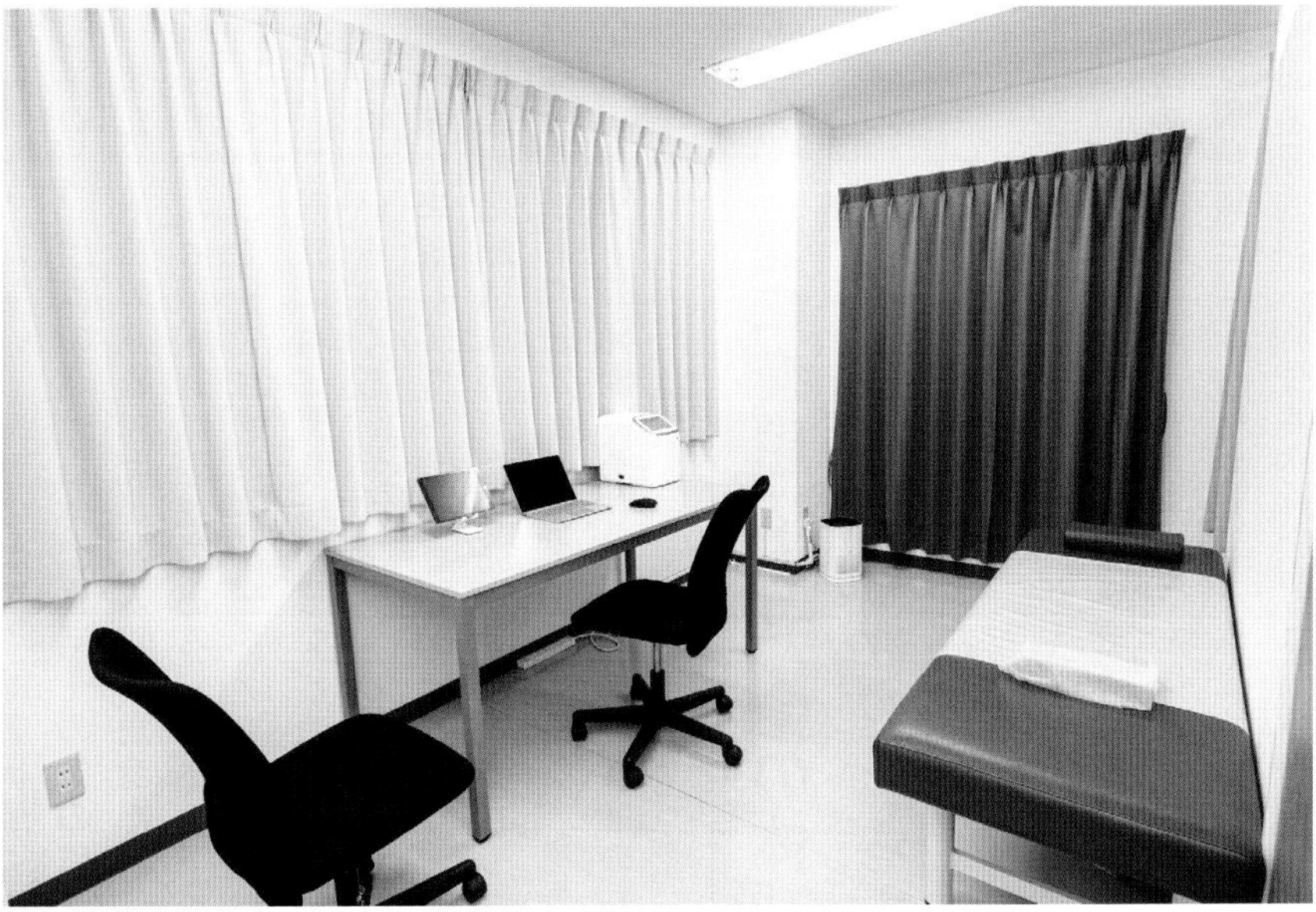

診察室で日々多くの糖尿病患者と向き合っている

日暮里内科・糖尿病内科クリニックでは、尿・血液検査によって糖尿病の有無が確認できる。1分ほどで検査が完了するため、その後の診察や糖尿病だった場合の治療の方向性もすぐに決めることができる。糖尿病が引き起こす合併症の恐ろしさ、それらを早期発見することの重大さをしっかり認識しているからこその迅速な対応だ。

治療法は3つ挙げられる。血糖値上昇の大きな原因となる炭水化物などの摂取を調整していく〝食事療法〟。ウォーキング等の有酸素運動により、血糖値の低下を目指す〝運動療法〟。インスリンを直接取り込む、あるいは調節するために薬剤や注射を用いる治療法だ。

「初診で検査結果が芳しくなければ、生活指導や薬の処方を行います。特に生活指導の面では、なるべく早い段階で改善を図っていきます。検査結果が出てからしばらく経ってしまうと、改善が難しくなってしまいますから」

糖尿病の治療はただ薬を処方して終わり、

という訳ではない。患者の環境や健康状態によって3つの治療法を組み合わせながらアプローチしていく。治療の遂行自体が生活そのものに深く関わっていく、非常に大がかりな治療法だ。

また、治療の過程に関わる人物は患者本人と医師だけではない。

「患者さんと糖尿病に理解のある〝サポーター〟の手助けも必要です。ご本人のご家族やご友人などに対しても、治療の協力を要請する時があります。ご本人とご家族が来てくれることもあるので、ご家族に対して食事制限などの協力をお願いする、というような形です。また、お一人で来られている方でも、サポーターとなってくれそうな人が身近に居ると分かった場合は、その人も一緒に来院してもらうようお願いすることもあります」

糖尿病治療は医師や医療従事者だけの力では成し得ない。治療の主な現場となるのは、病院ではなく、患者の日常生活上であるからだ。患者とコミュニケーションを重ねることによる潜在的なサポーターの発掘、そして橋渡しを行うのも竹村院長の仕事の一つだ。

生活習慣病疾患にも万全の体制を

複数発症しやすいからこそあらゆる診療科目を設ける

2型糖尿病を含めた生活習慣病は、食べ過ぎや運動不足、喫煙、飲酒などをきっかけにして発症。いずれも動脈硬化を進行させ、心筋梗塞や脳卒中などのリスクを高めてしまう。

「初めて診察に来られた患者さんには、まず血液検査などを行います。もしも別の疾患が見つかれば、相談しながらそちらも一緒に治療に当たります」

日暮里内科・糖尿病内科クリニックが様々な診療科目を設けているのは、知らず知らずのうちに発症している可能性のある生活習慣病疾患にも対処するためだ。

例えば特殊外来の一つである〝禁煙外来〟。喫煙は肺がんを始め、脳卒中など様々な疾患の原因、死因になり得る。そのため、パッチ材を用いてニコチンの依存を減らしていく方法が採られている。

〝いびき外来〟では睡眠時無呼吸症候群を診察。この疾患は、睡眠中に10秒以上呼吸が止まる〝無呼吸〟状態と、呼吸が弱まる〝低呼吸〟が繰り返されることで、日中の強い眠気や倦怠感などを及ぼす疾患だ。重症の場合、ＣＰＡＰ装置を介して気道に空気を送るＣＰＡＰ療法によって対処する。

他にも、ＰＣＲ検査を提供する発熱外来や、開業以前に学んだ知識を生かしたＡＧＡ（男性型脱毛症）診療、忙しい日々を送るサラリーマンのために美容注射を用意したりと、人々の生活に身近な診療科目を数多く取り揃える。診察の機会を増やすことで、患者の中に潜在している疾患を見つけやすくしているのだ。

患者の継続的な通院をしっかりとサポート
働き盛りの忙しい人々でも無理のない治療継続を推進

患者としっかり向き合うことを第一に日々の診療に当たる竹村院長。その想いは診療体制の細かな部分にも表れている。最たる例は診療時間。平日の診療に加え、土日も診療時間を設けている。

「例えば、日暮里で働いていらっしゃる方がお昼休憩の時間に予約を取っていて下さったとしても、お仕事の都合でキャンセル。そういったことが続き、治療を断念する方は結構いらっしゃいます」

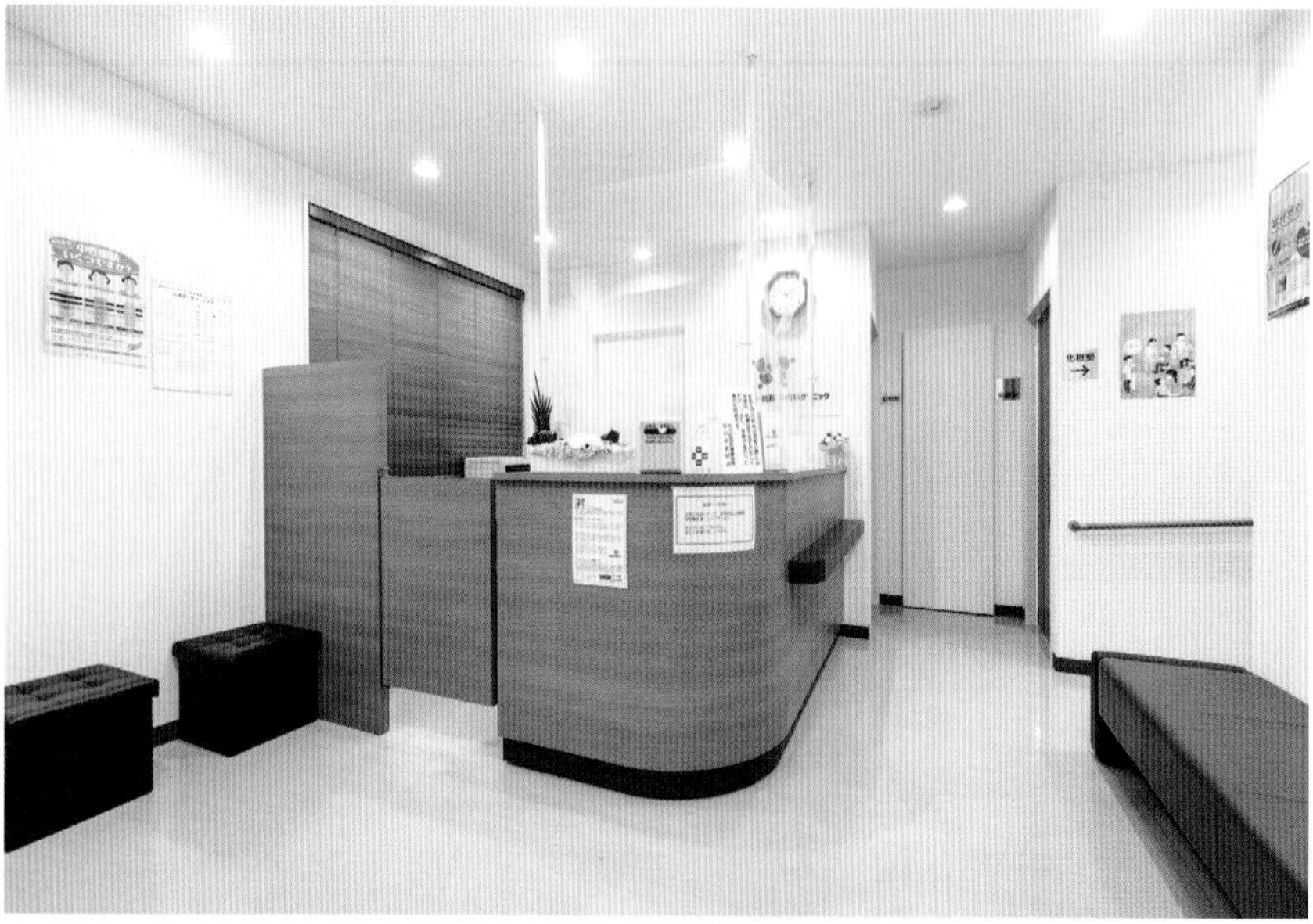

忙しい患者のために土日も診療を行っている

糖尿病を始めとする生活習慣病は、治療を継続させ病状をコントロールしていくことが重要。治療内容も患者の状況、ライフスタイルに合わせて細かく調節していく必要があるため、なおのこと定期的な通院が望ましい。

だが、主な患者の年齢層は30～60代とまだまだ働き盛り。通院を断念する患者の姿を目の当たりにしてきたからこそ、日暮里内科・糖尿病内科クリニックでは休日の診療も行っている。

また、糖尿病治療を続けていると、服用する薬の種類が多くなることもしばしば。

「勤務医時代はただ必要に応じ、1日3回分の薬が必要ならばその通り処方する、という風にしていました。しかし患者さんが多忙なために、規則的な服用が出来ていなかった、ということがありました。処方する分量を患者さんのライフスタイルに合わせる必要性を知りました」

それ以来、薬の処方に関しても患者と相談しつつ、無理なく服用出来るように処方するスタイルに変更した。

インターネットでダウンロード可能な問診票も、患者を第一に考えた工夫の一つ。通常であれば、来院してから診察するまでの間に記入することが多い問診票。当クリニックでは、診察を受ける科目ごとにホームページにてダウンロード可能だ。

「効率化を図るためにご用意しています。事前に問診票を記入してもらえれば、診察もお待たせせずに受けてもらえるのではないかと」

きめ細やかな対応の根底にあるのは、竹村院長が最も大切にしている〝患者とのコミュニケーション〟だ。

2型糖尿病患者には環境因子による発症が多いため、患者本人とのコミュニケーションを深めていき、日頃の生活の様子や現在の体調などを聞き取っていく。今後の治療方針の模索に欠かせない要素だ。

糖尿病治療では医師が一方的に治療を推し進めるのではなく、患者主体で治療を進めていくことが大切だ。そのため患者自身が日々の体調を記録・把握する〝セルフモニタリング〟を勧めることもある。そこが糖尿病治療において難しい部分であり、竹村院長にとってやりがいに満ちた部分だ。

効率の良い診察の実現のために日々心を砕く
クリニックに携わるすべての人が健康で幸せに過ごすために

日暮里内科・糖尿病内科クリニックのモットーは、〝当院にかかわるすべての方が、診療を通じて、健康で幸せな生活が送れるよう最善を尽くします〃。モットー実現のため、スムーズな診療を行うよう意識しているという。いかに患者の待機時間を短くし、効率良く診察を行えるかに日々心を砕く。

「思い通り、効率よく診察を進められた時が一番充実感を得られます。患者さんをお待たせしないということはとても大切だと思っています」

　滞りなく診察を受けられることで、患者にとって余計な時間と体力を割かずに済み、竹村院長自身も満足感をもって診察に取り組むことが出来る。まさにクリニックに関わる人々すべてが健康で幸せになれる取り組みだ。

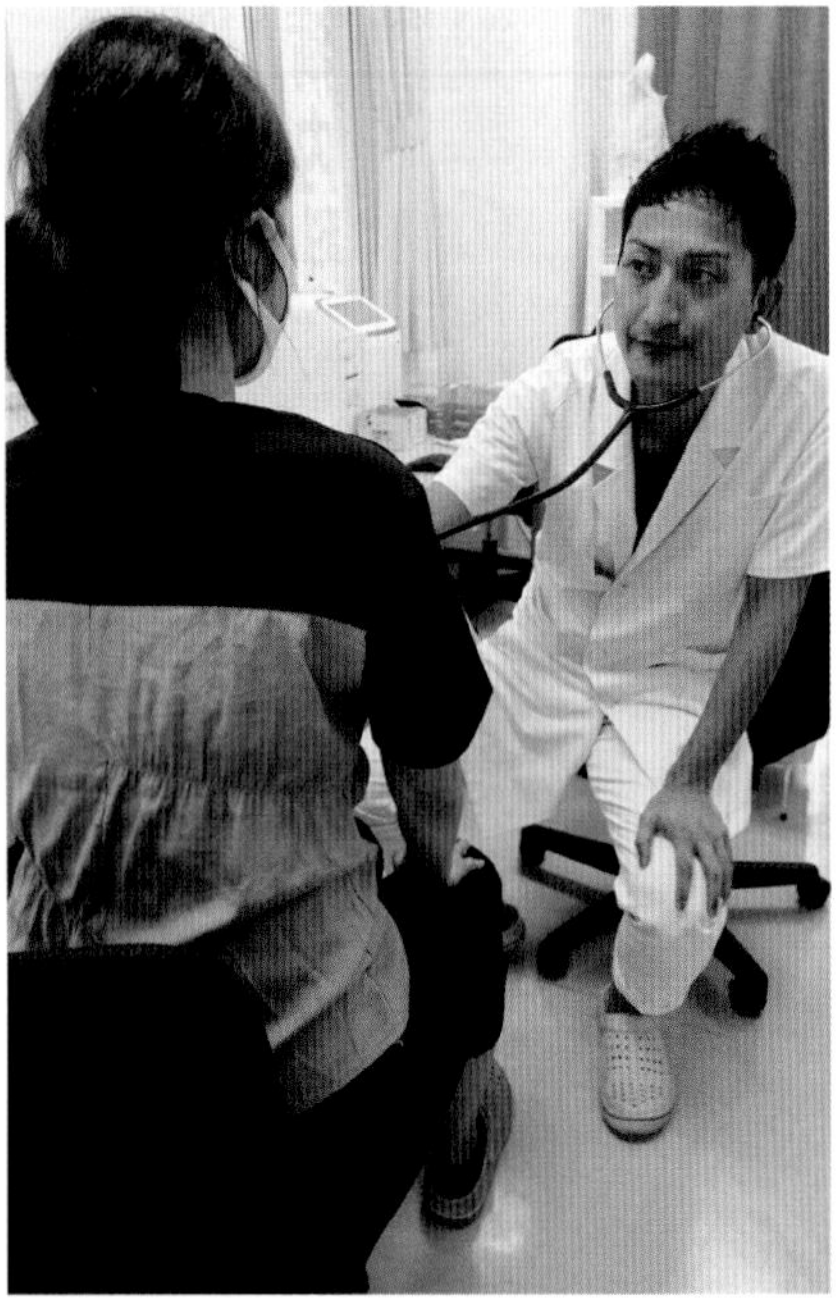

患者とコミュニケーションを密にすることが診察の特色だ

　土日を含め、日々の診察に従事するスタッフに対する感謝の気持ちも忘れない。シフト制で希望する日に休んでもらえるようにするなど、働きやすい環境作りも欠かさない。

　忙しい人々のニーズを満せるほど、万全の体制が整えられた日暮里内科・糖尿病内科クリニック。開業から2年が経過し「地域のみなさん、患者さんの間にだいぶ浸透してきたかな、と思います。ですが、まだまだこれからです」と語る。

　竹村院長は勤務医時代に学んだこと、感じたことを活かしつつ、患者のことを第一に考えた診察を実現させてきた。今後もそれは留まることなく、これからも患者のニーズに応えられるような診察を続けていく。

医療法人社団ミレナ会

日暮里内科・糖尿病内科クリニック

PROFILE

竹村　俊輔（たけむら・しゅんすけ）

2010年、東海大学医学部 卒業。
2012年、済生会川口総合病院初期研修医 修了。
同年、東京女子医科大学糖尿病・代謝内科 入局。
2019年、東京女子医科大学大学院内科学（第三）卒業。
同年、東京女子医科大学糖尿病・代謝内科助教。
2021年、日暮里内科・糖尿病内科クリニック院長 就任。
2023年、医療法人社団ミレナ会 理事長 就任。

【所属・活動】
日本糖尿病学会糖尿病内科専門医。
日本内科学会内科認定医。
日本禁煙学会認定指導者。
日本医師会認定産業医。
医学博士。
2017年　東京糖尿病性腎症セミナー 最優秀賞。

INFORMATION

所在地
〒116-0013
東京都荒川区西日暮里2-26-12
ガーネットビル2F
TEL 070-8999-3364
FAX 03-5838-6971

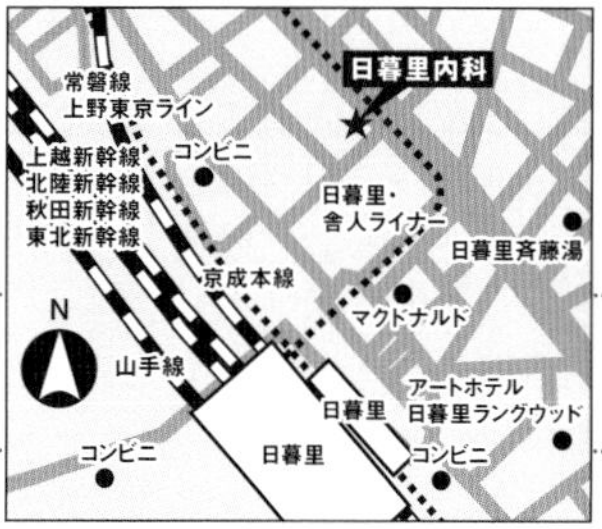

アクセス
JR山手線「日暮里」駅より徒歩2分
JR山手線「西日暮里」駅より徒歩5分

設立
2021年

診療科目
糖尿病内科、生活習慣病、発熱外来、アレルギー科、予防接種、渡航前の健康診断、禁煙外来、いびき・睡眠時無呼吸症候群外来、AGA、ED、美容注射

診療時間
〈月・火〉9：30～13：15
〈木・金〉9：30～13：15、15：30～18：30
〈土〉8：30～13：30
〈日〉8：30～12：30
〈休診日〉水・祝　※第2・第4金曜は9：30～13：15のみ

モットー
当院にかかわるすべての方が、診療を通じて、健康で幸せな生活が送れるよう最善を尽くします。

https://nipporinaika-clinic.com/

医療法人社団実直会
冨田実アイクリニック銀座

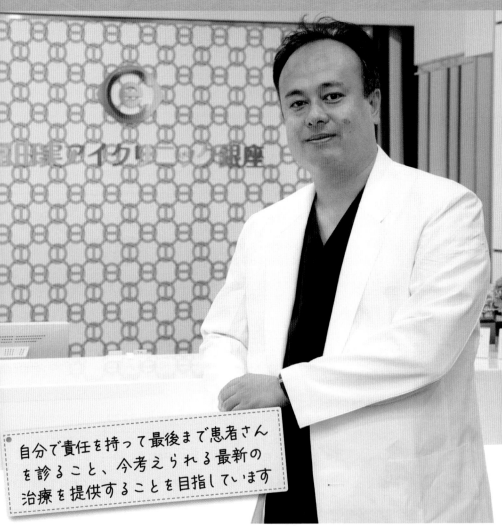

信頼の×主治医

院長　冨田　実

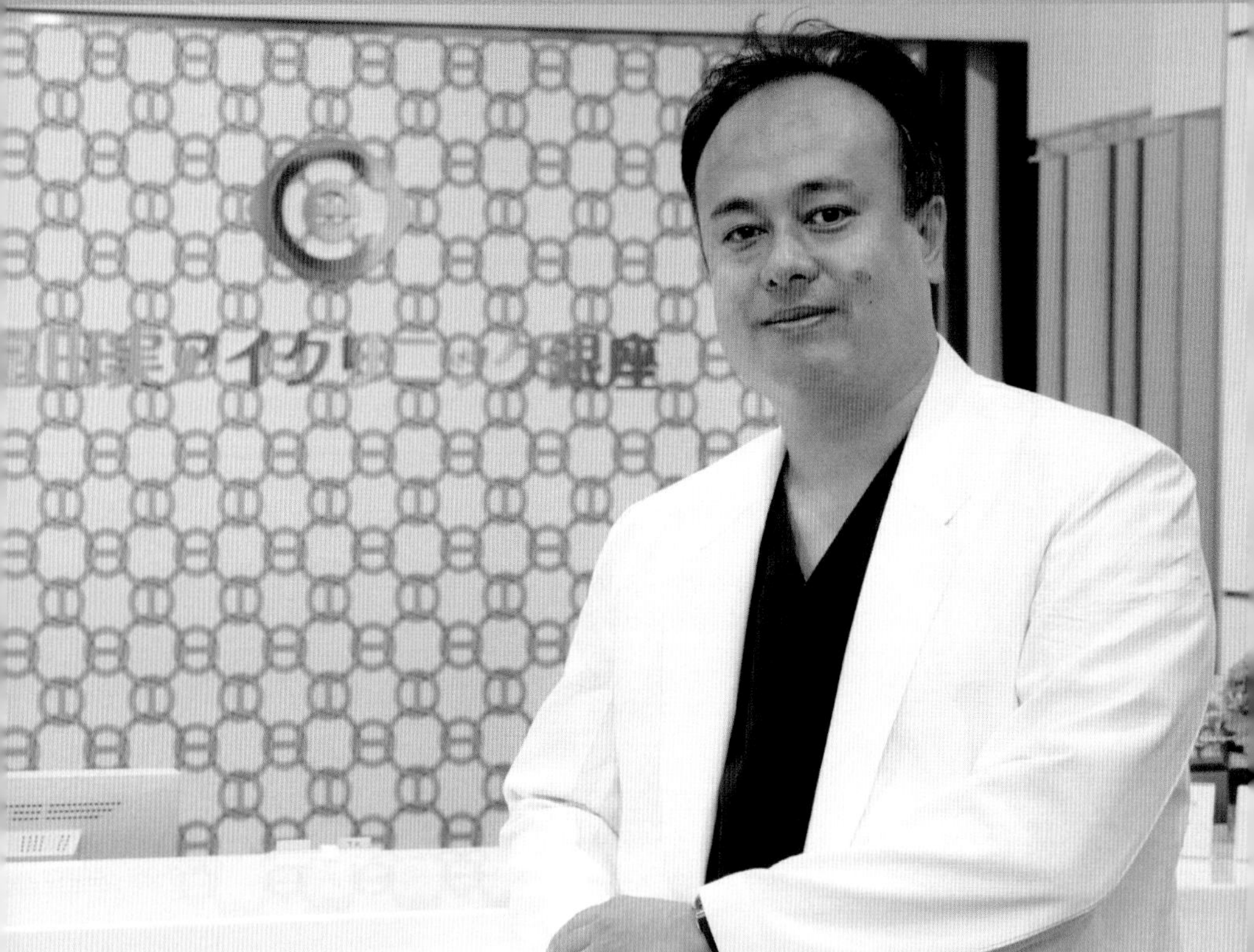

自分で責任を持って最後まで患者さんを診ること、今考えられる最新の治療を提供することを目指しています

裸眼で日常生活を送れる人を増やしたい

最先端の医療を目指し、勉強し続ける姿勢

冨田実アイクリニック銀座は2023年6月、開設から丸9年を迎えた。その間、冨田実院長が手掛けた手術は実に1万6000件を数える。専門は「屈折矯正手術」と語る冨田院長が治療する症例は白内障や緑内障、ICLをはじめ、レーシックや老眼治療、円錐角膜治療など多岐にわたる。

豊富な経験に裏打ちされた精度の高い治療は、国内のみならず海外からも患者が訪れるほどで、世界で初めて手掛けた手術も少なくない。また、冨田院長は屈折矯正手術に分類される「3焦点眼内レンズ」による白内障手術を日本で初めて執刀した眼科医でもある。常時、手術で使用する30種類以上の眼内レンズを用意し、患者の症状に適したレンズを選択、治療を行っている。目指しているのは「術後に眼鏡をかけなくても裸眼で生活できること」。実際、他院で断られた患者が同クリニックで手術を受け、眼鏡なしの生活を実現できた事例は多々ある。

「眼鏡から解放され、裸眼で過ごせる人を作るために生まれてきたと思っている」と語る冨田院長。海外の最先端の治療方法や手術装置を積極的に導入し、スキルアップの労を惜しまない。文字通り眼科医に人生を賭けている医師と言えるだろう。

病弱だった幼少期、人の役に立ちたいと思い医師を志す

1人の患者を最後まで見届けられる眼科医を目指す

冨田院長が医師を目指すようになったきっかけは、幼少期に身体が弱く、しばしば病院に通っていた経験が原点になっている。幼心に「病気を治し、人の役に立ちたい」と思った冨田少年は、次第に医師に憧れるようになっていく。眼科医を選んだのは、診断から治療、手術、経過観察まで、一貫した診療ができる科目で、「1人の患者さんを最後まで責任もって見届けることができる」

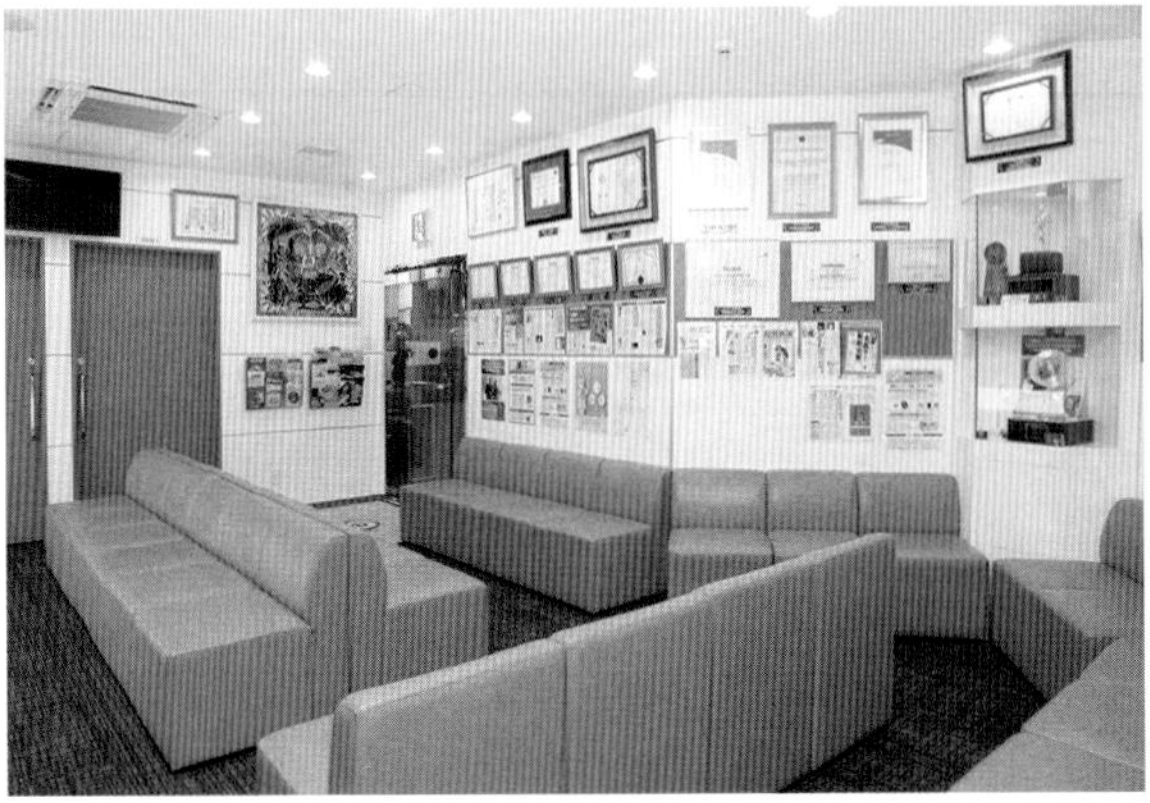

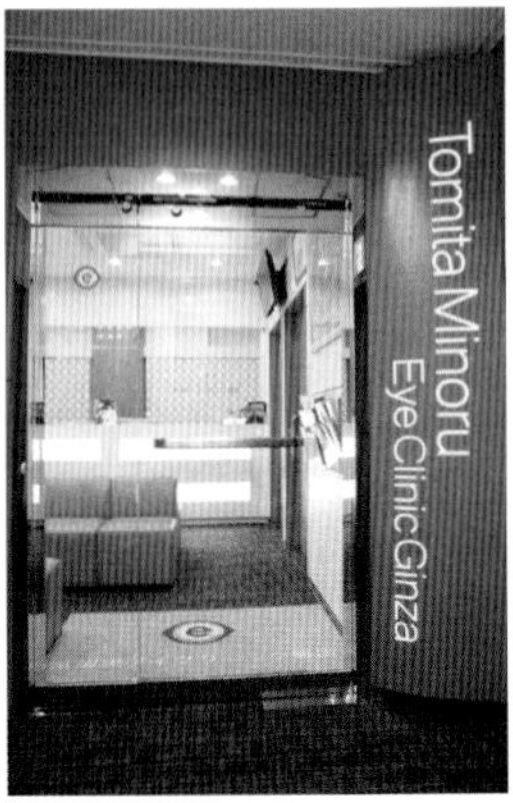

鮮やかなオレンジ色を基調としたクリニック

と思ったからだ。

勤務医時代には多くの執刀経験を積んだ冨田院長。２００３年には米国ハーバード大学の眼科へも留学し、様々な最先端の治療方法や医療機器に触れるなど貴重な経験を得た。２００５年に帰国後は大規模眼科クリニックに入職し、さらに研鑽を重ねていった。１５０人の眼科専門医を有するクリニックだったが、２００８年にはその最高診療責任者に就任。眼科医としての熟練度が高まっていった。

その一方で、実績が評価されてアメリカ眼科学会や白内障屈折矯正学会などからたびたび表彰を受けるようになる。世界的な眼科学会から招待講演の依頼も増え、一流の眼科医としての知名度も高まっていった。

独立、開業のきっかけは、眼科医を目指す理由でもあった「１人の患者さんを最後まで責任もって見届けることができる」環境がなかなか確保できなかったためだ。眼科医としての経験や研鑽を積める環境だったが、大所帯のクリニックで患者数も多く、「時間をかけて１人の患者さんをじっくり診られる状況ではなかった」という。診療は分業体制で、「手術後はほかの医者の担当になり、患者さんの経過がつぶさに診られない状態だった」

ならば、患者ときちんと向き合って診療のできる場所を作ろうと思い立ち、２０１４年の現クリニックの開設に至った。〝主治医制〟で診療を行っており、現在も可能な限り、各患者の治療後の経過をフォローしている。院長がやりたかった患者に寄り添う治療体制でもあり、また患者から見れば「どういった治療方法で、現在はどこまで治癒しているのか」など自身の現状が把握しやすいため安心感に繋がるというメリットがある。「順調に快方へ向かっている患者さんはほかの医師に任せていますが、必要があれば私が診ています。私を含め医師4人体制でチームを組んでいます」

視力の改善を目指す「屈折矯正手術」の専門医を自認

世界初、日本発の治療、医療装置を積極的に導入

冨田院長の専門は「屈折矯正手術」。近視や乱視、白内障、老眼など視力を妨げる原因を改善し、視力を矯正することを主目的にする治療分野だが、日本ではまだその専門医は少ないという。

様々な最先端の治療方法を採用している同クリニック。現在、院長が手掛けている視力回復手術のおよそ8割がICL（眼内コンタクトレンズ）で、レーシックは2割程度だという。

前述の通り、冨田院長が日本で初めて導入した施術手法もある。

その一例が、レーザーを使った白内障手術だ。その手術装置の世界第一号機は冨田院長が導入している。日本国内では主に3種類の白内障のレーザー機器が使用されているが、その全ての機器を使用した経験のある冨田院長は、そのうち2機種を使い日本で初めて手術を成功させた実績がある。

現在、同クリニックで使用しているのは「PERFECT　Z－CATARACT　SYSTEM」と呼ばれるレーザー白内障手術システムで、精度の高い白内障の手術が可能である。「人間の腕よりも正確に施術ができる上、合併症の心配も少ない」という利点がある。

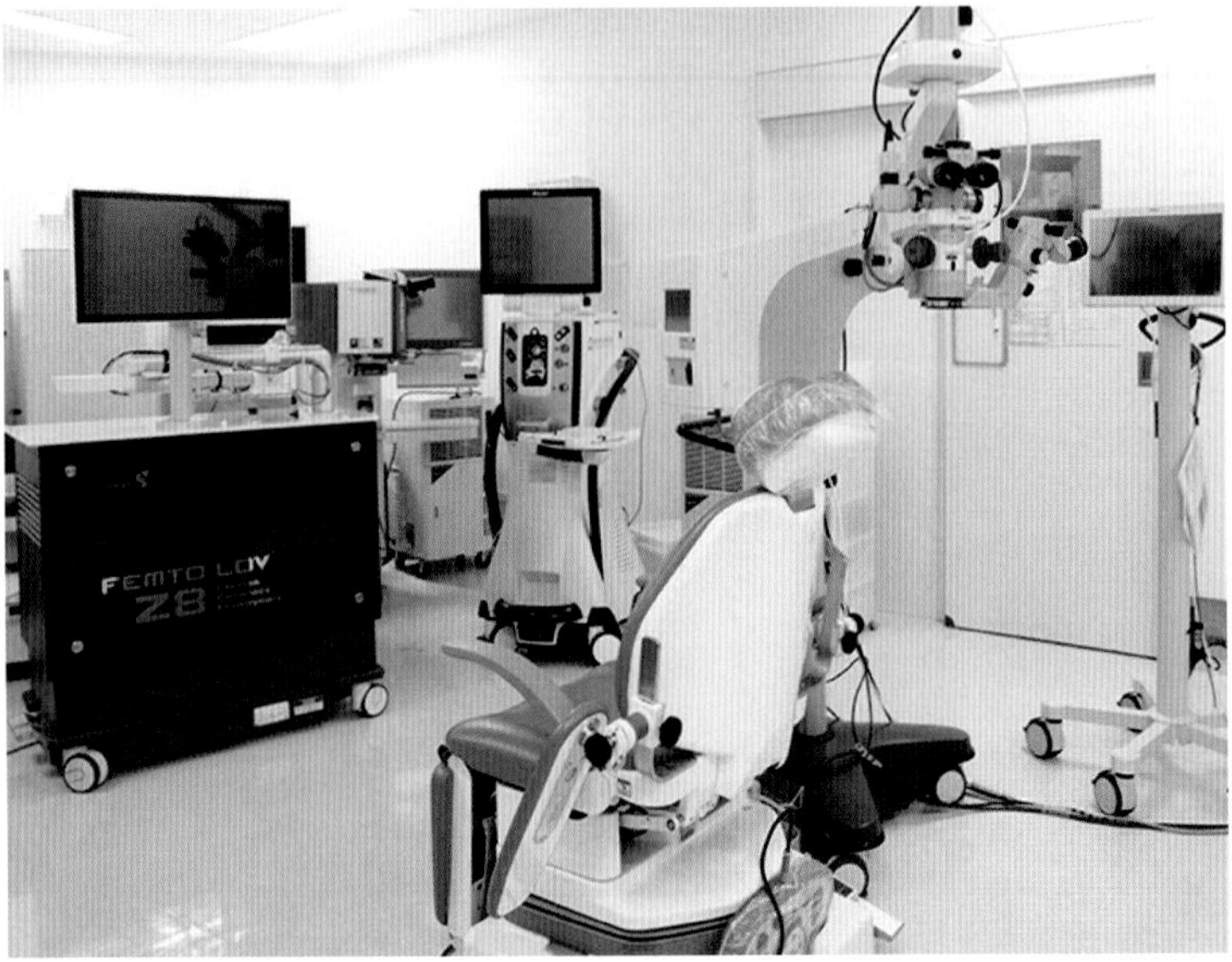

豊富な手術装置を備え、最先端の医療を提供している

その白内障手術に使う多焦点眼内レンズは30種類以上を取り揃えている。「患者さんの症状に合わせて、使うレンズのタイプが異なってくる。それを把握したうえでレンズを選ばないと後で問題が生じる」ためだ。必要があればオーダーレンズも用意する。医療技術が進んでいる欧州を中心に、新しい技術やレンズなどの先端医療を導入している。「高齢の方、70～80歳の患者さんでも手術後は裸眼で過ごせるようになるケースは多々あります。眼鏡に頼らず裸眼で生活できるのは素晴らしいことです。それを目指して手術をしています」

その他、老眼治療も新しい眼科医療の取り組みの一つ。老眼治療に対応した遠近両用レーシックは日本国内で同クリニックでしか行っていない。また、ICLによる老眼治療も日本で初めて導入した実績を持つ。近視、遠視、乱視、老眼の治療に対応したプレミアムICLにおいては、日本で唯一の上級指導医のライセンスを持ち、4年連続で世界一の執刀実績を表彰されている。

加えて、円錐角膜治療も最先端治療の一つで、執刀数は日本一である。日本国内で行われている円錐角膜の治療はハードコンタクトを処方して経過観察をすることが一般的だが、これは視力の矯正が目的であり、円錐角膜の進行が止まる訳ではない。冨田院長は、円錐角膜の進行を根本的に抑える治療を行わなければ最後は角膜移植という選択肢しかなくなると言う。クロスリンキングや角膜リングという治療法を導入して円錐角膜の根本治療を目指している。この円錐角膜治療の分野においても日本の先駆者として実績が評価されており、日本全国から相談が寄せられるほどである。

「MIGS」(ミグス)という超低侵襲の緑内障手術の症例も世界一の執刀実績で表彰を受けている。眼内に専用のバイパス器具を装着して眼圧を下げ、病状の進行を抑える新しい手術方法である。

症状改善に悩む患者の駆け込み寺に

「困っている人の手助けのために生まれてきた」

豊富な執刀経験と専門知識を併せ持ち、最新機器による最先端医療を提供する同クリニック。適切な治療を行う時間を確保するため、手術は原則1日に10件しか行わないが、その手術はすべて冨田院長が執刀を担当している。また、ほかの病院で治療を断られた難しい症例を抱える患者からの相談が後を絶たないという。その多くが、「何件も眼科を受診したが、どこも手術を受け入れてくれなかった」「うちでは手術ができない」と治療を断られた患者たちである。

世間では駆け込み寺とも称されるが、自分を頼りに来院してくれる患者がいることは有難く、「他院で断られた難しい症例が多く、手術では当然リスクも伴います。それでも困っている患者さんの顔を見ると、断る訳にもいきません」と語る。

「裸眼で生活できる人を増やすのが目的」と断言する冨田院長。医師になったことについては、宿命を感じているという。「自分で勝手に思っているだけですが、これだけたくさんの手術をする人もそうはいないので、神様から『困っている人の手助けをするように』と言われ生まれてきたのではないかと感じています」

医師は4人体制で、総スタッフ数はおよそ50人という大所帯。ほかの3人の医師は主に一般眼科外来を担当し、院長が手術に専念できる体制が整っている。

執刀する手術数は1カ月に200～250件。多い時は300件に及ぶことも。この数字からも、開院から9年間で1万6000件を超える手術をこなしてきたハードワークぶりが伺える。

「医師4人体制で運営しているクリニックなので、ほかの人に手術を手伝ってもらった方が効率はいいのですが、『院長先生に手術してもらいたい』という患者さんが多いので、結果的に1人で手術を担当しているのが現状です」

患者からの期待感をプレッシャーに感じながらも、それに応えようと努力を続ける冨田院長。医師になるために生まれてきたような人物と言えるかも知れない。

難治療を経て改善した患者に勇気づけられる日々

自身の理想が実現できない分院の開設は考えず

緊張感を強いられる治療が続くが、努力の甲斐があって症状が劇的に改善した例も枚挙にいとまがない。冨田院長に印象的なエピソードを伺った。「ある患者さんは当クリニックへ来るまでに5カ所くらいで治療を断られていて、介添えがなければ歩けない状態でした。当院を受診された時には末期といえる緑内障と白内障を併発していたのですが、当方で手術したところ諦めかけていた視力が大きく改善し、1人で歩けるようにまで回復しました」

またある時は、杖がないと歩けなかった患者さんの術後の視力が1・5にまで著しく改善したことがあった。「今まで見えていなかったものが見えるようになったので、最初のうちその患者さんは『杖をついて歩いていた生活が長かったので手放すのはかえって不安だ』と言って従来のように杖をついて通院していました。さすがに1カ月後は杖なしで歩いていましたが、人間の不思議な行動真理だと感じました」

視力で思い悩んでいた患者がここまで回復する様を見ると、苦労の甲斐があるというものだ。これだけ患者のニーズが多いうえ、クリニックの組織体もしっかり構築されていれば、さらに受け皿を広げるべく分院を開設する方法もあるのではないだろうか。患者の満足度を高めるためにも有益な選択肢である。事実、そうした要望も多いそうだが冨田院長は分院の開設にはあまり興味がないようだ。

「仮に分院を開いたとしても、僕自身が常時いられる訳ではないし、結局は名前だけのクリニックになりかねません。目指すべきは、『自分で責任を持って、最後まで患者さんを診ること。』今考えられる最新の治療を提供すること』に尽きます。分院を作るとそれを実行することが難しくなってしまいます」

患者数が多いと待ち時間も長くなる上、スタッフの拘束時間も長くなり、疲労も出やすくなる。治療の質が低下することにも繋がりかねない懸念がある。そのため現在では受け入れる患者数を減らし、医療の質の確保にも努めているという。

良くなる可能性があるなら、チャレンジする

最新の技術を使って人々を眼鏡から解放する

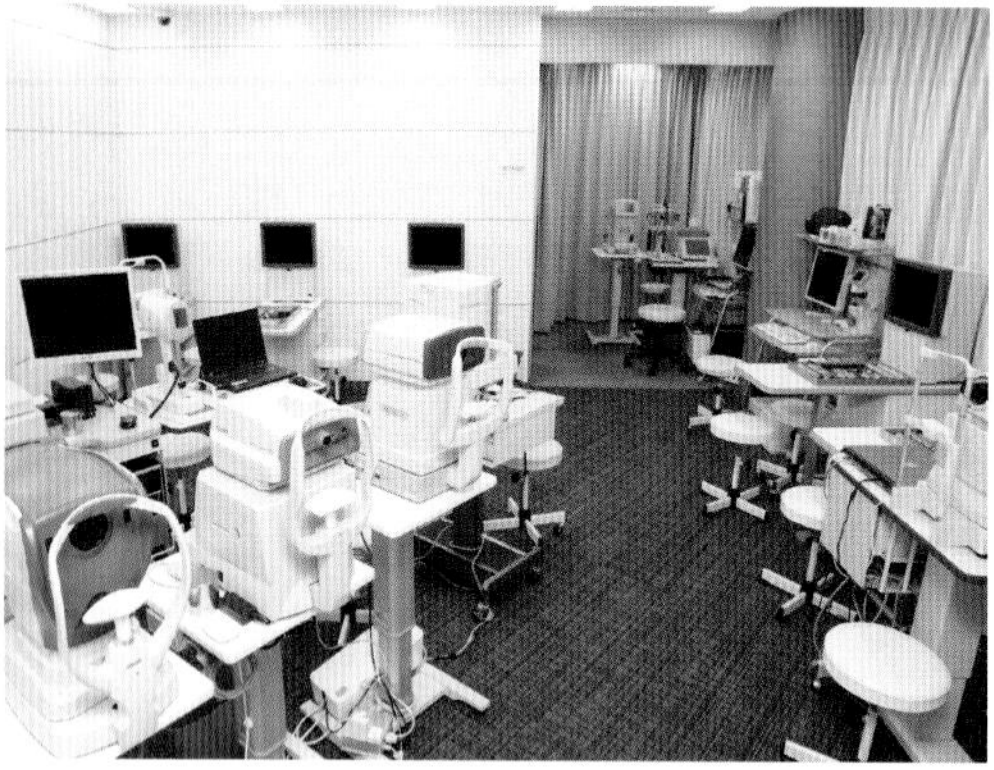
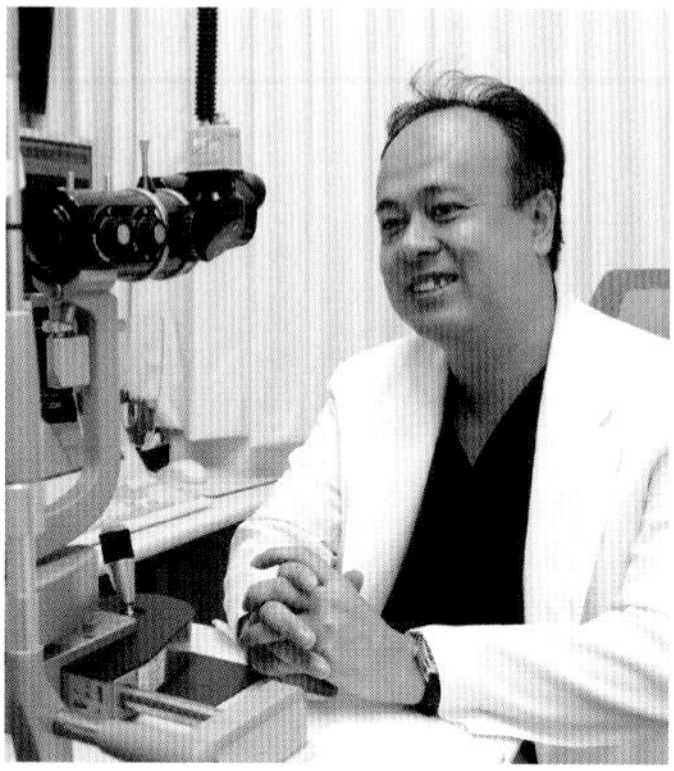

思い悩む患者に満足してもらえるよう、責任をもってとことん寄り添っている

冨田院長が心掛けていることは「患者さんに満足してもらうために継続して勉強し続けること」だ。「今までできなかったことを変えていくことが大事でしょう。良くなる可能性があるなら、チャレンジすることも必要ではないでしょうか」

冨田院長が考える名医の条件は「普通ならやらないだろう難しいことにチャレンジし、治すこと。普通の症状を普通に治すだけなら平均的な眼科医だと思いますから。最新の技術を使って人々を眼鏡から解放する、裸眼にする。その治療がハイクオリティーであって、さらに安全であること。その世界を提供することが使命だと思います」

院長の強い矜持を感じさせる発言だ。視力回復の治療をする際は、「屈折矯正を専門にする医師に診てもらうことが重要です。誰に執刀してもらうのか、きちんと理解した上で治療を受けた方がいいと思います」とも話す。経験と実績を積み上げ、自信に裏付けされた冨田院長の言葉には説得力がある。

PROFILE

冨田　実（とみた・みのる）

1998 年、愛知医科大学医学部卒業。
同年、関西医科大学病院眼科研修医。
2003 年、関西医科大学大学院卒業。
同年、米国ハーバード大学眼科フェロー。
2005 年、日本最大級の眼科クリニック入職。
2008 年、同クリニックのエクゼクティブメディカルディレクター（最高診療責任者）に就任。
2012 年、温州医科大学医学部眼科客員教授に就任。
2013 年、アメリカ眼科学会の国際屈折矯正学会役員理事に就任。
2014 年、冨田実アイクリニック銀座を開設。

【所属・活動】
日本眼科学会専門医。医学博士。日本眼科手術学会。日本白内障屈折矯正手術学会。温州医科大学　客室教授。アメリカ眼科学会。アメリカ白内障屈折矯正手術学会。ヨーロッパ白内障屈折矯正手術学会。

INFORMATION

所在地
〒 104-0061
東京都中央区銀座 4-12-19
日章興産ビル 3F・4F
TEL 03-6228-4200

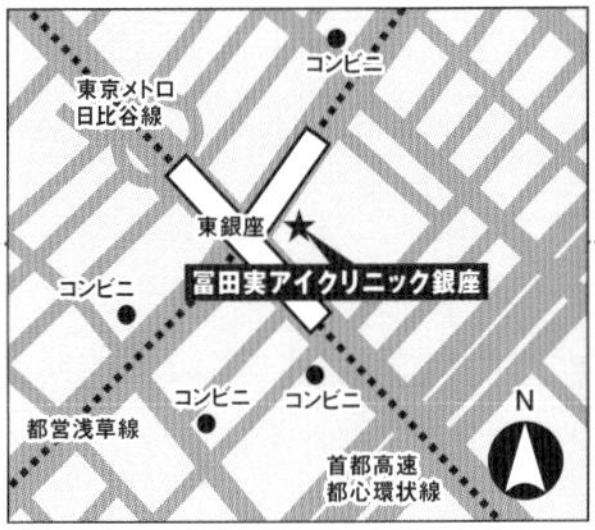

アクセス
東京メトロ日比谷線・都営浅草線「東銀座」駅より徒歩 1 分
東京メトロ日比谷線・銀座線・丸ノ内線「銀座」駅より徒歩 3 分
東京メトロ有楽町線「銀座一丁目」駅より徒歩 3 分

設立
2014 年

診療科目
白内障、緑内障、円錐角膜、飛蚊症、加齢黄斑変性、糖尿病網膜症、網膜剥離、黄斑上膜、網膜円孔、網膜裂孔、黄斑円孔、眼精疲労、ドライアイ、アレルギー性結膜炎、ものもらい、花粉症、コンタクトレンズ、眼瞼下垂、涙道閉塞、結膜下出血

診療時間
〈月～日〉9：30 ～ 13：30、15：30 ～ 19：00

理念
・充実した診療体制
・手術は 1 日 10 件までしか行いません
・患者様に未来を提供したい
・手術はすべて冨田院長が執刀を担当

https://tomita-ginza.com

信頼の×主治医

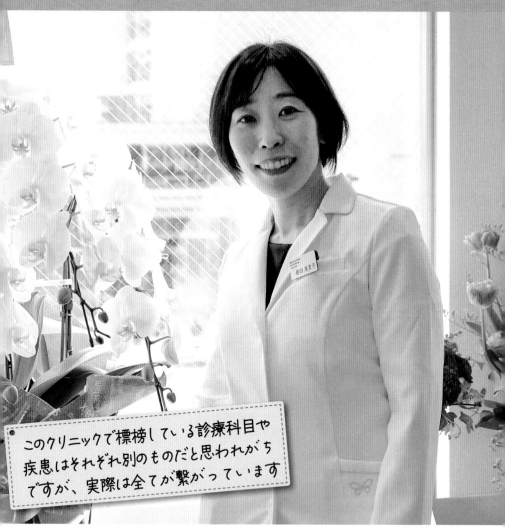

糖・心・甲状腺のクリニック北千住

院長 **原口　美貴子**

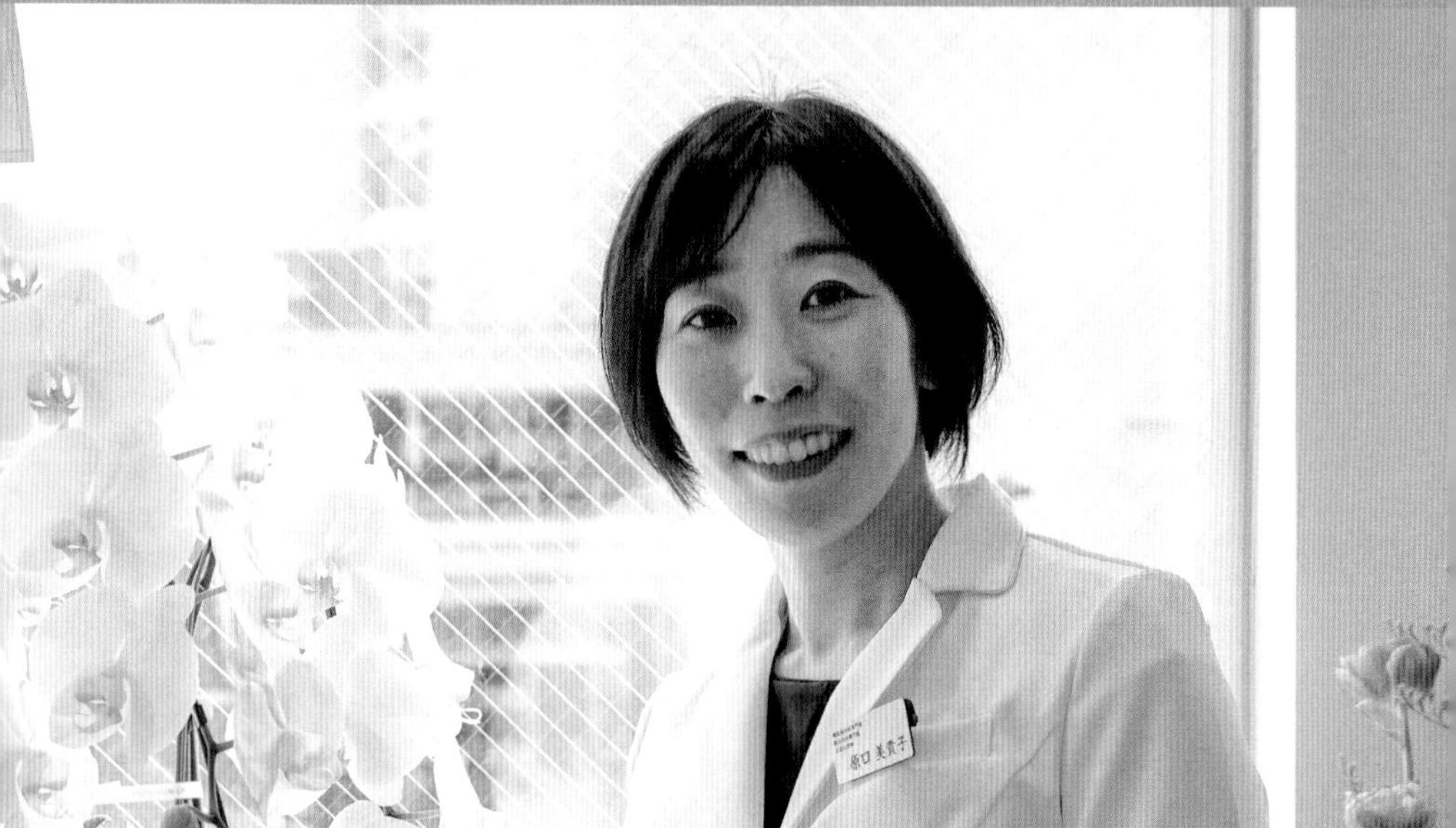

このクリニックで標榜している診療科目や疾患はそれぞれ別のものだと思われがちですが、実際は全てが繋がっています

心理学の知識を用いた丁寧な治療法で糖尿病治療に当たる

人々を笑顔にするため医師としてのキャリアを積み重ねた

東京都23区の中でも下町情緒溢れる地域として知られる足立区。歴史の息吹感じる神社が点在している一方、街中には古民家をリノベーションしたレトロな雰囲気のカフェも存在する。川に囲まれた土地柄、大勢の職人が移り住んだ影響で伝統工芸も盛んに行われている。温故知新という言葉がぴったりのこの地区に、2023年4月、糖・心・甲状腺のクリニック北千住が開業した。院長を務める原口美貴子医師にクリニック開業までの道のりから、これから歩んでいく未来の展望までお話を伺った。

人々を助け、笑顔にするために必要な努力

震災のボランティア活動で受けた衝撃が医師の道へと駆り立てた

原口院長が生まれ育ったのは関西、神戸市だった。神戸市といえば、忘れられない出来事がある。1995年の阪神淡路大震災だ。当時まだ中学生だった原口院長も被災者の1人。自宅が全壊するという被害に遭った。この震災こそが今の彼女のルーツとなっている。

元よりボランティア活動が好きだった原口院長。震災後は友人や先輩と共に仮設住宅を回り、被災した高齢者や子どもたちのサポートをする学生ボランティアに励んでいた。しかしどれだけ一生懸命に話を聞いても、地震による被災者の心の傷は癒えない。無力感に苛まれていた時、地元の医師が仮設住宅を訪れたことがあった。その時、今まで暗かった高齢者たちの表情が途端に明るくなった。話を丁寧に聞いたり、一緒に時間を過ごすだけではなく、実際に人を助ける力を持つ医師という職業は、周囲からの信頼も非常に厚い。人々を笑顔にしたければ、相応の勉強が必要だと痛感した出来事だった。

元々はカウンセラーや保健室の養護教諭になりたいと考えていたが、この経験や、友人や家族

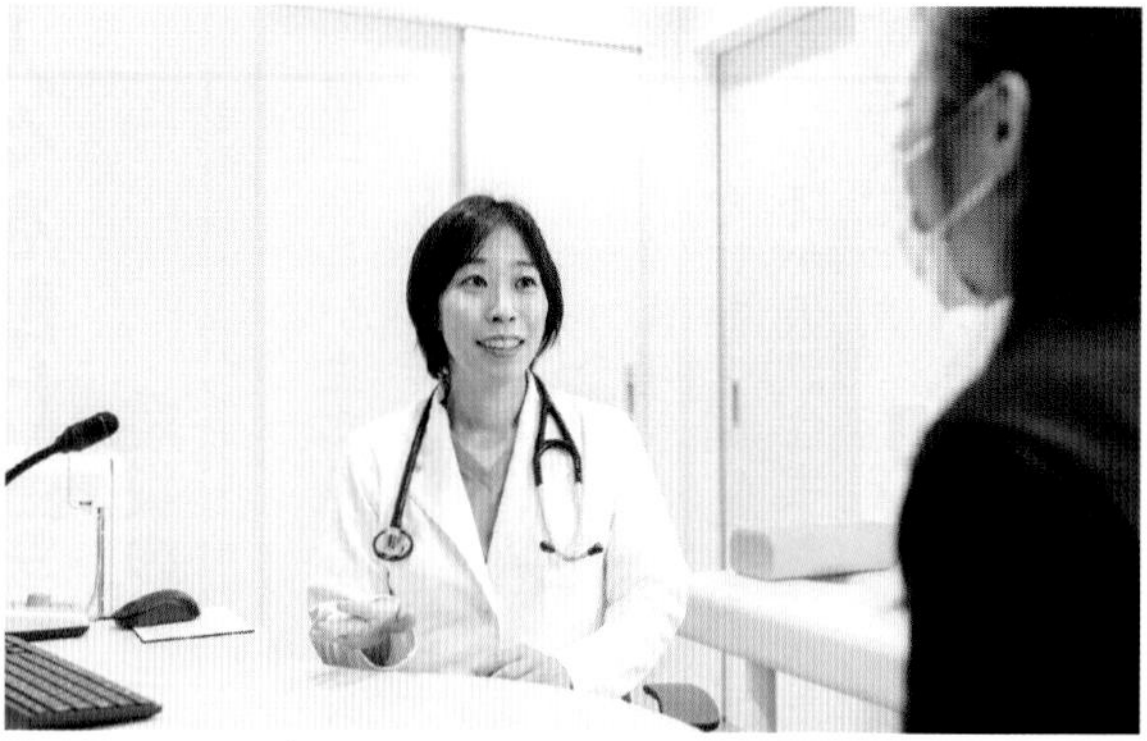

医者としての経験や積み上げげてきたキャリアを活かしながら日々診療に当たる

からの勧めもあり、医師を目指すようになる。

２００６年に神戸大学医学部を卒業してからは、関西労災病院や焼津市立総合病院、東京大学医学部附属病院といった数々の総合病院で勤務し、積極的にキャリアを積んでいく。

中でも２０１２年、厚生労働省主導の大規模臨床研究〝ＪＤＯＩＴ３〟への参加は、原口院長にとって刺激的な経験だった。糖尿病による合併症の抑制方法を追求するこの臨床試験は、全国の病院・施設が総力を挙げて行った。

「臨床研究の事務局に所属させていただき、監査で全国を回りいろんな先生にお会いしました。糖尿病の権威といわれる先生から、地域密着型で徹底的に糖尿病と向き合われているクリニックの先生まで様々です。いろんなモデルケースをこの目で見て学べたことは私にとって宝物です」

総合病院勤務医時代に抱いた患者への懸念

心理学のメソッドが糖尿病治療のカギ

原口院長が専門とする糖尿病は、インスリンという内分泌ホルモンの低下で発症することから、本来は内分泌内科に分類される病気だ。しかし最近は、糖尿病患者数が非常に増加している。合併症も多く、治療も飲み薬から注射まで、多種多様だ。そのためクリニックや病院では、糖尿病内科と内分泌内科を分けて標榜していることが多い。同クリニックでもそれぞれ別の診療科目として設けられている。

原口院長が自身の専門を糖尿病内科に決めたのは、研修医時代の経験がきっかけとなっている。始めは精神科を志していたが、研修医として様々な診療科目を経験する内に、意外にも心理療法と生活習慣病治療の相性が良いことに気付いた。

「会社から帰宅するとついお酒を飲みすぎたり、スナック菓子を食べ過ぎたりしてしまう、といった生活習慣の乱れは、心理学の視点から見ると、ストレスを解消するための代償行動であることがよくあります。しかしそれに気付いていない患者さんも多いのです。そこで心理学のメソッドを用いた質問を投げかけることで、ご本人が気付いていないことを引き出します」

ストレスが原因で生活習慣が乱れている、という気付きのきっかけを与え、患者自身が納得したうえでそれに向き合うことができると、生活が整い、代償行動が自然と無理なく消えていく。一朝一夕でできることではないが、糖尿病医は、何年も患者と付き合うことができ、また深刻な合併症が出るまで時間的な猶予もある。外来のたびにこのようなやり取りを少しずつ行っていくことが自分の性にも合っていると感じ、現在の道を選んだ。

勤務医時代を振り返り、「総合病院で働くことは好きでした」と原口院長。「病状が深刻な患者さんを診ることが出来ます。心筋梗塞やがんと糖尿病を併発されている方など、そういった患者さんは入院が出来る病院だからこそ診ることが出来ます」

積極的に様々な糖尿病患者と向き合う日々を送っていたが、次第にある気持ちを抱き始める。それは入院する患者の殆どが、すでに重篤な合併症を抱えていることに対する懸念だった。

「もっと早い段階で診ることが出来れば、合併症を起こさなくても済んだのに。もし起こしたとしても、回復の度合いも全く違っていたはずなのに、という気持ちがありました。その点では、総合病院よりもクリニックの方が疾患の初期段階の患者さんと接しやすいであろう、と思いました」

それ以降、原口院長は自分のクリニックの開業を意識するようになる。

足立区にて念願のクリニック開業

診療科目・スタッフ・検査機器を充実させ、診療に当たる

2023年、糖・心・甲状腺のクリニック北千住が晴れて開業した。東京都足立区を選んだ理由は、深刻な糖尿病内科医院の不足を知ったためである。また下町情緒溢れる街並みは原口院長にとっても魅力的だった。

診療科目としては、クリニック名にもなっている糖尿病内科や甲状腺・内分泌内科、循環器内科を始めとし、総合内科や睡眠時無呼吸症候群・いびき外来、不眠症や予防接種まで幅広く対応している。また様々な検査機器も取り揃えており、健康診断や簡易ドック検査も可能だ。

産業医としても活躍する原口院長。「訪問先の事業所で、健康面でのアドバイスを社内でシェアしてくれたりしていると嬉しいですね。勤務開始前に、ラジオ体操を始めてくれた会社もあります」と外来診療とはまた違ったやりがいを見出している。

また、原口院長は「クリニックを開業して意外だったのは、予想以上に甲状腺疾患の患者さんが多かったこと」と語る。甲状腺が腫れて来院する患者に超音波検査を行うと、結節が見つかることが思った以上に多いという。「血液検査で甲状腺ホルモンが正常でも、一度は超音波検査を

してほしいです」と話す。

循環器内科では、毎週土曜日に専門医に来てもらい診察を行っている。原口院長自身も、心臓治療で有名な関西労災病院や新東京病院に勤めた経歴もあり、外来での治療やフォローアップは可能だ。進行した心不全や不整脈などは、原口院長と循環器内科専門医による二重の体制で対応し、24時間救急搬送が可能なハートセンターと緊密に連携をとっている。

そして、総合内科とは、その名の通り総合的に内科を診察する科目。

「自覚症状に見合う診療科目が分からず、受診したとしても治療が思うように進まない、という話はよくあります。そんな時に総合内科を受診していただければ、病名を診断できます。ある程度の症状は当院でも診ることが出来ますし、専門的な治療が必要な場合は他院と連携を図ります」

その他、風邪や発熱など、いわゆるよくある病気にも対応可能。このような幅広い診察が出来るのは、原口院長が〝総合内科専門医〟の資格を保有しているためだ。これを標榜するには、消化器や循環器といった広範囲に渡る内科の分野を勉強し、試験に合格するだけでなく、その後もずっと更新していかなければならない。

医師だけでなく、看護師も非常にレベルが高い。〝認定看護師〟の資格を保持する看護師が在籍しているからだ。この資格を手にするには厳しい試験に合格する必要がある。資格は全21の認定看護分野に

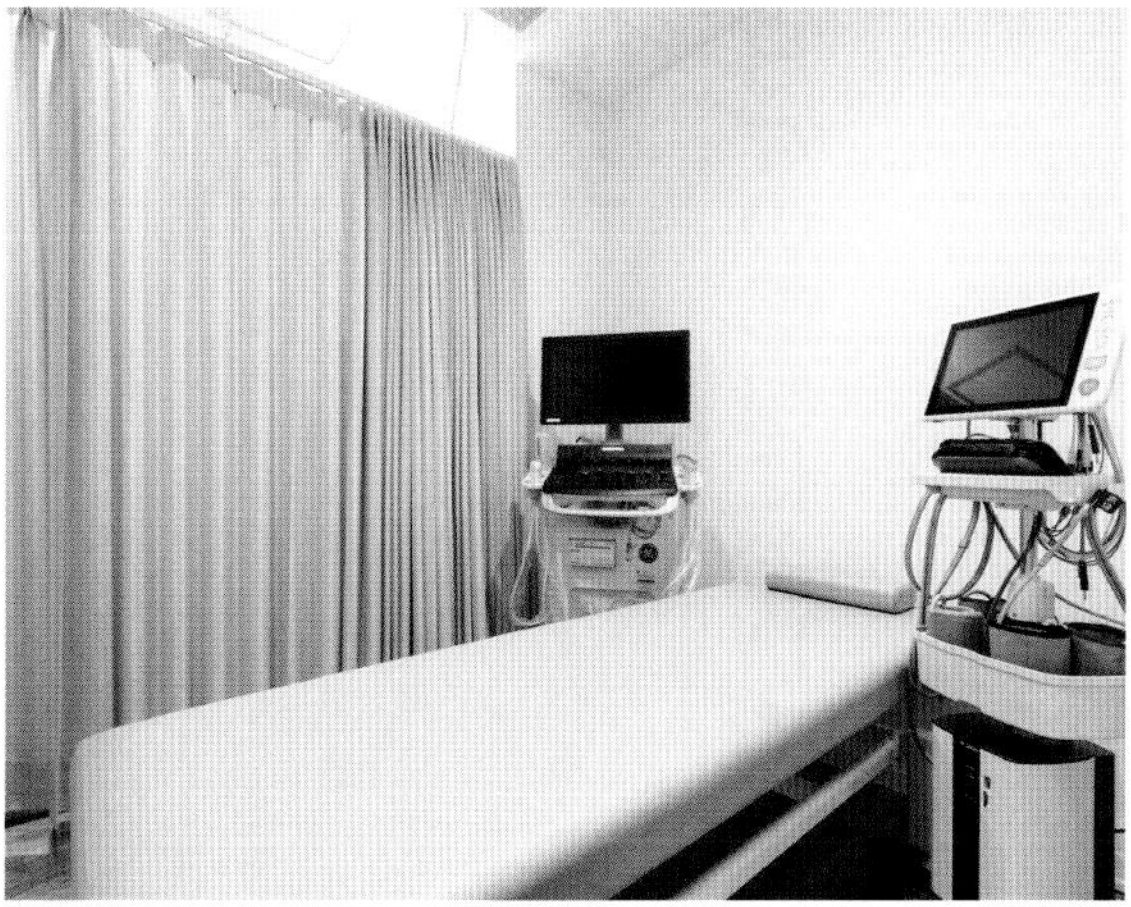

診察は勿論、検査機器も充実させることで
患者の健康を支援

分かれているが、同クリニックの看護師が保持する糖尿病看護の分野は特に難しいと言われている。同クリニックには管理栄養士も在籍。糖尿病患者とコミュニケーションを取り、食生活を全面的にカウンセリング、サポートする役割を担っている。

幅広い診療科目だけでなく、在籍するスタッフも秀でた人員ばかり。高度なチーム医療が形成されているのは、受診する患者にとって心強い要素の一つと言える。「今後は糖尿病療養指導士も育てていきたいです」と原口院長。これは糖尿病協会が主催する資格で、糖尿病患者に対する自己管理指導のスペシャリストともいえる資格だ。スタッフの育成も決して現状に満足せず、常にレベルアップを心掛けていることが伺える。

日々の診察においても心理面のサポートを徹底

前向きな姿勢が男性患者の心を動かした

原口院長は日々患者と接する際に、「患者が病気のことを重く考えすぎないようにする」ことを心掛けている。

「不安を抱えすぎてしまう人に対しては、『こちらに任せてもらえたら、病気はそこまで怖いものではないですよ』と伝えるようにしています。逆に病気を軽く考えすぎてしまう人には、『もう少し真剣に考えていきましょう』とお伝えすることもあります。深刻になりすぎず、軽く考えすぎない。そのバランスが取れるように気を付けています」

公認心理師の資格も持つ原口院長にとって、患者を精神面からサポートすることも重要な治療の一つだ。

そんな原口院長が勤務医時代に診察を担当した、ある男性患者の話について伺った。

糖尿病が原因で、重篤な肺炎や感染症をおこし、入院した男性患者。足の壊疽を起こしており、片方の足を切断。外来通院が始まってからも、原口院長が診察を担当した。

「ご家族を含めて、他の人の言うことを全く聞かない方でした。自分の人生については、絶対に指図は受けないと、一切受診しなかったようです。まずはご本人の意思を支持することを優先していると、少しずつ治療を任せてくれるようになりました」

これまで通院をしたことがなかった男性患者だったが、意外なことに原口院長の元には楽しそうに何年も通院してくれたのだという。全身の合併症は既に進行しており、脳梗塞などでつらい予後になるのではないかと危惧していたが、体調を崩すこともなく、血糖コントロールも安定。最後まで外来に歩いて通院し、自宅で苦しむこともなく旅立った。

原口院長が心掛ける、〝病気について重く考えすぎない〟という接し方が男性患者の心を動かし、信頼関係を築くことが出来たのだろう。「逝去されたときは寂しく思いましたが、ご本人が望む形で人生を全うされたようにも思いました。『それでよかった』とどこかで思えたのが、嬉しかったですね」と原口院長は微笑んだ。

糖尿病はあらゆる疾患・症状の原因

糖尿病を予防することであらゆる症状も予防できる

長らく糖尿病に携わってきた原口院長。

「このクリニックで標榜している糖尿病内科や内分泌内科、循環器内科、睡眠時無呼吸症候群、

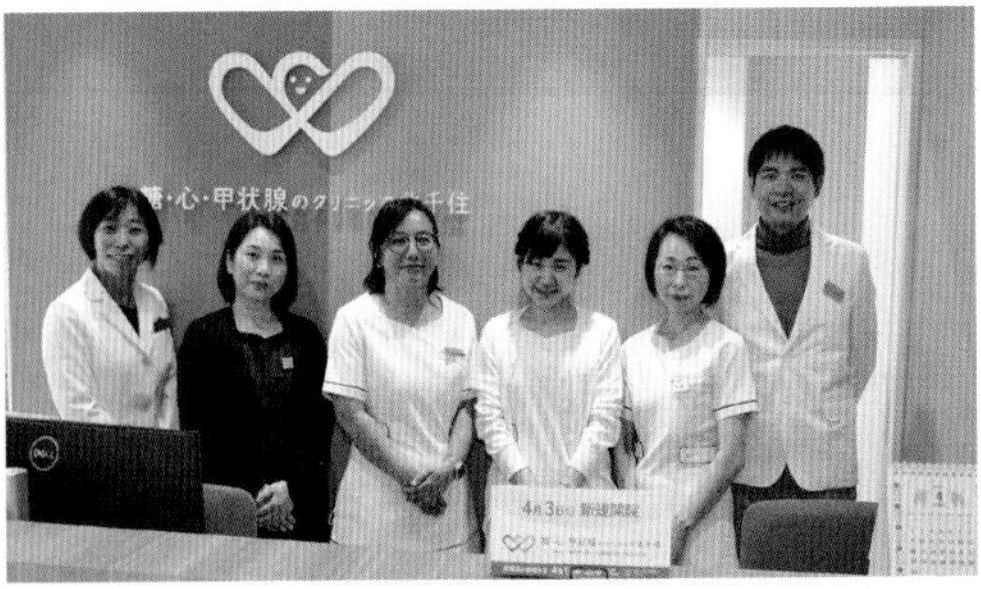

高い意識を持ったスタッフたちが、一丸となって患者を支える。毎週土曜日には循環器専門医による外来も（写真右）

不眠症といった診療科目や疾患はそれぞれ別のものだと思われがちですが、実際は全てが繋がっています」と述べる。

糖尿病が引き金となり心臓疾患を併発することがあるように、この2つの疾患は密接に繋がっている。同じように肥満になっても、ある人には糖尿病が、またある人には心臓病が出る。どの病気になりやすいかは、遺伝や食事・運動・生活のストレスなどが密接にかかわっている。

あまり知られていないが、睡眠時無呼吸症候群は、糖尿病や高血圧、心臓病を倍増させるという。甲状腺に異常があれば不眠症になりやすい。また、ストレスによる不眠は血糖や血圧をあげ、糖尿病や高血圧、心臓病に繋がっていく。すべては繋がっているのだ。

「逆に言えば、それらの疾患はまとめて治療、予防が出来るということです」と原口院長。糖尿病や心臓病など、現れてくる病気は人によって異なるが、それらの殆どは生活のコントロールによって予防が可能だ。

このような特徴を世間が理解すれば、糖尿病や生活習慣病に対する予防意識はより強まるだろう。しかし現状として、世間での認識はまだまだ不足している。

原口院長は今後の取り組みについて、「一般の方に来ていただきやすい、糖尿病に関する教室やセミナーを定期的に開催したいと考えています」と述べた。

２０２３年に開業した糖・心・甲状腺のクリニック北千住。これから、より一層地域に密着し患者を支えると共に、糖尿病に関する啓蒙活動にも着手していく。治療だけでなく予防にも力を入れる視野の広さは、クリニック発展の足掛かりとなるだろう。

糖・心・甲状腺のクリニック北千住

PROFILE

原口　美貴子（はらぐち・みきこ）

2006 年、神戸大学医学部卒。
2006 年、独立行政法人 労働者健康安全機構 関西労災病院。
2009 年、東京大学医学部附属病院。糖尿病代謝内科。
2010 年、焼津市立総合病院内分泌内科。
2011 年、東京大学大学院医学系研究科 代謝栄養病態学入学。
2012 年、厚生労働省大規模臨床研究 JDOIT3 特任研究員。
2015 年、東京大学大学院医学系研究科。代謝栄養病態学卒。
2017 年、新東京病院 糖尿病内分泌内科。
2023 年、糖・心・甲状腺のクリニック北千住 開設。

【所属・活動】
医学博士。総合内科専門医・指導医。糖尿病内科専門医・指導医。公認心理師。産業医。日本内科学会。日本糖尿病学会。日本内分泌学会。日本東洋医学会。

INFORMATION

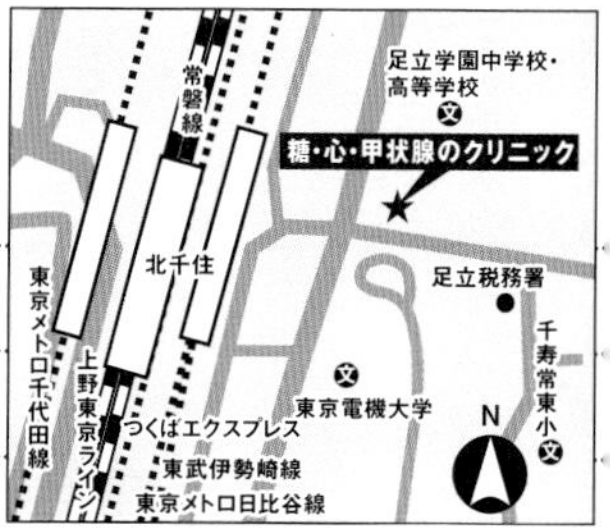

所在地	〒 120-0026 東京都足立区千住旭町 40-27 トラヤビル 3F TEL 03-6806-1521
アクセス	JR「北千住」駅より徒歩 1 分
設立	2023 年
診療科目	糖尿病内科、循環器内科、 甲状腺・内分泌内科、一般内科、 睡眠時無呼吸症候群（いびき外来）、不眠症・心身症外来、予防接種、 健康診断・特定健診
診療時間	〈月・火・木・金〉9：00 ～ 13：00、15：00 ～ 18：00 〈水・土〉9：00 ～ 13：00 〈休診日〉日・祝
特長	・糖尿病専門の高度なチーム医療 ・総合内科専門医・指導医が幅広い内科疾患の症状に対応 ・超音波検査、ホルター心電図など検査で扱う機材が充実しています ・リーズナブルに受けられる健康診断 　検査結果は翌日以降にお渡し可能 ・北千住駅から徒歩 1 分　通いやすい好立地

https://www.to-clinic.com/

信頼の×主治医

医療法人社団星の砂

ねりま西クリニック

理事長・院長 **大城　堅一**

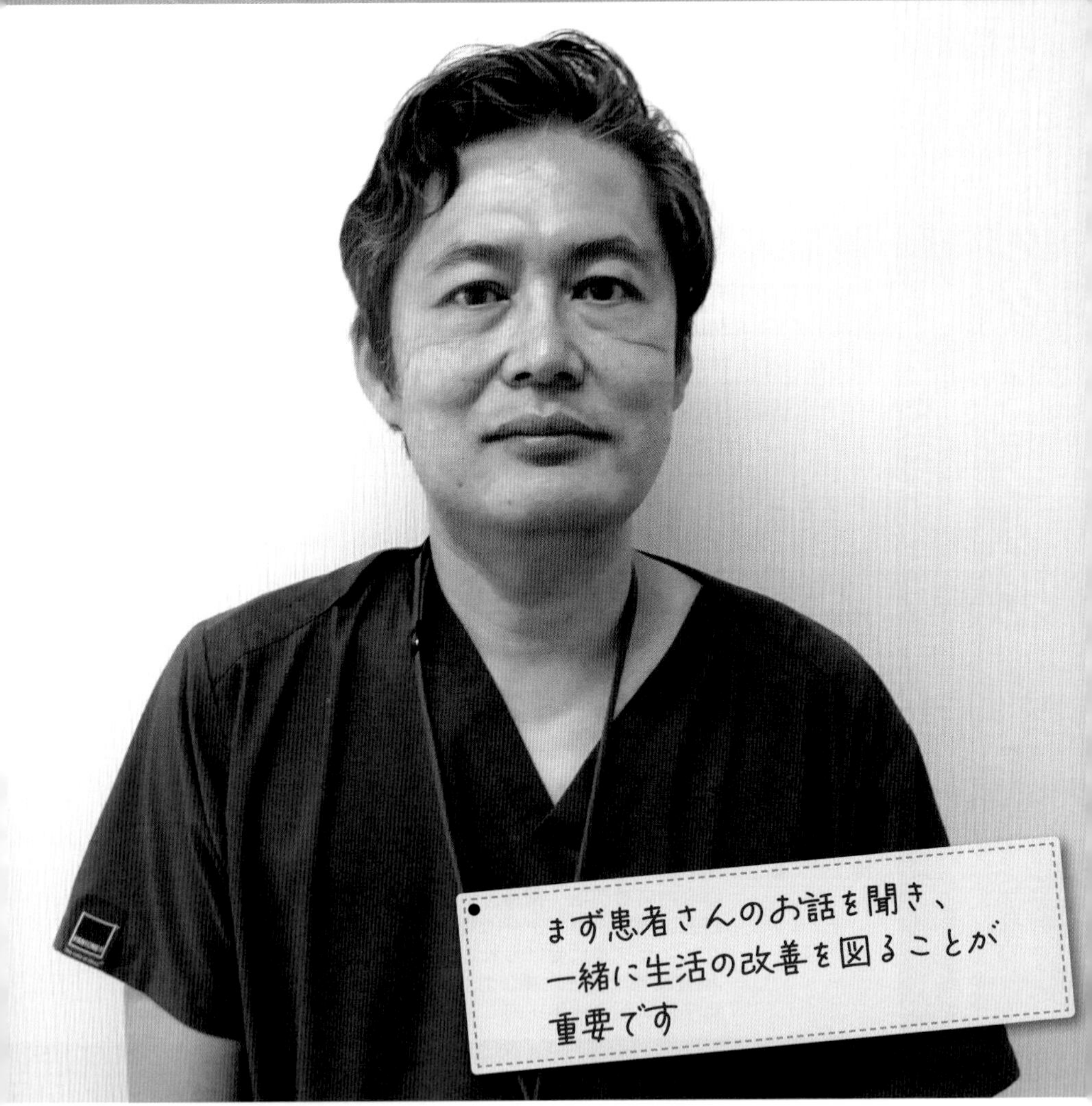
まず患者さんのお話を聞き、
一緒に生活の改善を図ることが
重要です

在宅医療をバージョンアップし不健康でも幸せな暮らしへ

〝在宅医療＝看取り〟のイメージを払拭し進歩を促す医師

沖縄で主に見られる神秘的で美しい〝星の砂〟。その星の砂を法人名に冠するのが病院外来レベルの在宅医療提供を目標とする、医療法人社団星の砂　ねりま西クリニック。理事長・院長を務めるのは、沖縄を故郷にもつ大城堅一医師だ。そんな大城理事長に、これまで歩んできた歴史や、在宅医療の心得など様々なお話を伺った。

在宅医療に本気で取り組むクリニックを開業

無医村での経験から地域医療の大切さを知る

医師のいない地域について憂い、医師を志した大城理事長は、両親の期待を一身に受け浜松医科大学へ入学。スポーツドクターに憧れを抱き、整形外科医となった。

大城理事長が整形外科医として診療をしていた際は、リウマチで歩けなくなる患者が多かったという。大城理事長は当時、そんなリウマチで歩けなくなった女性の担当となった。

「手術で10年ぶりに歩けるようになって涙を流して喜んでいただき、これは良い仕事だなと思いました。命に関わる仕事ではありませんが、患者さんの生活レベルを上げることができますので」と仕事へのやりがいを感じていた。

しかし、そのやりがいとは裏腹に、大学病院での医師のありかたには疑念を持っていたという。

「大学病院では、幅広い医療を手掛ける医師を育てる環境がありません。特定分野に特化した医師の育成が使命とされています。極端な例では『手が診られたら、足は診られなくて良い。日本一、手の診療ができたらそれで良い』という世界です。しかし、それで医師として一人前なのだろうか、と考えていました」

そんな考えを持ちながら勤める中で、沖縄の離島にある無医村で医療に従事する機会が訪れる。当時、その離島は24時間電気が点くようになってから3、4年しか経っておらず、フェリーは1日1便。加えて、風が強いと運行が止まり沖縄本島へ出ることも難しかった。年配の患者の中には、骨折の治療を受けておらず足が曲がっている患者もいたという。

「当時、日本は開けていると思っていましたが、地方や田舎に行くとこうなのだと実感を持ちました」

そんな実態を目の当たりにし、地域医療の大切さや病院に行けない患者について慮り、「こういう医療をやりたい」という想いを抱き始める。

その後、東京の基幹病院の勤務を経て開業医となり、医療法人社団星の砂を設立。その日々の中で、知人のクリニックの手伝いでやりがいを感じたことを機に、在宅医療を始めることとなった。

「20年前、僕が在宅医療に携わり始めた当初は本気で取り組んでいる医師が少なく、やるのならもっと本気でやれば良いのにという想いがありました。在宅医療に関わり自分に合うなとも思えたので、だんだん力をいれていきここまでやってきたのです」

それからしばらく、縁あってねりま西クリニックを開業。クリニックでは外来診療、在宅診療、デイケアのぞみの通所リハビリ、訪問看護・訪問リハビリ、居宅介護支援事業所を柱にし、これまでの経験を活かした診療を行っている。

在宅医療の現場を一歩先へ

横の繋がりを尊び患者一人ひとりの人生と向き合う

現在ねりま西クリニックは、常勤・非常勤併せて30名の医師と150名のスタッフが在籍する

明日の高齢者医療を拓く信頼のドクター

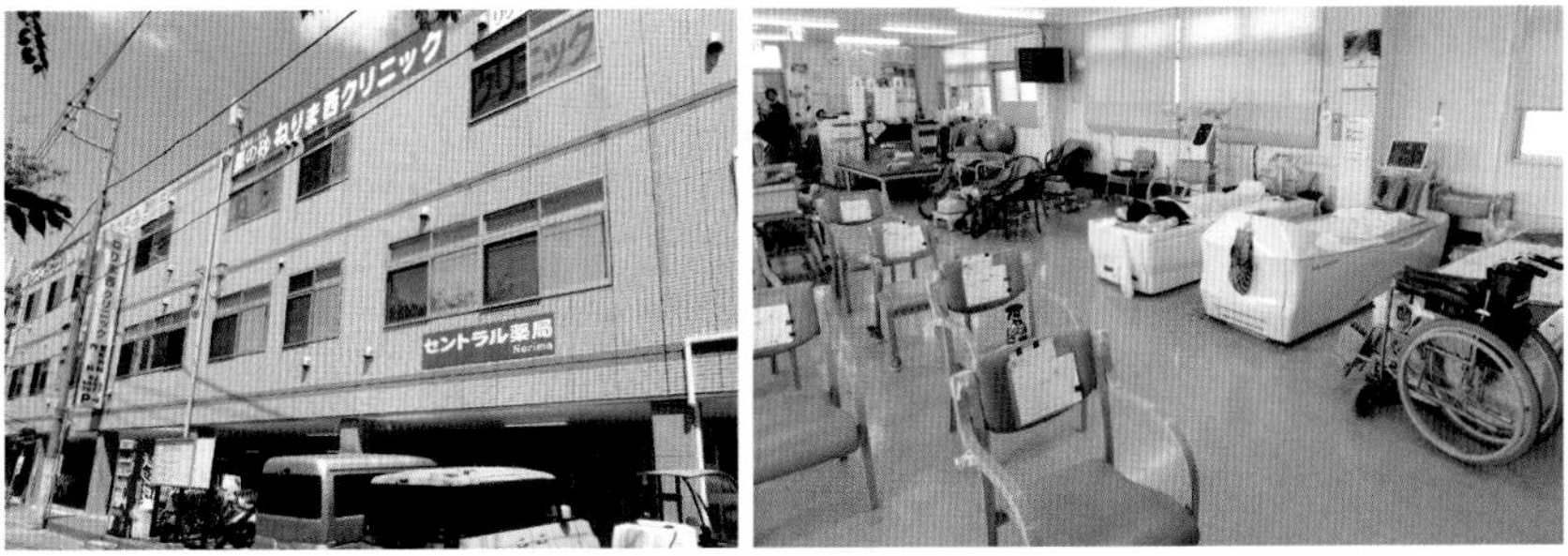

30名の医師と150名のスタッフが在籍するねりま西クリニック

大規模なクリニックへと成長。在宅医療は総合的な診療が求められるため、医師それぞれの得意分野を共有し、協力し合いながら診療に当たっている。ポータブルの医療機器も充実しており、在宅であっても病院外来と全く遜色ない医療を提供することを目標としている。

今でこそ大所帯となったが、在宅患者が４００名程になるまでは24時間対応が必要な在宅医療の休日夜間対応を、大城理事長1人で行っていた。昼に外来や訪問診療、夜の電話に応え2日に1度程も往診へ赴くようになると、ゆっくり眠ることも難しくなってしまった。

「その数年前から休日夜間の医師を雇わないかという話はありました。僕はそれを望んでいましたが、経営面や医療の質を担保できるかが問題となり、反対意見も多かったのです」

周囲の人々に心配されながらそんな生活を送る中、ついに体調を崩し入院を余儀なくされた。

「こうして急遽非常勤の先生に来てもらい、人を増やし当直体制を作ることになりました。このままでは10年も体が持たないと思っていたので、ちょうど良い機会でした」

この経験さえ「教訓になりました」という大城理事長は、苦しい経験すらも糧とする胆力を発揮。クリニックは更なる飛躍を果たしたのだった。

そんな大所帯のクリニックをまとめ、在宅・外来問わず多くの患者に慕われている大城理事長だが、スタッフに自分の考えを伝えきれていないと感じることもあるという。

伝えたいことは大きく2つ。1つ目は業務の効率化と個々人としての関わりのバランスについてだ。効率は重要だが、在宅医療の現場ではそれが全てではない。医師が患者個人を認識して話をすることが大切なのだ。

「業務的におじいさんおばあさんではなく、○○さんとお名前を呼んで、患者さんに人生を思い起こしていただきながら自分というものを話して貰えたらと考えています。仕事や家族のことなど、その人の人生のお話を聞くことが大切です。そうすると実際に喜んでいただけます。在宅医療は病院とは違い、病を診るだけが仕事ではありません。まず患者さんのお話を聞き、生活について一緒に改善を図ることが重要なのです」

2つ目は、ケアマネージャーや訪問看護師、ヘルパーなど、様々な在宅医療関係者と連携する〝横の繋がり〟についてだ。しかし、病院から在宅医療へ移ってきた医療関係者は、医師の言葉が一番だと考えてしまうことが多いという。

「特に看護師さんは医師の言葉を厳守しなければ、と考えてしまいます。病院の指示系統としては間違ってはいませんが、在宅医療ではそれよりも横の繋がりが大切なのです。また、病院での経験則で考え、患者さんの言葉よりも医学的診断を優先する方がいます。しかし、患者さんと介護の方がOKであれば、患者さんの言葉を優先して良いのです。僕たちは医療のプロですが、介護の領域ではあちらがプロ。こちら側の目線だけでは見えないものがあります。プロの意見を尊重し、プロ同士が連携しなければ良い医療は提供できないのです」

この横の繋がりを意識し、大城理事長はICT（情報通信技術）を取り入れ、患者について素早い情報共有を可能にしている。診療中に見聞きしたことを記載しネットを通して共有することで、電話で連絡を取り合う手間や患者に2度説明することが減り、連携が容易になったのだ。

大城理事長は好きな言葉に〝愚者は経験に学び、賢者は歴史に学ぶ〟という言葉を挙げた。愚者は自らが経験したことから学ぶが、賢者は先人の経験から学んでおく。学びから失敗を減らすともとれる言葉だ。この言葉のように、大城理事長が歩んできた歴史やノウハウを失敗に先んじて学んだならば、多くの賢者が生まれるに違いない。

在宅医療を看取りから療養の場へ

生活レベルを向上し不健康でも幸せに

在宅医療について回るイメージに〝看取り〟がある。東京では払拭されつつあるというが、地方では未だそのイメージが強い。

「〝在宅イコール看取り〟というイメージを払拭し、在宅医療を〝療養〟として活用するイメージを啓蒙していかなければなりません。そうして、中等症の患者さんの訪問診療を増やしたいです。生活レベルの向上と維持を目指す医療を提供し、〝不健康でも幸せが一番〟という風にやっていきたいのです」

在宅の現場について改善し続けている大城理事長だが、そのイメージについてもバージョンアップを図りたいと考えている。外来診療の継続も、この精神に通じるものがある。「在宅医療まではいかないけれど、元気がない人が通う場所を作っておきたかったのです」

この外来診療では車での送迎を無料で行っている。「やれることはやってあげたい」と、事も無げにこのようなサービスを行う大城理事長の奉仕の精神には感服するばかりだ。

しかし、こうして中等症の患者が増えたとしても、重症患者の受け入れ、看取りが無くなるわけではない。大城理事長がテレビに出演した際に対応していたがん患者は、放送がある前に亡くなってしまったのだという。

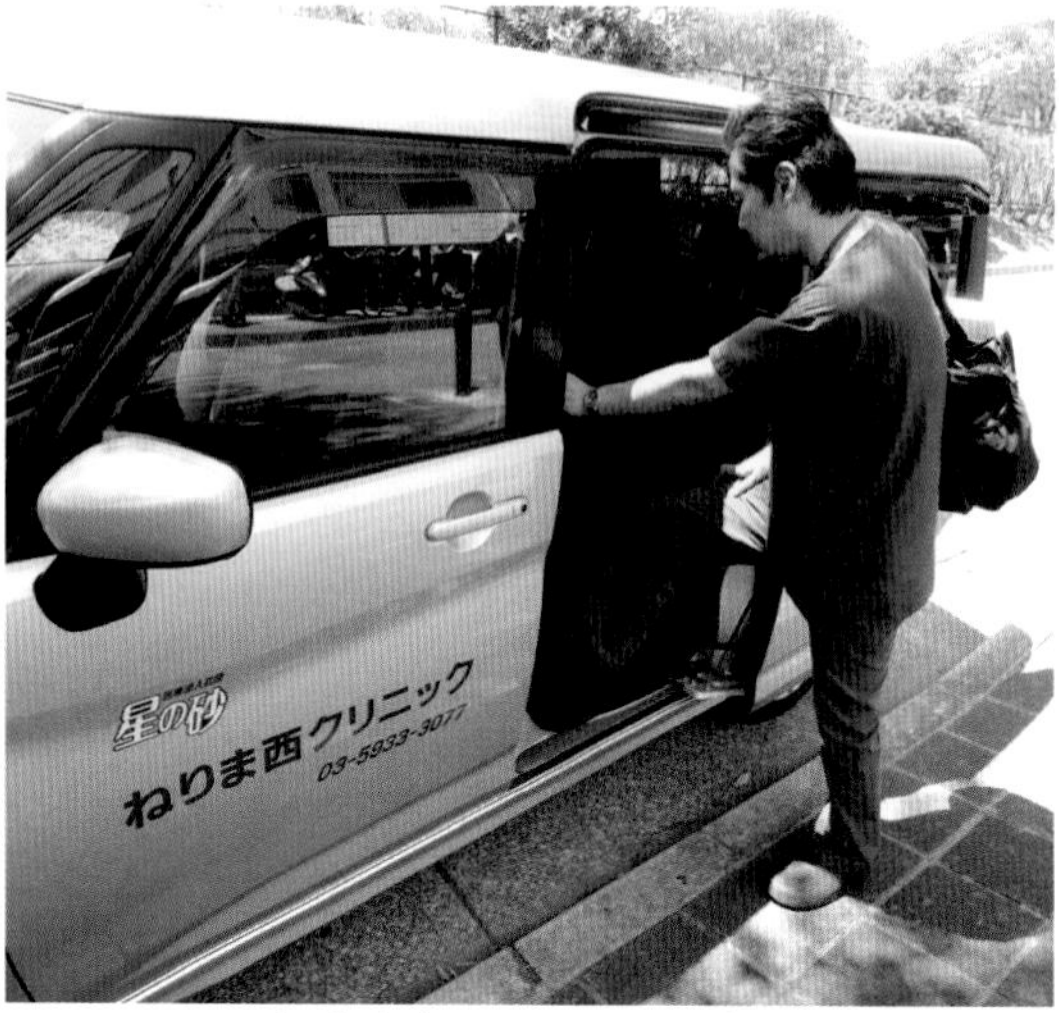

初志を忘れることなく患者一人ひとりの人生と向き合う在宅医療を提供

「収録時は元気でしたので、奥さんと見てね、と言っていましたが、放送日を迎えられませんでした。そのくらい早いのです、がんは一気に悪くなります」

他にも看取りについて印象に残っているエピソードを伺った。大城理事長が、とある男性を担当していた時のことだ。

「元々映像関係の仕事をしていたがんの患者さんでした。大変な時期もありましたが最期は穏やかに逝去され、ご家族からも『ありがとう』と言っていただきました。その患者さんが、自分が世を去った時のために、家族へ向けて感謝の言葉を残したビデオを作っていたのです。それをご家族に見せていただきました」

このエピソードからは、大城理事長が真摯に患者へと向き合って得た、患者家族からの信頼が伺えた。

故郷沖縄で行う在宅医療の啓蒙活動

地域医療を未来へ進めたいという意志

大城理事長の出身地である沖縄県。その沖縄市に2022年7月、中部ゆくいクリニックを開業。故郷で開業したいという念願を叶える形となり、多忙な間を縫って訪れている。クリニックは一軒家を借りた温かみのある印象で、ほぼ在宅診療専門となっている。沖縄市は人口に対して医療機関が少ないため、地域医療にも大きく貢献しているようだ。沖縄は東京よりも〝在宅＝看取り〟のイメージが強く、在宅医療においては重症患者の割合が著しく高い。よほど末期の患者でなければ在宅医療へ移行しないのだ。救急病院の受け入れ件数平均が他府県よりも飛びぬけて多いことからも、その事実が如実にわかるだろう。

「昼間でも病院へ行けないような人達すら在宅医療へ移行しないとなったら、それは救急が増えます。県はベッドを増やすと言っていますが、そんな簡単な話ではありません」

このように危機意識が低いため「このままではまずいということを認識してもらいたいです。年単位の時間が必要だと感じていますが、啓蒙していきたいと思います。潜在的な需要はあるのですから」と大城理事長はいう。そのために「沖縄在宅診療の現状と可能性」という講演も行った。これには現地のケアマネージャーなどと顔を合わせ、〝横の繋がり〟を深くする意義もある。

「目の前の職をただこなすのではなくて、地域の医療を進歩させるような行動をしなければいけないと、直接話し理解していただきたい。そして、自分たちの職がどんなに大事かを知ってもらいたいのです」

中部ゆくいクリニックでの活動をライフワークだという大城理事長。無医村での経験や、地元愛溢れる志で故郷に貢献し、地域医療の未来を照らしている。

クリニックを地域の中核へ

在宅医療の偏見を剥がしバージョンアップ

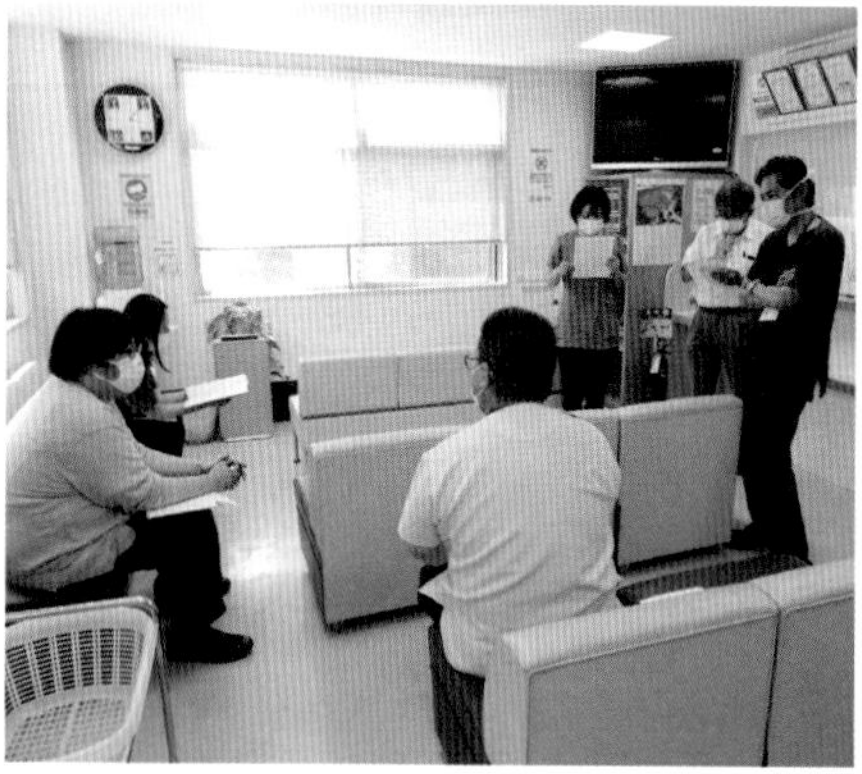
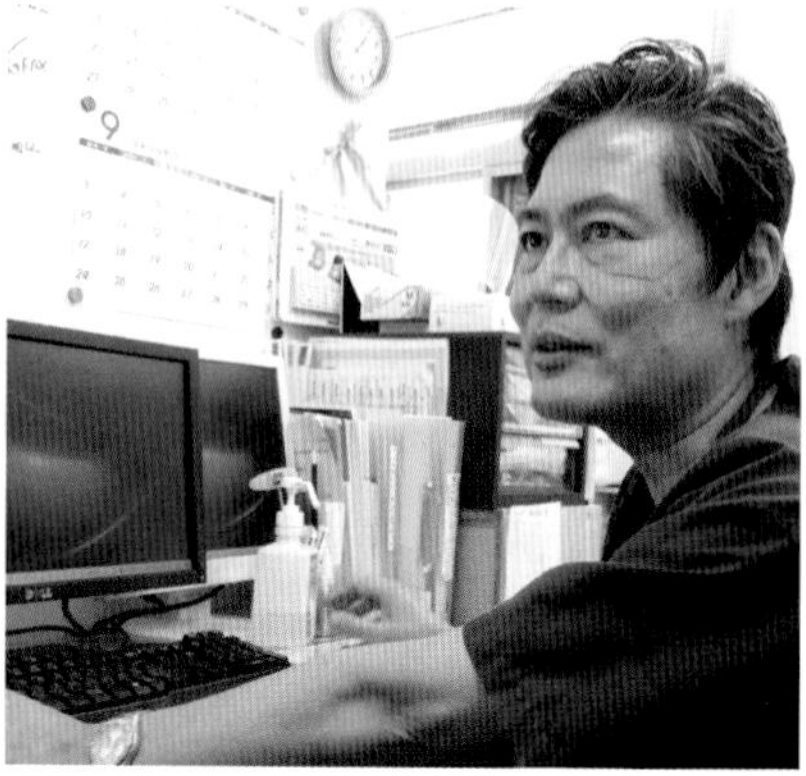

医師とスタッフが一丸となって患者へと向き合っている

東京都では、現在高齢者の増加を鑑みて在宅医療に従事する医師を増やすべく、モデルケースを増やす取り組みを行っている。そんな、夜間や毎日の診療に二の足を踏む医師を在宅医療へ促す東京都の動向と、大城理事長の展望は足並みが合うものだった。

「いま、練馬のクリニックは規模も大きくなり、成熟期に入っています。ですから、規模を大きくするのではなく、1人で在宅医療をしている先生のお手伝いをしていきたいです。現在も医師会で、他院の先生が学会等で出かけている間のお手伝いをしたり、他院で在宅診療を行っている患者さんの眼科や整形外科などの診療も行ったりしています。このような活動を続け、地域の中核のようなクリニックを目指していきたいです」

30名の医師を有する大規模なクリニックでなければできない新しい取り組みが、過去の大城理事長のように1人奮闘する医師の手助けになっている。この活動が続けば、医師が1人しかいないクリニックでも在宅医療への敷居が下がり、更なるバージョンアップへ繋がっていくはずだ。

また、大城理事長はもう1つ好きな言葉を挙げている。アインシュタインの〝常識とは18歳までに身に着けた偏見のコレクションである〟という言葉だ。これを胸に人々の偏見を一つひとつ剥がすよう尽力し、これからも日々在宅医療のバージョンアップのために奮励していく。

医療法人社団星の砂

ねりま西クリニック

PROFILE

大城　堅一（おおしろ・けんいち）

1991 年、浜松医科大学 卒業。離島で無医村での診療を経験。
1997 年、東京警察病院 勤務。
2010 年、医療法人社団星の砂 設立。理事長就任。
2011 年、ねりま西クリニック 開業。
2013 年、居宅介護支援事業所星の砂 開業。
2013 年、訪問看護ステーション星の砂 開業。
2022 年、中部ゆくいクリニック 開業。

【所属・活動】
日本整形外科学会 認定専門医、認定リウマチ医。

INFORMATION

所在地	〒 178-0062 東京都練馬区大泉町 3-2-9 TEL 03-5933-3077 FAX 03-3923-6336
アクセス	東武鉄道・東京メトロ「和光市」駅より西武バスに乗車、「もみじ山」または「大泉第一小学校」より徒歩 6 分 西武鉄道池袋線「大泉学園」駅より西武バスに乗車、「大泉北中学校入口」または「大泉四丁目」より徒歩 7 分
設立	2011 年
業務内容	外来診療、在宅訪問診療、施設訪問診療、訪問看護・リハビリ、通所リハビリ、居宅介護支援事業所
診療時間	〈月～金〉9：00 ～ 12：15、14：00 ～ 17：15 〈土〉9：00 ～ 12：15　〈休診日〉日・祝
理念	医療を通じて一人ひとりの生活を支える

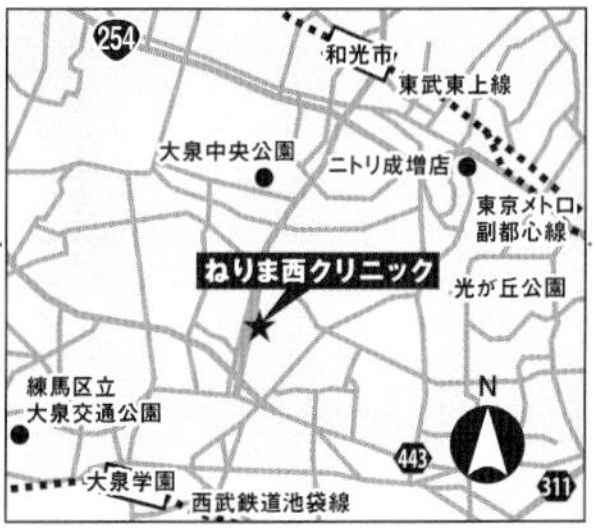

https://www.nerimanishi-clinic.com/

中部ゆくいクリニック

所在地	〒 904-0021　沖縄県沖縄市胡屋 6-8-6 TEL 098-989-8873　FAX 098-989-8714
設立	2022 年
業務内容	外来診療、在宅診療
診療時間	〈月～金〉9：00 ～ 12：00、13：00 ～ 18：00 〈休診日〉土・日・祝・年末年始 ※新型コロナの診察は月～土の 9 時～ 12 時まで対応

https://www.nerimanishi-clinic.com/chuubuyukui-clinic/

東京ふれあい医療生活協同組合

梶原診療所

信頼の×主治医

代表理事副理事長・所長　渡辺　章

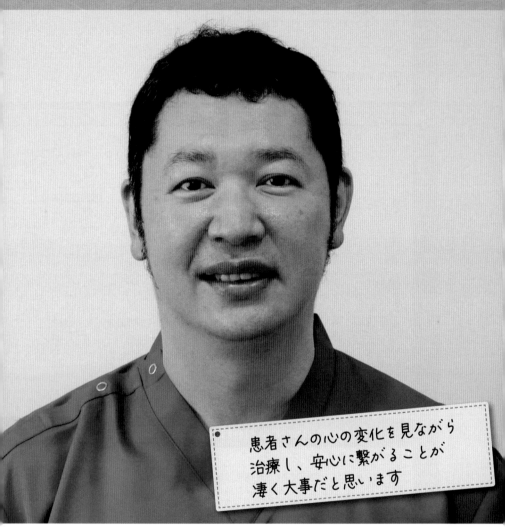

地域のため尽力する生協人
頼れる〝なんでも屋さん〟

親しみやすい〝まちのお医者さん〟として患者とふれあう

昔ながらの商店が軒を連ねる梶原銀座商店街。その郷愁の念を抱かせる大路を行けば梶原診療所が見えてくる。梶原診療所は東京ふれあい医療生活協同組合、所謂地域の人々が所有・運営する医療生協に属する診療所。その志に根差した医療を提供している。

梶原診療所の所長であり、医療生協の副理事長でもある渡辺章医師が目指すのは、昔ながらの〝気軽になんでも相談できるまちのお医者さん〟。症状問わず診療に当たる、医療における〝なんでも屋さん〟だ。

往診に向かう祖父の背を追い医師の道へ

初志貫徹し地域に根差した〝まちのお医者さん〟へ

渡辺所長は祖父2人が医師、父は地域医療に従事する整形外科医という医師の家系に産まれた。自らも医師となったのは、特に東北で開業医をしていた〝まちのお医者さん〟である祖父2人の影響が強い。

「地域の中に住んで働く姿が印象的で、そうなりたいと思っていました。父方の祖父の診療所は住居と同じ建物にあったので、私が古いカルテにお絵描きをしている写真が残っています」

そのくらい生活空間と医療が近くにある、地域に密着した診療所だった。祖父については「家族旅行中に患者さんに呼ばれ、1人で先に帰ったことがあるそうです。子ども心に大変だけれど、やりがいのある仕事だと感じました。嫌な印象はなく、前向きに取り組む姿を良く覚えています」といったエピソードもある。渡辺所長はその背中を目指し、〝なんでも屋さん〟を志したのだ。

2004年には東京医科歯科大学を卒業。父と同じ整形外科医として大学病院の医局に入る。

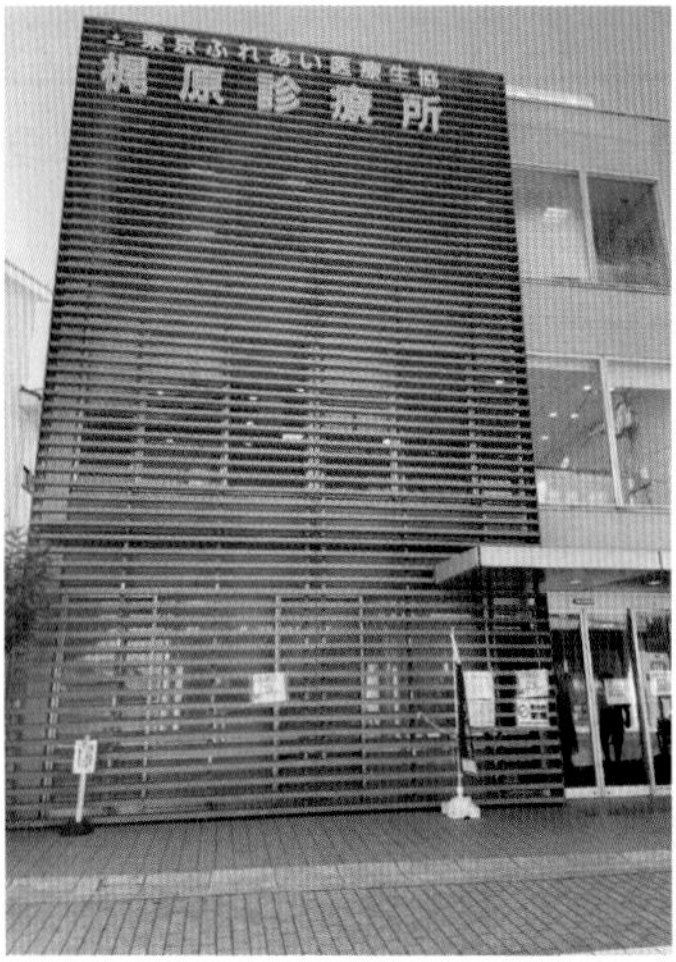

〝まず話を聞くこと〟を大切に、どんな患者も受け入れる梶原診療所

そうして2011年、地域に根差した医療を学ぶため家庭医療コースがある東京ふれあい医療生活協同組合の研修・研究センターに入り、梶原診療所に籍を置くこととなる。この時はあくまで勉強のためであり、医療生協で医療職がどのように活動するのかも知らないままの着任だった。

「実際に働いてみると、医療職も含めた職員が皆、建物に閉じこもらず外へ出て地域の健康のために活動していました。患者を待つだけではないのが凄く印象的で、やはりこういう活動が必要だと感じたのです」

そうして2019年、梶原診療所の後継者候補に渡辺所長の名前が挙がった。活動内容やサポートしてくれる患者の存在、頼れる先輩医師がいることなどもあり、これを受け所長に就任。地域に根差した活動を行っている。

歴史ある診療所を受け継いだ〝なんでも屋さん〟

不安の芽を摘み取り早期発見・早期治療を心掛ける

梶原診療所の設立はアポロ11号が月面着陸に成功した1969年。生協法人の認可が下りる1年前のことだ。当時は小さな診療所だったが、現在は移転や拡張を経て4代目となり大規模な診療所に成長した。しかし、今もあえて昔ながらの〝診療所〟という名前を残しあたたかい医療を

東京ふれあい医療生活協同組合　梶原診療所

明日の高齢者医療を拓く信頼のドクター

提供、現在までずっと基幹の診療所であり続けている。

　診療科目は内科、外科を始め小児科、リハビリテーション科、アレルギー科など幅広いが、渡辺所長は「どんな患者さんも、まずお話を聞いて対応が可能か判断します。初めから専門外だと断りたくはありません」と更に広い範囲の患者を視野に入れている。

　加えて、「私は内科と整形外科を同じ枠の中で診療し、風邪の方も骨折の方も一緒に受け入れています。どの科を受診するか不明瞭な場合も含めて診療するスタイルは、全国的にも珍しいかもしれませんね」と話した。また、渡辺所長は内科、整形外科の他にも、小児科やリハビリ、生活習慣病、骨粗しょう症、認知症などを診療。外来の他に往診、健康診断や予防接種も行っている。

「よく『先生は何科なのですか』と聞かれますが、家庭医療や総合診療科といってもピンと来ないと思うので、『なんでも相談を聞く、〝なんでも屋さん〟です』と説明しています」と、診療のみに限らずあらゆる相談を受け付ける。

　難しい病気についてしか相談できないと考えていたり、他の医療施設で相談事が伝わらなかった、話したことを余計だといわれ釈然としないまま訪れる患者もいるため、門戸を広く開こうという試みだ。

「患者さんは不安な表情で診療室へ入ってきます。そんな方に、診療を重ねる中で不安を解消し、少しでも明るい表情になって帰ってもらいたい。医療は大事ですが、それ以上に患者さんの心の変化を見ながら治療し、安心に繋がることが凄く大事だと思います」

　この言葉のように、不安だが病院に行くほどではないと脇に置かれる病気の種が、渡辺所長によって丁寧に取り除かれている。病の早期発見は、診療所創立時から取り組まれていることでもある。

「早期発見、早期治療ができていればという方が、昔は非常に多かったのです。そのためＣＴや内視鏡、当日に採血結果を出せる病院並みの検査体制を用意し、立ち上げ当時の想いを引き継いで早期発見に尽くしています」

加えて、救急対応ができる設備まで揃う梶原診療所。始まりの志を、新しい意志と最新の設備により受け継ぎ、更なる変革を続けていく。

各々の専門分野を活かして患者に対応する在宅医療

在宅医療のパイオニアと共に難病の患者も受け入れる

梶原診療所は約280名の在宅医療患者に、24時間体制の医療を提供している。中でも、内科医が多い在宅医療の現場で、整形外科医である渡辺所長が往診をすることは同診療所の特色だろう。

渡辺所長が梶原診療所に入った頃。介護を受けている寝たきりの患者が『足が痛い』というが、患者家族も医療職も原因がわからず渡辺所長が往診に向かった。その結果、大腿骨の骨折が判明。骨が相当脆くなっており、介護中に体勢を変える時に骨折したようだ。

「整形外科分野で往診に関わった印象的な症例です。この患者さんは、寝たきりなのでそのまま寝て骨折を治す話も出ましたが、そのままでは車椅子に座るための介助さえ容易ではなくなります。やはり専門分野を持ちながら幅広く診ることは大切だと思いました」

専門分野を持ちながら幅広く診療する点は梶原診療所の強みでもある。各々が専門分野を持つ9名の医師が協力しながら在宅医療へ関わることに加え、医療生協に属する様々な医師と協力できるためだ。

また、同診療所の在宅医療が進歩的であるのは、常勤医であり研修・研究センターのセンター長である平原佐斗司医師の尽力も大きい。

「訪問診療の制度が始まる随分前から、往診に注力していた先生です。日本在宅医療連合学会における在宅医療専門医を排出するプログラムで数多の医師を排出し、全国各地で教え子が在宅医療を展開されています。在宅医療のパイオニアといえる方です」

そんな医師も擁する梶原診療所は長年の経験を活かし、一般的な在宅医療では受け入れられない患者の受け皿となっている。難病や小児といった専門性の高い患者にも、在宅医療を提供しているのだ。このように、家での治療を望んでいる多くの患者が梶原診療所に救われている。

東京ふれあい医療生活協同組合で地域の『ふれあいの〝わ〟をつくる』

再築した理念、ふれあいクレドで誰もが主役の町へ

東京ふれあい医療生活協同組合では『あなたが主役でいられるまち、ふれあいの〝わ〟が未来をつくる』を〝ふれあいクレド（理念）〟の基本理念に掲げ活動。梶原診療所、宮の前診療所、オレンジほっとクリニック、ふれあいファミリークリニックの4つの医療施設が所属している。

そんな医療生協が担当する北区、荒川区、足立区は若年層が多い東京都内にあるが、他の道府県と同じように高齢化率が高い。しかし、健康寿命も伸びており、在宅医療や入院が必要な患者の増加傾向も読めないため、それぞれの医療施設がどう変化し地域のニーズに沿うかが今後の課題となっている。

その医療生協の運営に渡辺所長が携わることになったのは、副理事長に就任した2018年のこと。人財が若い医師とベテランに二極化し、経営を担うに適した年代の医師がいないため、運営経験がない若い世代に受け継がれたという。

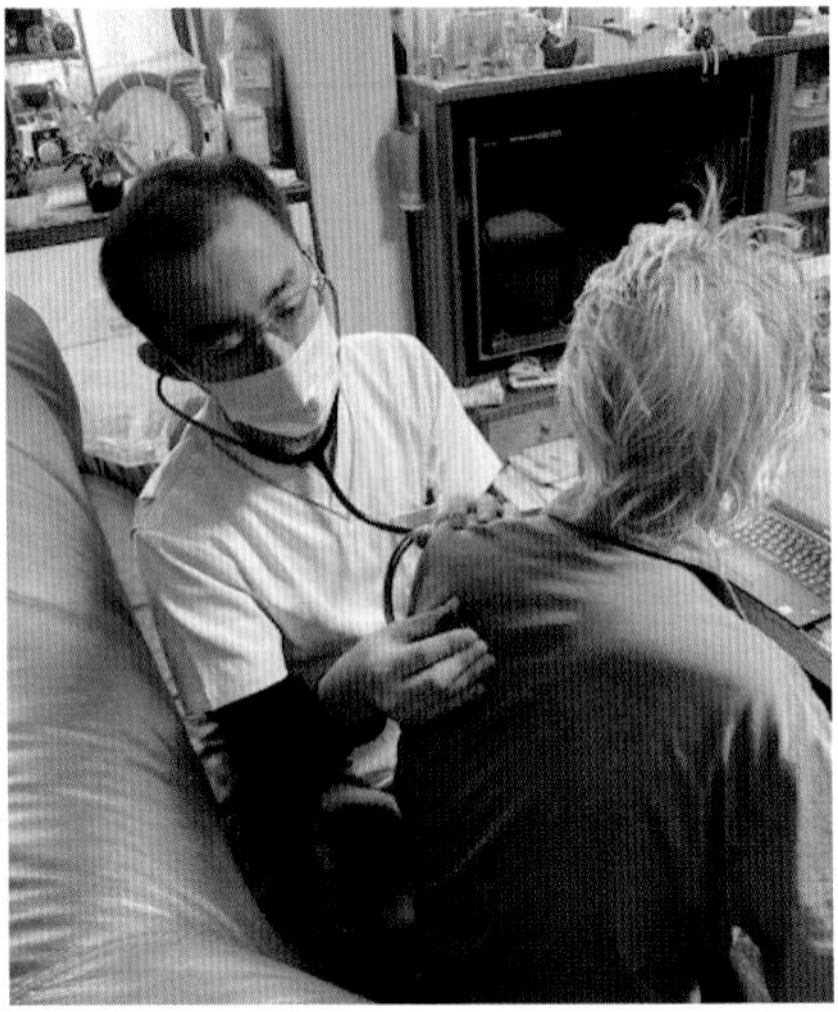
医師それぞれの専門分野が活きる
在宅医療の現場

だが「『古いことに囚われず、君たちのやり方でやって良いよ』と、医療生協の前理事長である土屋が継承を進めてくれました。レールは敷いてもらったのでやりやすかったです」と次世代へのバトンは上手く受け継がれている。

また、医療生協の理事長についても土屋悟史医師からバトンが受け渡されたのだが、その現理事長は医療職ではない。「組合員さんの代表の方です。役員会も理事会もその方が運営の半分を占めていますので、適任者であるとトップに座っていただきました。そこも地域の方々が中心である、医療生協の特徴かと思います」

そんな中心である組合員の意見を存分に取り入れ新生したのが、先に挙げた医療生協の理念である。誰も知らなかったような創設時の古い理念の新生は、渡辺所長が副理事長になる前から行っていたプロジェクトだ。

「職員を含めた組合員さんの想いをしっかり拾い上げ、それに従い医療職も一般の方も日常業務や地域活動ができる共通の理念が必要でした。これは私が携わった中で一番大きなプロジェクトです」

２００名程がびっしり回答を記述したアンケートから言葉を拾い上げ、プロジェクトチームがその言葉を分析し、今のふれあいクレドを組み上げたのだ。

アンケートでは地域のニーズについても調査している。そこで求められていたのが、梶原診療所でも実践している身近な医療、相談しやすい医療だ。

これはふれあいクレドにも盛り込まれている。ふれあいクレドには基本理念と共に『ふれあいの健康づくり』『ふれあいの町づくり』『ふれあいの組織づくり』が掲げられ、この健康づくりには「身近で相談しやすい医療・介護・福祉事業および生協活動」と記載されている。他に、町づくりは地域の問題解決や助け合いについて、組織づくりの項目では健全な経営について言及されている。これは珍しいことだろう。

この経営について渡辺所長は「近江商人の〝三方よし〟を実践し、患者さん、職員、地域、必ず3つの視点のバランスを取ります。今は職員の視点だが、患者さんや地域にとってはどうか。同じく組合員さんにも、三方の視点で見られているかを確認します。組合員さんの要求が強すぎて、職員が辞めてしまっては経営に支障が出ます。そんなバランスが大事なのです」

また、梶原周辺が無医村だった頃に『おらが村に診療所を』と設立されたのが梶原診療所。「そんな根っこの想いや、地域の方の声が凄く大事です。梶原診療所の運営主体は地域の皆さん、私は経営を委託されているのだと考えています」と語る言葉は、まさに生活協同組合の象徴であるように響いた。

地域に根差した活動で皆が〝生協人〟に

コロナ禍の冬の時代を乗り越えて

医療生協では機関紙の発行やボランティア、教室、健康まつりなど地域に根差した活動を行っており、これも組合員である職員の仕事の一環である。しかし、2020年にコロナウイルスの流行が始まり、教室などは時間を短縮・縮小され、健康まつりは中止となってしまった。診療に

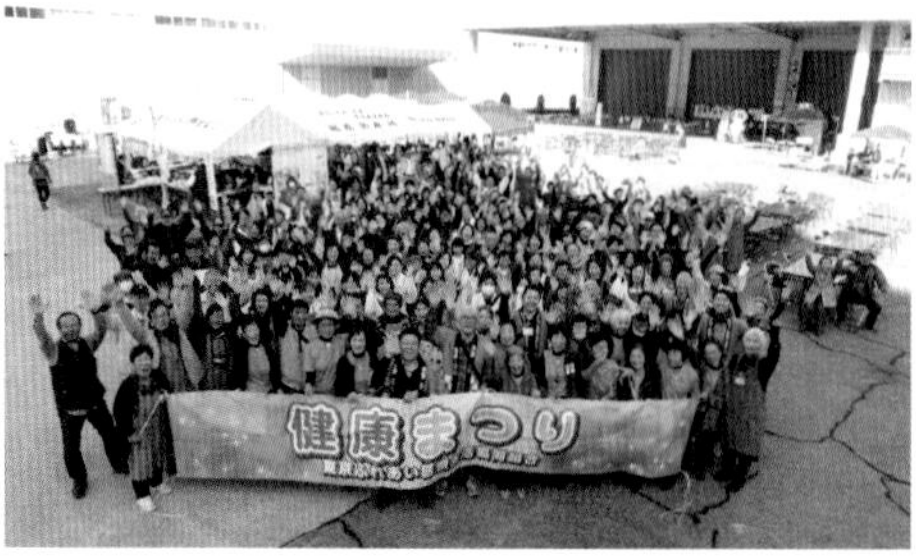

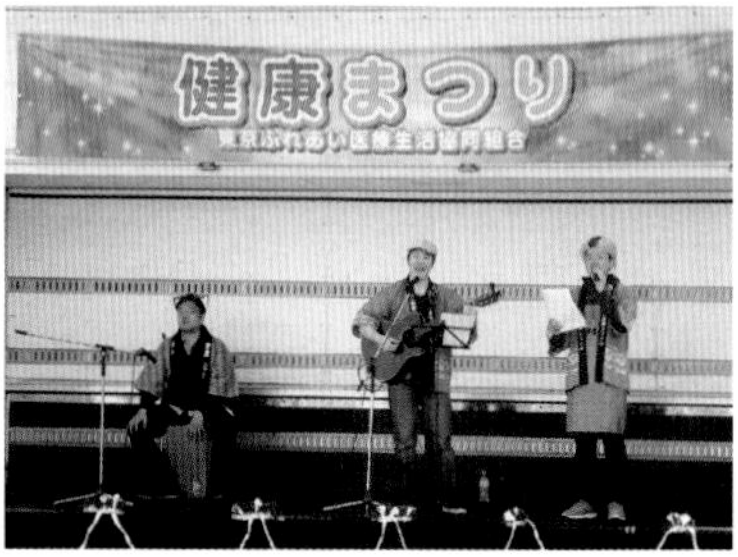

地域の人々が楽しみにしている健康まつり

訪れた地域活動の参加者に『いつになったら再開できるのだ』と言われることもあったという。しかし、今は長い冬も明け、今年の5月から徐々に元の地域活動の様子に戻り始めている。加えて、健康まつりも11月に復活予定だ。

この健康まつりは組合員に限らず地域に住む人々が参加し、1日2000名程が来場。屋台やキッチンカーを呼んだ出店、ステージカーを借りてライブを行うなど、大規模なイベントである。ライブには渡辺所長も参加し、趣味であるアコースティックギターの弾き語りを行い、地域の人々に歌声を披露している。

健康まつりに限らず、渡辺所長は生協活動として歌声喫茶やふれあいボウリング班会といった地域活動にも参加。これも白衣を隔てた先生ではなく、地域に根差した〝まちのお医者さん〟として親しまれる理由だろう。

しかし、「コロナ禍の3、4年間で職員も入れ替わり、医療生協の地域活動に触れていない職員もいます。以前の様子を取り戻すために動かなければなりません。私もそうでしたが、医療生協に生協活動をしようと考えて入ってくる医療職は少ないです。しかし、家庭医療の分野でいう地域指向性をもった生協らしい人、〝生協人〟として医療生協の活動に携わって欲しいと思います」と語る。

地域で支えあう生協人として、またなんでも屋さんとして。渡辺所長は地域の人々と関わり、医療生協をより良い組織にするため変革を続けていく。

PROFILE

渡辺　章（わたなべ・あきら）

2004 年、東京医科歯科大学卒業。
2006 年、東京医科歯科大学整形外科入局。
2011 年、東京ふれあい医療生活協同組合、梶原診療所着任。
2018 年、東京ふれあい医療生活協同組合副理事長。
2019 年、梶原診療所所長就任。

【所属・活動】
日本プライマリ・ケア連合学会、日本医学教育学会、日本整形外科学会、日本骨粗鬆症学会。

INFORMATION

東京ふれあい医療生活協同組合

ふれあいクレド(理念)	『あなたが主役でいられるまち、ふれあいの〝わ〟が未来をつくる』
所在地	〒 114-0004　東京都北区堀船 3-31-15 TEL 03-3911-3630　FAX 03-3911-1969

https://www.fureaico-op.info/

梶原診療所

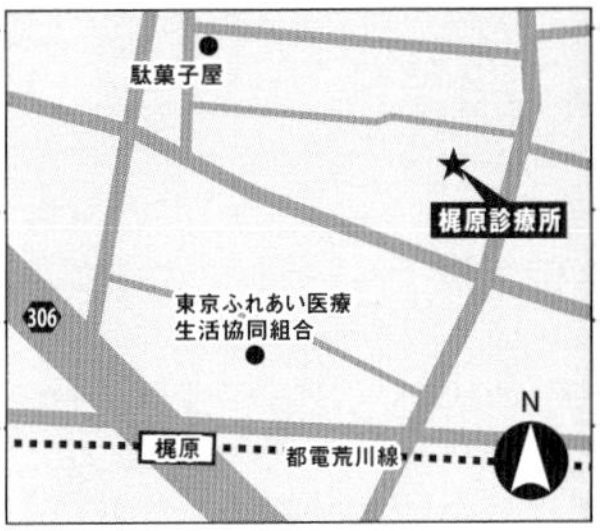

所在地	〒 114-0004　東京都北区堀船 3-29-9 TEL 03-3911-5171 FAX 03-3911-2996
アクセス	都電荒川線「梶原」駅より徒歩 3 分 ※駐車場 2 台分有
設立	1969 年
診療科目	内科、外科、整形外科、小児科、放射線科、消化器科、循環器内科、呼吸器内科、アレルギー科、リハビリテーション科
休診日	日・祝

https://www.fureaico-op.net/

宮の前診療所

所在地	〒 116-0011　東京都荒川区西尾久 2-3-2 TEL 03-3800-7111　FAX 03-3800-7118　**■休診日**／日・祝

オレンジほっとクリニック

所在地	〒 114-0004　東京都北区堀船 3-31-15 TEL 03-3911-2661　FAX 03-3911-2622　**■休診日**／土・日・祝 https://www.fureaico-op2019.com/

ふれあいファミリークリニック

所在地	〒 120-0047　東京都足立区宮城 1-33-20 TEL 03-6908-4330　**■休診日**／日・祝 https://www.fureaico-op.biz/

信頼の
×
主治医

国立研究開発法人

国立長寿医療研究センター

理事長　**荒井　秀典**

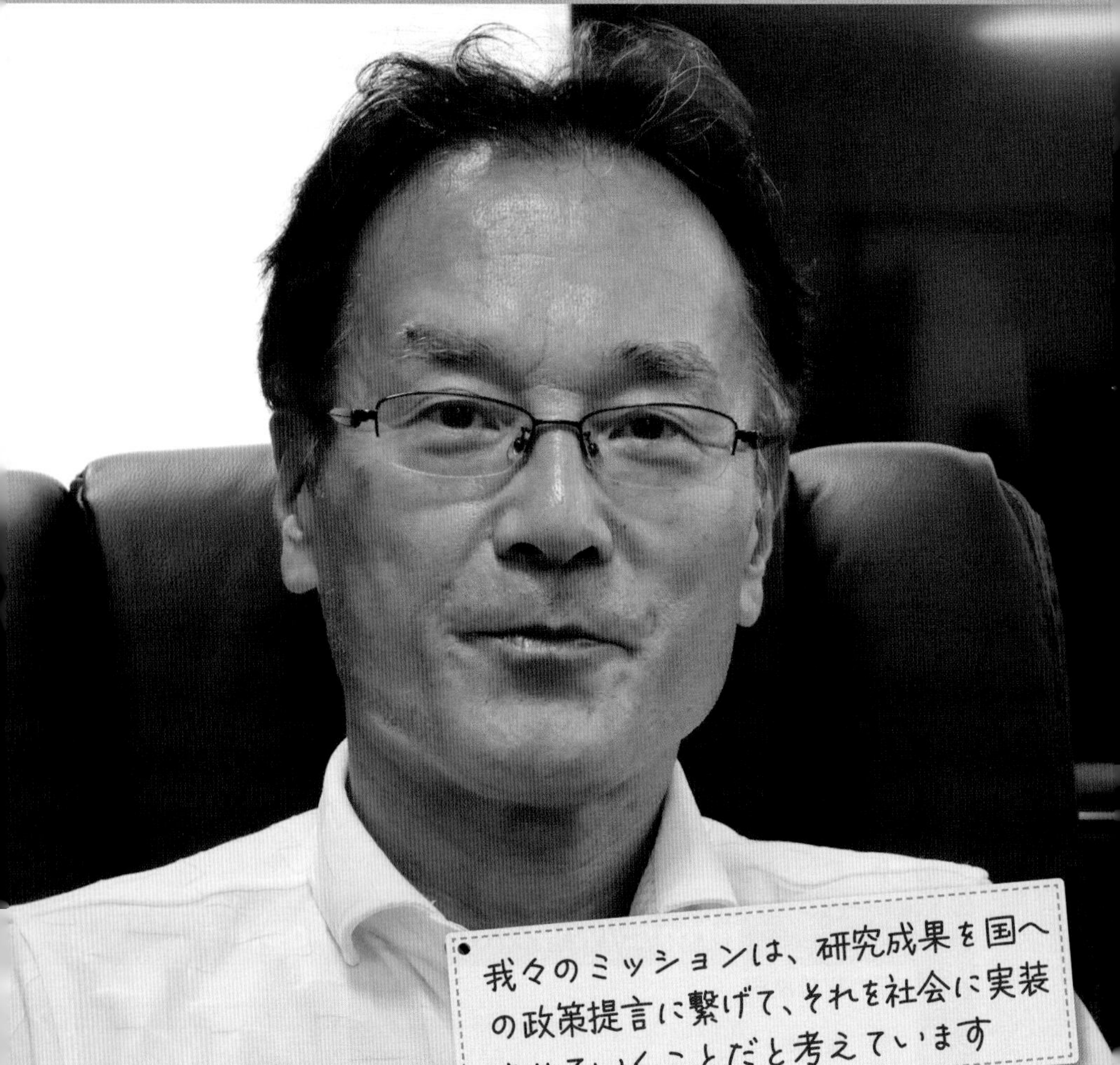

我々のミッションは、研究成果を国へ
の政策提言に繋げて、それを社会に実装
させていくことだと考えています

地域医療に貢献し、研究の成果を
国民の健康促進に活用する

新しい治療方法を医療の現場に導入させていく使命

明日の高齢者医療を拓く信頼のドクター

国立長寿医療研究センターのルーツは、１９６６年に設立された国立療養所中部病院にまで遡る。その後、監督官庁の厚生労働省の方針もあり、医療に関する研究機関「長寿医療研究センター」が１９９５年に開設された。２００４年には、国内６つ目のナショナルセンターとして改組され、国立長寿医療研究センターが発足、現在に至っている。

ナショナルセンターとは、がんや脳卒中など国内で症例の多い疾患に対する先進的な医療の研究や開発などを担う機関を指す。国立長寿医療研究センターは長寿医療に寄与する研究の拠点として新たなスタートを切ったわけである。

現在の荒井秀典理事長は３代目。初代、２代目が築いてきた組織をさらに発展させる一方で、自身の専門分野であるフレイルやサルコペニアなど新たな分野も充実させようとしている。研究・開発を形にして実際に医療の現場で採用できるよう、その実現をサポートしていくことが重要な役割だと考えている。

一方、同センターは地元住民にとって大切な拠点病院という一面を持っている。外来診療に訪れる人の多くは高齢者層。地域医療に貢献すると同時に、患者を通じて得た知見を医療の研究に活かし、国民の健康にも寄与するという大きな使命を担っている。

歴代理事長が築き上げてきた遺産を継承

フレイルやサルコペニアなど老年医学の要素を新たに注入

元々循環器が専門だったという荒井理事長。京都大学大学院に在籍していた頃は、中でも脂質代謝の研究に力を入れており、「高脂血症を専門としながら循環器も診る」医師を自認していた。

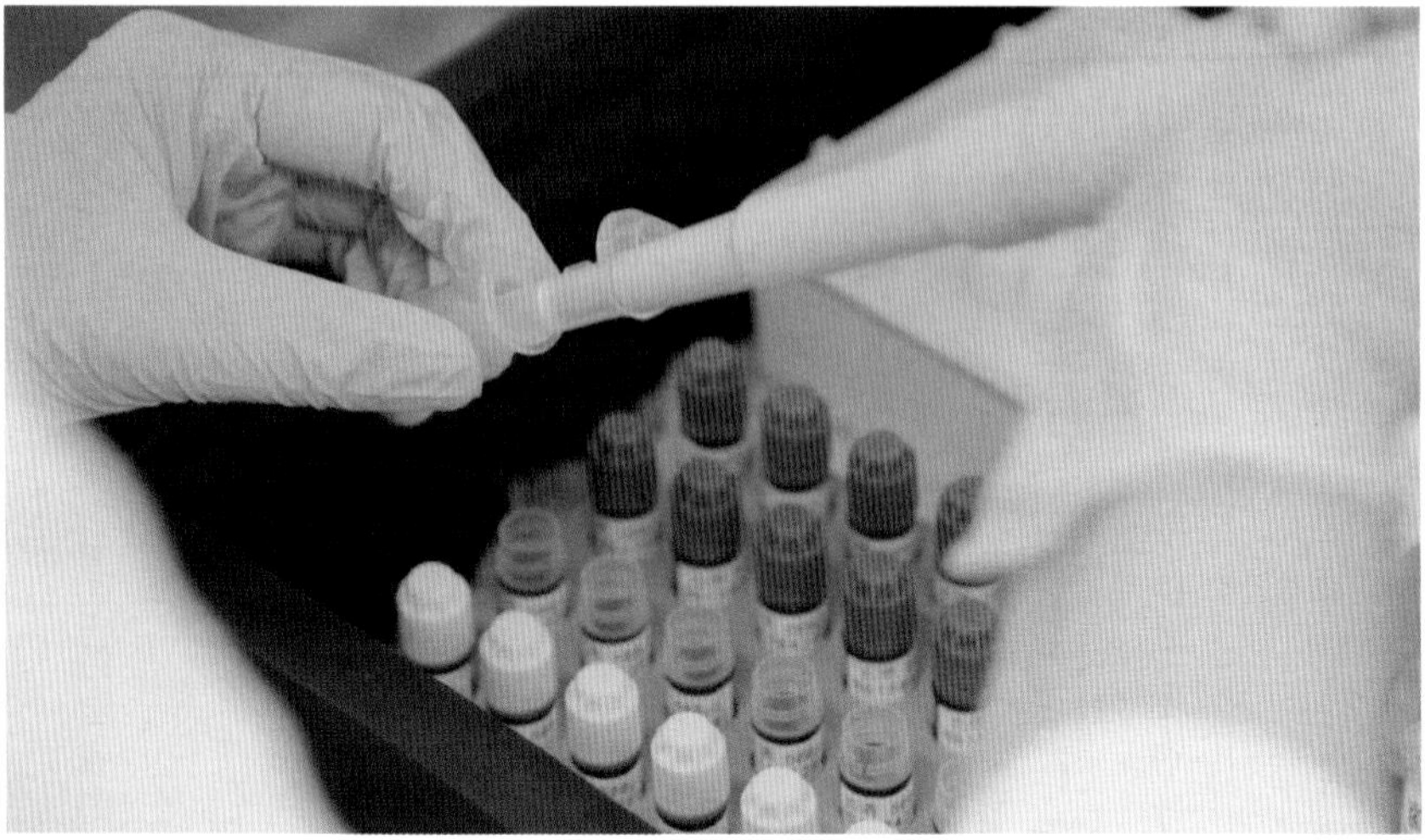

高齢者医療の病院でありながら、様々な分野の研究も手掛ける

しかしここで「人生のいたずら」とでも呼ぶべき大きな転換点が訪れる。1988年、当時面倒を見てもらっていた指導教官が老年科に移るという事態が起こったのだ。まさに「青天の霹靂」だが、これを機に荒井理事長も老年医学に鞍替えし、本格的に研鑽を積むことになる。2009年には京大医学部の人間健康科学科へ教授として転籍。その科にいたフレイルやサルコペニアを研究する研究者との出会いもあり、さらに現在の専門分野へと軸足を移していくことになる。

2015年、国立長寿医療研究センターから招かれ、副院長に着任。2018年には病院長、そしてその翌年には理事長就任を要請される。院長の経験が1年しかない中での、突然の指名だった。「理事長として何をやるのか、充分な準備ができていなかった」状態だったが、専門の老年内科をさらに充実させるという新しい目標を模索しつつも、過去の理事長の遺産を継承し、センターの質や中身をさらに深めようと取り組んでいる。

2004年にスタートを切った同センターは2010年に独立行政法人化するに至る。しかし当初は、高齢者に対してどういった医療を施すのか、組織内の共通した明確な方針が定まっていなかったようだ。

まず、初代の大島伸一理事長は「在宅医療」を切り口にして、高齢者医療に取り組み始める。従来の「治す医療」から「治し支える医療」という新しい価値観を提示し、共通の目指すべき方向性を示して組織をまとめていった。

2代目の鳥羽研二理事長は認知症が専門で、病院長任期中に「ものわすれセンター」を開設した。また、患者の検査資料や診療情報を保管、管理する「バイオバンク」を整備。臨床情報のほか血液や遺伝子情報を蓄積する環境が整った。現在の同センターの強みや特徴になる機能や要素を充実させていった時期だった。

そして3代目の荒井秀典理事長は、専門の老年内科で扱うフレイルやサルコペニア、ロコモティブシンドロームといった病態の治療に力を入れている。一般的に、フレイルは身体の予備力が低下し、身体機能障害に陥りやすい状態、サルコペニアは加齢で筋肉量が減少し筋力が低下すること、ロコモティブシンドロームは加齢による関節の病気や筋力低下で移動機能が低下した状態を言う。各理事長の持ち味を活かした取り組みにより、同センターは徐々にその機能を充実、発展させてきたわけだ。

専門性の高いセンター間の横の連携を最重要視

組織横断型の臨床試験で一定の成果を得る

同センターの特筆すべき点として、荒井理事長は「ナショナルセンターとしての高齢者医療の病院であると同時に、医療や疫学の研究、ゲノム、ロボット工学系の研究と幅広い分野を網羅

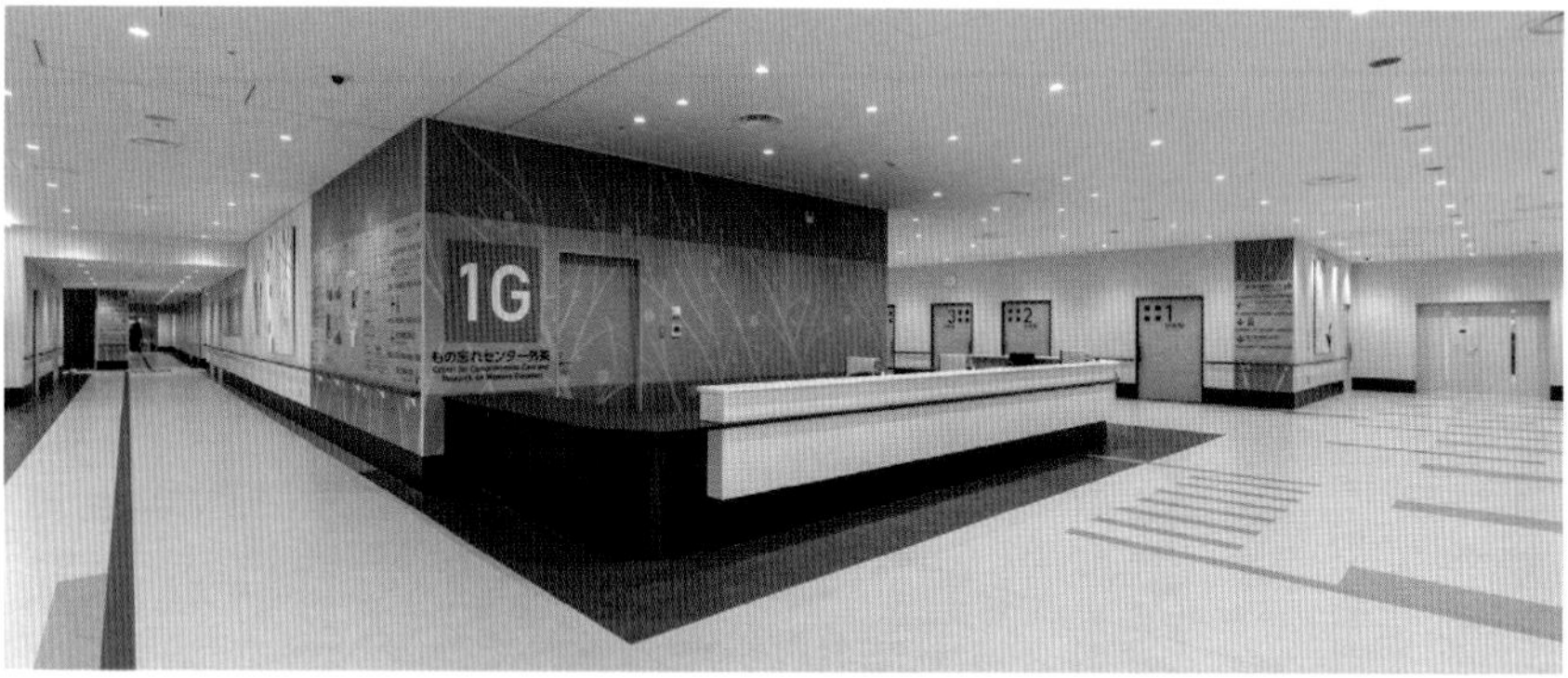

あらゆる角度から医療を深めるべく、海外の医療機関とも連携

している点」だと話す。患者の診察と治療に加え、高齢者医療に関する研究開発も担うという多様な専門性とでも言おうか。各カテゴリーはそれぞれセンターとして組織化されており、研究の深掘りができる環境が整っている。「バイオバンク」など病院の保管するサンプルをフルに活用することも推奨している。

ここで大事なことは、「横の連携をしっかり取ること」だと荒井理事長は強調する。各センターに分けた体制では深掘りが出来て専門性が高まるというメリットが生まれるが、その半面、組織の一体感が低下する懸念もある。いわゆる縦割りの弊害だが、そうならないよう常に意思疎通を図るようにと注意を喚起している。

「他のセンターとの繋がり、つまり横との連携をしっかり取ることで、融合的な研究を促進できますし、1つの成果を共同で提案もできる。我々のミッションは、研究成果を国への政策提言に繋げて、それを社会に実装させていくことだと考えているからです。幹部の部長クラスの面談時には口を酸っぱくして言っています」

研究結果をもとに国に医療施策を提言し、それを実際の医療現場へ導入して新しい理想の診療体制を構築していく、これが自分たちに課せられた大きな義務だと認識している。

最近、一定の成果として形になった一例が「ＭＣＩ」（軽度認知障害）の臨床試験。ＭＣＩは認知症になる手前の兆候が表れてきている状態のことで、同センターでは患者の協力を得て、多因子介入という薬を使わない新たな治療方法を試みた。多因子介入とは、運動や栄養指導、認知トレーニングなど、同時に複数の方法で認知症の進行を和らげるという複数の医師やスタッフが関わる治療法。ＡＭＥＤ（エーメド。国立研究開発法人　日本医療研究開発機構）から資金援助を受けて、２０１９年から始められた。２０２３年７月にオランダ・アムステルダムで開催された学会で発表するに至ったが、肯定的な反応が多かったという。「通常の研究機関ならばここでおしまいですが、我々の場合、ここからいかに社会に実装させるかが大きなテーマです。ＭＣＩの薬は承認されましたが、投薬治療はどうしてもコストがかかるのが難点。その点、この多因子介入の方法なら投薬の必要もありませんし、ずっと安いコストで治療を提供することができます」

実際に全国の医療機関へ導入するには、地域性に応じて内容をカスタマイズする必要があるため、現場で実際に治療に当たる医療スタッフたちへのアドバイスも欠かせない。「いきなり認知症と診断され、コストのかかる投薬治療に移るのではなく、その前段階、ＭＣＩの時に少しでも症状を緩和し、しかも低コスト・投薬なしで治療できるという選択肢を定着させたいと考えています」

「摂食嚥下・排泄センター」で新たな老化予防に挑戦中

アジアを中心とした海外の医師も高い関心を示す

ＭＣＩの臨床試験のほかにも、切り口を変えた新しい取り組みを始めている。２０２２年に立ち上げた「摂食嚥下・排泄センター」だ。高齢者の食事に関する行為で、摂食（食べること）、嚥下（飲み込むこと）から排泄までをトータルにケアしていこうという試みである。「恐らく日本で初めての施設だと思います。食事はお年寄りの楽しみでもあるし、またフレイルや認知症の予防にも繋げる重要な行為です。摂食嚥下を見る医療機関はあるのですが、お年寄りのことを考えれば、摂食から排泄までをトータルでカバーする必要があるのでないか、と考えたわけです」

関わる担当医は実に幅広い。老年内科に加え、耳鼻科や口腔外科・歯科、リハビリ科、消化器科、泌尿器科、皮膚科など、摂食・嚥下・排泄に関わる科目の医師が勢ぞろいする。まさに〝横の連携〟を体現した体制だ。

立ち上げから1年が経過し、そろそろ具体的な成果が出てくるころだ。「ほかの医療施設には出来ないことをやらなければと思っているので。新しいモデルを作り上げてほかの病院でも採り入れてもらえるようになればベストですね」

こうした野心的な試みに関心を寄せるのは何も国内の医療機関だけではない。アジアを中心とした海外の医師も興味を持っており、最近では、台湾の医師が複数で、研修を受けに同センターを訪れているケースもあるという。これは荒井理事長自身のネットワークが実現させたことで、10年以上前からアジアの知り合いの教授たちと一緒に、若い世代の老年医学の医師を育成する取り組みなどを進めてきた背景がある。台湾のほかにも韓国やインドネシア、タイなどの医師と定期的に交流を図ってきた。

「アジアの国の中でも最も高齢化が進んでいる日本がどのようにそれに対処しているのか、同じく高齢化が進んでいる台湾と韓国の医師も我が国の事例を参考にしたがっています。摂食嚥下・排泄センターに対する関心も高いものがある。私たちにも失敗はあるでしょうが、彼らに見てもらっても恥ずかしくない、模範になるようなものを構築し、国と連携して施策を練っていければと思います」

20数年来、その数と規模が漸減してきた日本の老年医療

若い次世代の専門医の育成が急を要する課題

日本国内の老年内科は20数年来、その数と規模が漸減してきたと指摘する荒井理事長。効率化が優先され、患者のニーズとのミスマッチが起きている面もある。アジアの医療現場も同じような悩みがあるようだが、日本でも老年内科の人材育成はかなり急を要する課題のようである。

同センターでは、高齢者の看護研修という形で看護師の研修を提供している。研修医も受け入れているがその数は増えていないのが現状だ。荒井理事長も人材育成の環境整備のため、様々な知恵を絞っているが、現在の日本の医学界では制約も多いようだ。「例えば、研修のカリキュラムの中に老年医学の研修を組み込むなどして、将来を担う若い医師たちに関心を持ってもらう努力が必要でしょう」

若い医師が興味を持ち、「この病院で働きたい」と集まってくれるような病院を目指している。そして同センターで得た知見を、地元へ帰りそこで活かしてもらえるようにする。そうした流れを作ろうと考えている。

コストを掛けず健康寿命を延伸させるプログラムを構築

患者の日常生活の改善も考える診療方針

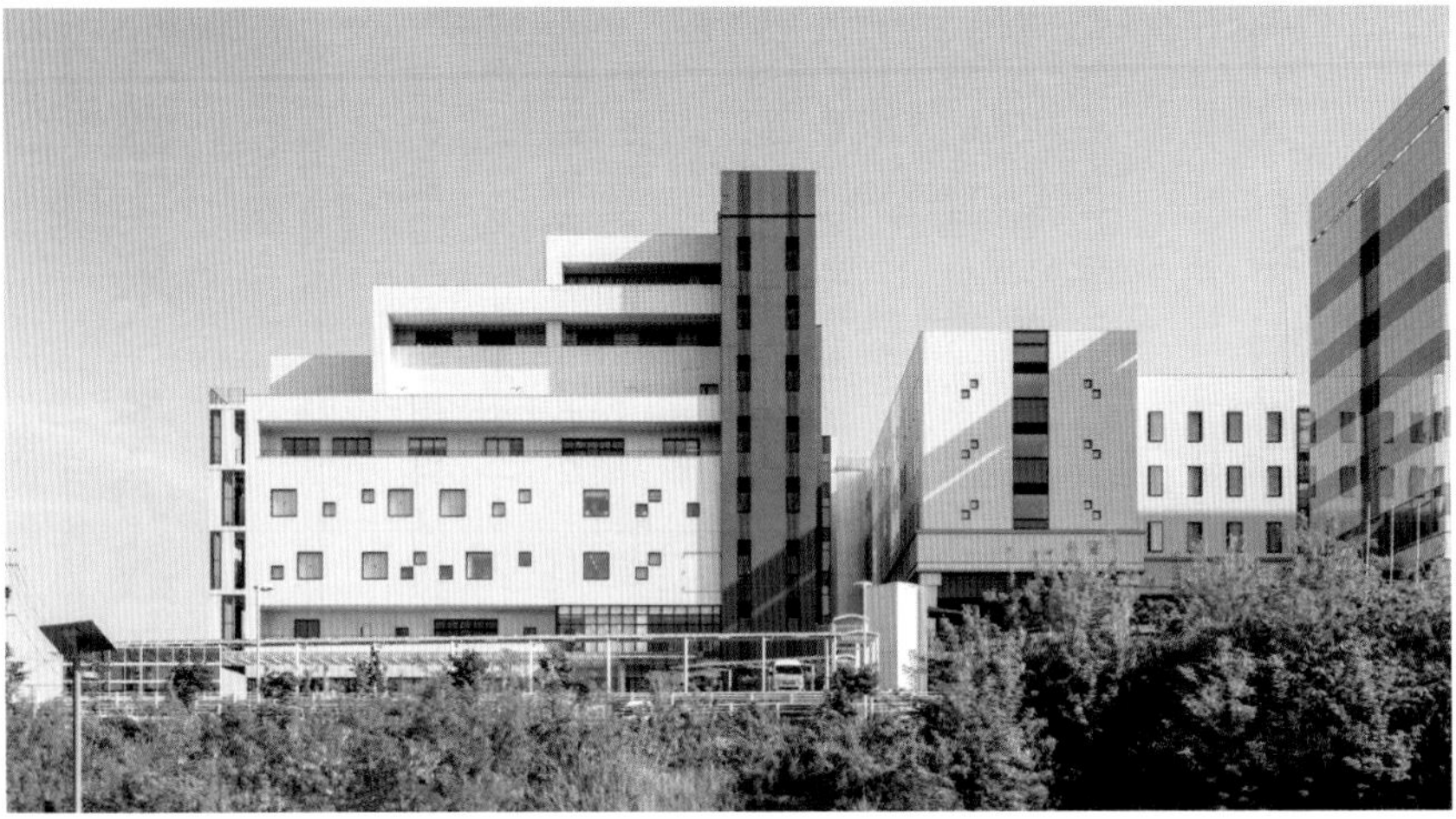

センターで行われる老年医学の追求は、やがて社会の変革に繋がっていく

これまで紹介してきた荒井理事長率いる同センターの取り組みの根幹には、「いかにコストを掛けずに国民の健康寿命を延伸させるプログラムを構築するか」という共通した大命題がある。「センターの2大看板は、認知症とフレイル。現状、フレイル対策を講じながら健康寿命の延伸を目指している医療機関はほとんどないと思います。少しでも多く、それを実現できる提言をし、国の施策に反映させたいという想いがあります」

高齢者が多い外来の患者には、可能な限り時間を割いて診察を行っている。体調面なども併せて質問し、付き添いで来院する家族とも会話の時間を設ける。こうした姿勢は病気を治すだけではなく、患者の日常生活の改善も考えるという荒井理事長の考えに基づいている。健康寿命をどれだけ延ばせるかという命題への、形を変えた取り組みとも言えるだろう。「現状は、まだ老年医学が十分に日本の医療界に広がっていないという危機感があるので、医師の研修の仕組みを変える、保険の制度について大きく改革していくなど、そういう改善が必要ではないかと考えています」

国立研究開発法人

国立長寿医療研究センター

PROFILE

荒井　秀典（あらい・ひでのり）

1984 年、京都大学医学部 卒業。
1991 年、京都大学医学部大学院医学研究科博士課程 修了。
1991 年、京都大学医学部老年科 助手。
1993 年、カリフォルニア大学サンフランシスコ校 研究員。
1997 年、京都大学医学部老年内科 助手。
2003 年、京都大学医学部老年内科 講師。
2009 年、京都大学大学院医学研究科人間健康科学系専攻 教授。
2015 年、国立長寿医療研究センター 副院長。
2015 年、国立長寿医療研究センター老年学・社会科学センター長兼務。
2018 年、国立長寿医療研究センター 病院長。
2019 年、国立長寿医療研究センター 理事長。

【所属・活動】
日本老年医学会。
日本動脈硬化学会。
日本老年学会。
日本サルコペニア・フレイル学会。
日本老年薬学会。

INFORMATION

所在地	〒474-8511 愛知県大府市森岡町 7-430 TEL 0562-46-2311
アクセス	JR 東海道本線「大府」駅より 知多バス「長寿医療研究センター」停留所 大府市循環バス「長寿医療研究センター」停留所 JR 武豊線「緒川」駅より 東浦町運行バス「長寿医療研究センター」停留所
設立	2004 年
診療科目	老年内科、代謝内科、血液内科、精神科、脳神経内科、呼吸器内科など
診療受付時間	〈月～金〉8：30 ～ 11：00 〈定休日〉土・日・祝
理念	私たちは高齢者の心と体の自立を促進し、健康長寿社会の構築に貢献します。

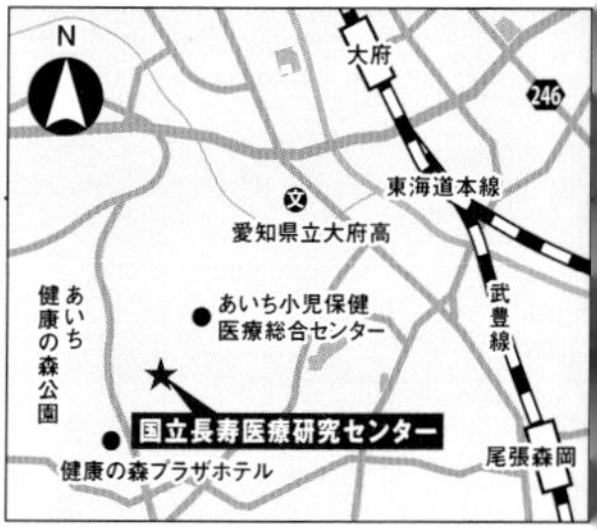

https://www.ncgg.go.jp

信頼の×主治医

おおやま健幸の街クリニック

院長　杉江　正光

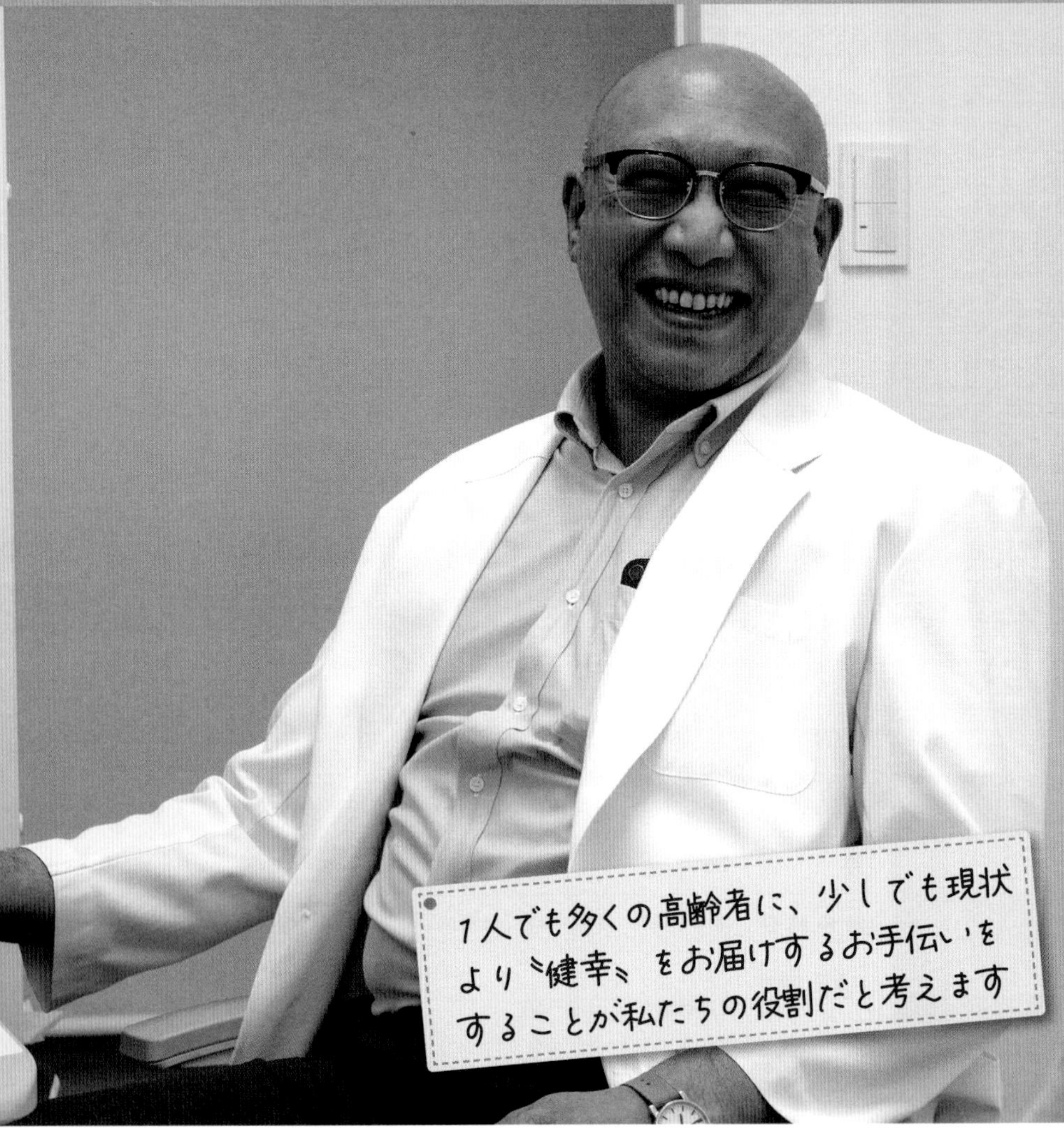
1人でも多くの高齢者に、少しでも現状
より〝健幸〟をお届けするお手伝いを
することが私たちの役割だと考えます

ニーズ高まる高齢者医療のスペシャリスト

長年の研究で確立したメソッドで高齢者の健康をサポート

東京都板橋区にあるおおやま健幸の街クリニック。同クリニックは、現在子どもから高齢者まで、地域の幅広い世代の健康を支えるなどして、確かな存在感を放っている。

中でも高齢者に対する医療に大きな力を注ぎ、医療提供とともに、連携する施設を駆使して運動の場や社交の場を提供するなど、高齢者の健康に繋がる様々な取り組みを実践する。

「高齢者医療は病気のみでなく老化を踏まえた診療アプローチが非常に重要です。1人でも多くの高齢者に、少しでも現状より〝健幸〟をお届けするお手伝いをすることが私たちの役割だと考えます」

こう話すのは、おおやま健幸の街クリニック院長で、長年の高齢者医療に関わる研究・開発を通して得た知識を2022年より地域社会で実践している杉江正光医師。同医師の実践する高齢者医療とはどのようなものか。今現在の取り組みやそこに至るまでの経緯を伺った。

心臓リハビリ分野の研究をきっかけに高齢者医療の世界へ

心臓外科を専門分野として医師キャリアを歩む

外来の診察をこなしながら、高齢者医療の研究や講演・セミナー活動にも勤しむ杉江医師。「根っからの人好きでね」と充実した表情を浮かべる。

杉江医師は幼少期より宇宙や生命など神秘的な世界に興味があり、また自身が小学校2年生の時に大病を患ったこと、そして何より人が好きだったことから、医者の道を志した。医学部卒業後は、補助人工心臓のパイオニアである許俊鋭教授（現・東京都健康長寿医療センター　センター長）にあこがれ、埼玉医科大学心臓外科に入局し、心臓外科を専門フィールドにキャリアを歩んだ。

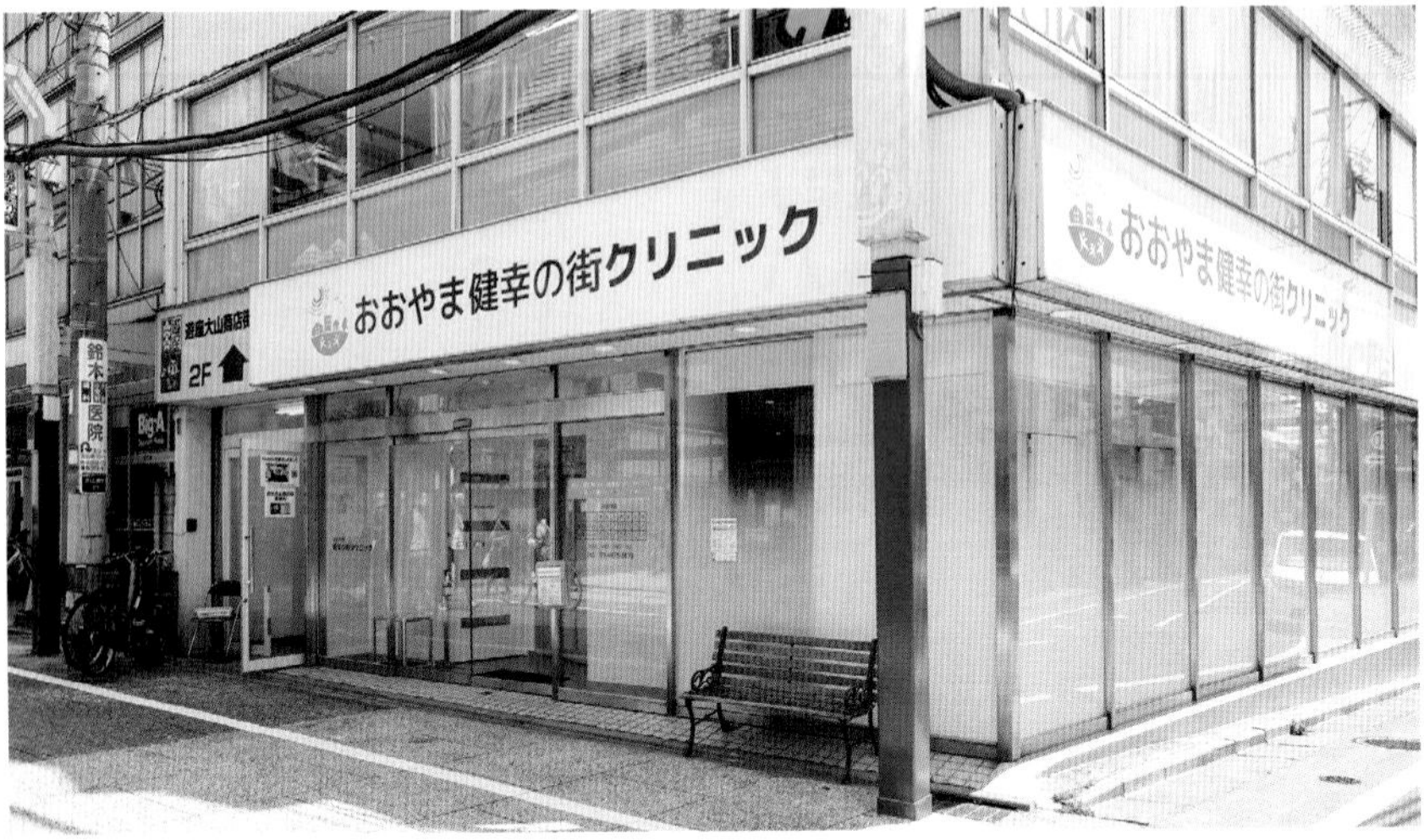

地域の健康を支えるためにオープンした、おおやま健幸の街クリニック

「心不全のため心臓移植を待機する間、人工心臓の植え込みをされた小児からご高齢の患者さんを担当し、沢山の喜びや悲しみに出会い、多くを学ばせていただきました」と振り返る。さらに、「患者さんの中には、心機能は回復しないものの、人工心臓植え込み後の運動療法により全身の機能が高まることで人工心臓を離脱できる方もおり、この時の経験や知見から、〝病気と老いが互いに形成する悪循環を運動は抑止する〟という学びが私の礎となりました」

　こうして心臓リハビリ分野にのめりこんだ杉江医師は２００９年、老年医学の権威的医療機関である東京都老人医療センター（現・東京都健康長寿医療センター）にて井藤英喜先生（現・名誉理事長）、原田和昌先生（現・副院長）の下で学ぶ機会を得た。２０１１年には、経済産業省の研究調査事業により、東京都健康長寿医療センター内に高齢者を健康にすることを目指した高齢者健康増進センターを設立。ここで、病気があっても安心して運動に参加でき、加齢によって低下する心身機能を維持・向上するための心臓リハビリテーションと、老年医学のノウハウを活用した運動プログラムの開発を行った。しかし、運動の参加希望者の中には、病状や症状のため運動を勧めることができない人も。杉江医師はそんな人も元気にしようと、当時携わっていた和温療法からヒントを得て、遠赤外線低温サウナのプログラムも開発した。加えて、医師やプログラムに関わるスタッフ、そして杉江医師本人が、心身機能、運動やサウナによる効果を把握するための可視化ツールも開発。このツールは、患者が運動やサウナのどちらが適したプログラムなのか、そして運動を行う場合はどのくらいの強度が適しているのかを自動算出できるというもの。こうして杉江医師はより良いサービスを目指して、プログラムのブラッシュアップを行ってきた。

東京・板橋に地域の健康を支えるクリニックを開設

加齢による衰えを考慮する高齢者医療

2019年に、コロナ禍の影響で高齢者健康増進センターが閉鎖の憂き目に。「当時250人前後の利用者様がいらっしゃいました。高齢者健康増進センターは2015年より民間に業務を委託しノウハウを提供の上、運営していました。多くの利用者が継続希望の請願を署名活動して下さいましたが、結果的には惜しまれつつ閉鎖となりました。そんな折、業務委託先であった事業者（一般社団法人 日本健康寿命延伸協会、以下協会）が東京都健康長寿医療センター近隣の板橋区大山商店街内に同プログラムを提供する受け皿施設をオープンすると言って下さったことは、本当に感謝に堪えませんでした。一人ひとりの高齢者の健康を通して地域社会を健康にしたいというスローガンに賛同くださり行動して下さった協会の存在は、心強いパートナーであり、同志となりました」

こうして板橋区大山に、協会が運営する高齢者専用の運動施設ヘルスケアエ房フレトトレセンターや遠赤外線低温サウナ施設ヘルスケアエ房ＦＩＬＴＳがオープン。さらに、「協会に背を押

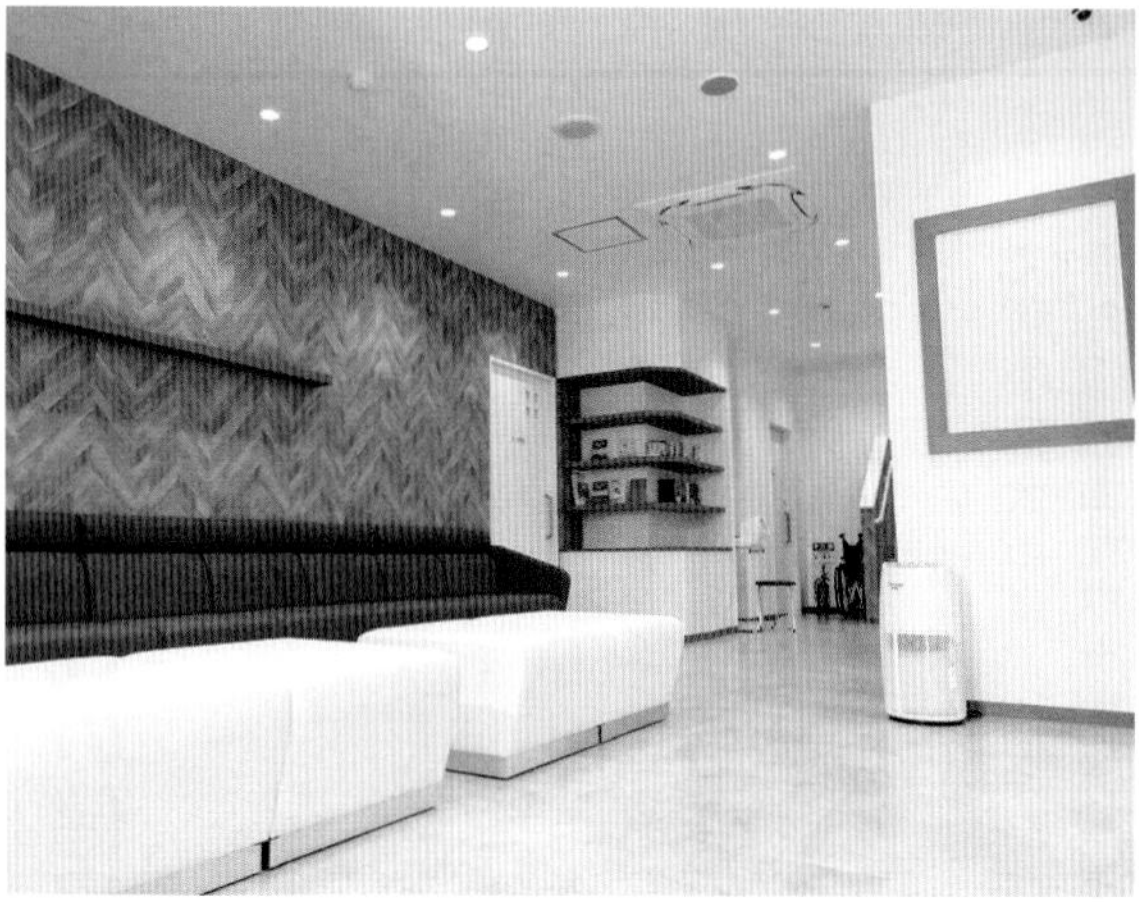

待合室では杉江医師おすすめの書籍を読むことができる

され、これまでの研究成果を地域に展開しよう」と決意し２０２２年、同施設のすぐ近くに、おおやま健幸の街クリニックを開院。

杉江医師は、「クリニックでの医療と協会の運動・評価やサウナプログラムを患者さんの状態に合わせ連携することで、これまで東京都健康長寿医療センターで構築したモデルをそのまま地域展開できる体制が整いました。〝健幸〟を届けるお手伝いという私たちの役割を全うできるばかりか、この地域の健康を底上げできるという自信に繋がりました」と語る。

現在クリニックには、多くの高齢者が通院している。「ご高齢の方は、膝や腰の痛みや血圧、薬の見直し、さらには食欲の低下や疲労感など、色々な悩みを抱えて受診されます」

杉江医師が日々の診察を行う上で、最も大切にしているのは〝事前準備〟。「翌日外来に来られる患者さんの情報を復習し、見落としはないか、何か他にできることはあるか、新しい論文では何が言われているかなど、準備を怠らないようにしています。心臓外科時代の教授や上司に『患者さんに失礼のない医療を心掛けろ』と教育していただき、今でも心にとめて日々の診療に当たっています」

また、高齢者を診る上で診療のゴールとして目指すのが、「ビー玉のような丸みのある状態」という。「ご高齢の方々を診療する際は、加齢による衰えを考慮する必要があります。また疾患を複数合併していることが高齢者の特徴です。たとえば高血圧で診察に来られた患者さんが、認知症で薬を正しく飲めていなかったり、夜間頻尿でよく眠れていなかったりというケースも珍しくありません」

「一つの疾患だけにフォーカスして処方すると、副作用が思わぬ落とし穴となり、悪循環を形成してしまいます。逆もしかりで、患者さんの病状を多面的にとらえていると、一つのお薬を処方する際にその副作用を活用してもう一つの病状や症状の治療を行える場合もあり、現在の処方薬が今の状態に適切なのかをこまめに見直しています。また看護師や受付のスタッフが感じとる表情や会話の変化、歩き方の変化などを共有し合い、足の爪や認知機能のチェックなども含め、サイコロのように多面的にケアし、全体を均一で丸みを帯びた状態に仕上げていくイメージで治療を行っています」

フレイルの状態を可視化できる健康フレイルいきいき健診

健康→フレイル→要介護と分けられる高齢者の生活機能レベル

高齢者の診療を行う上で重要なのが、「フレイル」だという。フレイルとは、虚弱を意味し、健常と要介護の間の状態で、身体的側面のみならず、認知機能やうつなどの精神・心理的側面、孤立などの社会的側面を包括的にとらえる概念。最近では、口腔機能、視力、聴覚などもフレイルを理解する上では重要とされている。

「フレイル」の視点も含めて、日々の外来診療に臨む杉江医師だが、「問診だけでは全体像が見えないことも多々直面する」という。例えば、疲労感を訴え来院する患者がいた場合、身体機能の低下によるものなのか、うつ症状としての疲労感なのか、内科疾患に由来するのか、不眠や夜間頻尿に由来しているのか、背景は様々である。高齢者のさまざまな症状の背景を簡便に理解することを手助けすることができるのが、包括的にフレイル状態を可視化することが可能な健康フレイルいきいき健診（自費診療）だ。「この健診では、身体機能、認知機能、うつ、孤立の状況、そして老年症候群という多くの高齢者が悩む症状（疼痛や便秘、冷え、不眠など）を数値化し、可視化されます。可視化することで、患者さんも状態を理解できるので、自ずと治療方針を共有しながら治療を進めることができます」

高齢者の生活レベルは、健康↓フレイル↓要介護と悪化していく。「フレイルは心不全や認知症、転倒・骨折などの発症リスクを高め、高齢者を要介護へ近づけてしまう。フレイルは健康な状態に戻る『可逆性』があり、私たちの研究でも運動やサウナでフレイル状態が改善することを確認しています。フレイル状態であることは、後ろ向きになる必要がなく、健康な状態を取り戻せる段階であることを多くの高齢者に知ってほしいですね」

フレイル改善の大きな鍵を握る〝運動〟

運動療法とサウナ療法を個々人の状態に合わせて提供

「運動がいかに大事かということを改めて知っていただきたい」と話す杉江医師。「適切な運動を行うことで、握力、俊敏性、歩行速度、バランス機能、体力などの身体的機能の向上と、認知機能やうつなどの精神・心理的側面が改善していきます。これらは全てフレイルの要素です。すなわちフレイル状態から健康状態へ戻るためには運動が大きな鍵を握っているわけです」

杉江医師が連携する運動施設は、東京都健康長寿医療センター時代に、様々な知見に基づき開発した科学的な運動プログラム。有酸素運動や筋トレに加えて、脳トレやストレッチ、口腔トレーニングなどを組み合わせた独自の運動だ。心臓リハビリテーションのノウハウを活用することで、運動効果の高い積極的な運動プログラムでありながら、安全性も高めている。

一方のサウナ療法。こちらも同センター時代に杉江医師が見出したもの。湿度の低いおよそ60度のサウナスペースに15分入浴。その後ソファで横になり、全身を毛布でくるみ30分安静にして寝るのみである。「心不全患者さんに提供されていた和温療法に携わり、その効果が高齢者のフレイルに有効なのではと気づいたことが研究のきっかけでした。研究の結果、様々な症状が改善するばかりか、フレイル状態の改善や生活機能レベルの改善が確認されたことから、当クリニックでも導入することとしました」

クリニックでは、患者一人ひとりに寄り添い、患者に適した運動やサウナなどの提案や情報提供をしている。「高齢者が元気で過ごすためには、医療がやるべき管理と患者さん自身に運動や栄養面などを管理していただくことが必要です。努力が必要で大変だけれども、元気を取り戻すことを諦めないでほしい」

運動プログラムで人生が変わったある女性患者

「高齢者が元気になる理想の医療モデルをクリエイトしていきたい」

クリニック内にある杉江医師の診察室には、ある1人の女性患者の写真が飾られている。「この方はコロナ前に亡くなられた患者さんです。亡くなる前に『忘れられたくないから先生の近くに飾ってね』と仰ってくださいました」

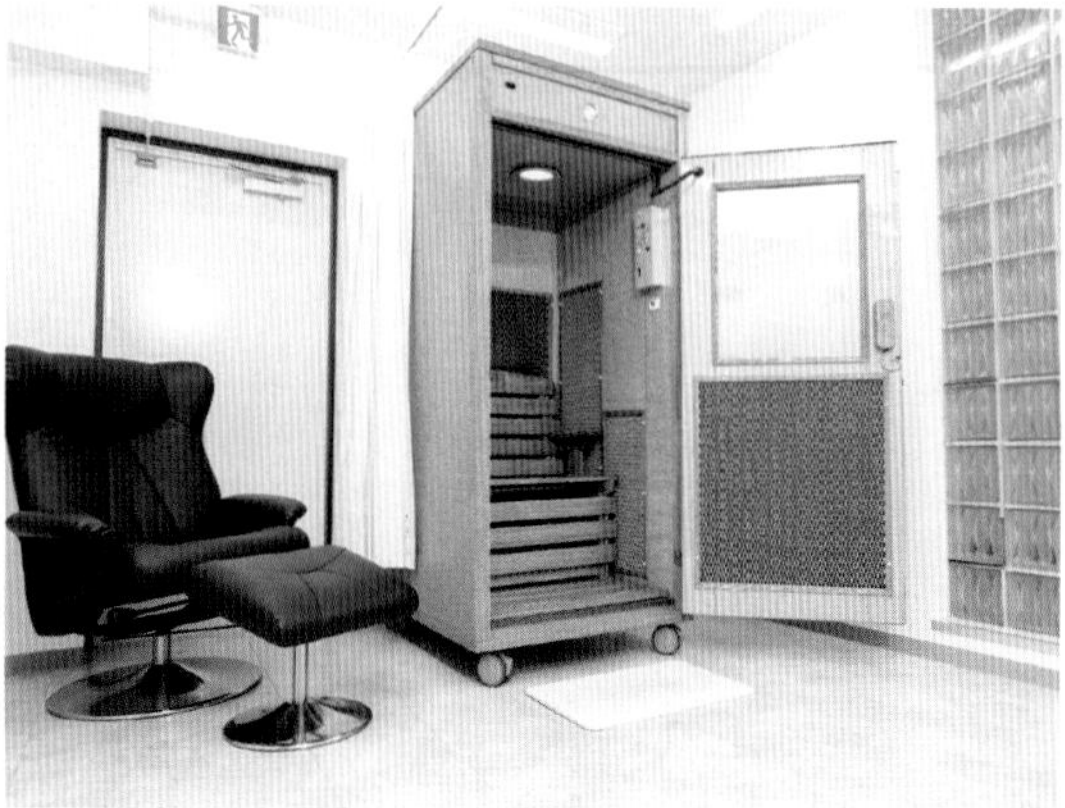
様々な症状の改善が確認されているサウナ療法

東京都健康長寿医療センター時代に出会ったこの患者は、当時は自宅からセンターまでわずか３００ｍの道程を5、6回ほど休まなければ辿り着けない状態だった。

「運動療法の実施は厳しく、当初はサウナ療法を提供しました。実施後、体力がどんどん向上していき、3カ月後には自宅とセンター間を休まず行き来できるようになり、運動療法を実施できるまでに身体機能がアップしました」

その後はセンターでの運動プログラムに参加する高齢者が主催する旅行を楽しむなど沢山の友達に囲まれ、絆を深めていった。「センターでかけがえのない仲間ができ、独り身の患者さんでしたが、亡くなる前には病室に運動仲間が毎日10人以上面会に来ていました。最後まで笑顔で、私だけでなく多くの高齢者にとっても素敵な存在となった患者さんでした」

医療活動を通して色んな出会い、別れを経験してきた杉江医師に改めて今後の展望を伺った。

「時代のニーズに合わせて、高齢者が元気になるための医療モデルをこれからもクリエイトしていきたい」と未来を見据える。「災害大国である日本では、次にいつどこで大きな地震がやってくるかわかりません。その時に、自分の足で逃げることができるかどうかは非常に重要です。その為にも高齢者が健康になることは重要と認識しております」

今既に、杉江医師が開発した運動プログラムは、オンラインなどＩＴ技術を活用し、遠く離れた地域の高齢者にも届けられている。高齢者の健康を支えるべく奮闘する杉江医師の活動は、徐々に広がりつつある。

おおやま健幸の街クリニック

PROFILE

杉江　正光（すぎえ・まさみつ）

昭和49年生まれ。群馬県生まれ埼玉県育ち。

2002年、埼玉医科大学付属病院心臓外科。

2009年、東京都老人医療センター（現・地方独立行政法人 東京都健康長寿医療センター）循環器内科。

2011年、同センター高齢者健康増進センター設立。

2022年、おおやま健幸の街クリニックを開院。

【主な活動】
〈研究論文〉「骨格筋量と心機能」、「心機能と認知機能」、「フレイルと運動」、「遠赤外線低温サウナとフレイル」、「サルコペニア・フレイル・カヘキシアの関係性」、「フレイルの負のスパイラル」などを主筆。
〈特許〉 2016年「健康寿命の評価方法」開発（特許6181690）、2021年「運動可否判定プログラム、運動可否判定システム及び運動可否判定方法」（特許2020-078830）。
〈メディア〉 NHK「東洋医学のチカラ」2021年（乾布摩擦）、2022年（痛みを消す魔法のシールの効果検証の監修・出演）。
〈講演活動〉 国内多数、インドや中国でも。

INFORMATION

所在地
〒173-0014
東京都板橋区大山東町25-12　1F
TEL 03-4455-3878
FAX 03-6730-3159

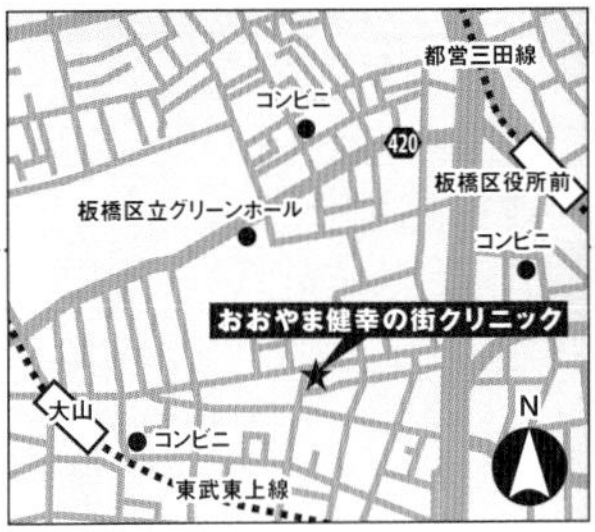

アクセス
都営三田線「板橋区役所前」駅
A3出口より徒歩7分
東武東上線「大山」駅より徒歩6分
国際興業バス「板橋区役所」停留所より徒歩6分

設立
2022年

診療内容
内科、循環器内科、糖尿病内科、老年内科、外科、整形外科、リハビリテーション科、皮膚科

診療時間
〈月・火・木・金・土〉
10：00～13：00、14：00～19：00
〈休診日〉水・日・祝

院長メッセージ
高齢者診療は患者さんとのコミュニケーションが何より大事です。診療時間に限りはありますが、どう伝えたら良いのか悩むかもしれませんが、そのままご相談いただけたら、適切な治療に繋げられるようにしていきたいと思います。
当院では、高齢者医療を充実させるため、骨粗鬆症などへの対応も踏まえた整形外科の設置や栄養指導、その他、爪のケアなど多角的診療を行っております。

https://kenko-no-machi-clinic.com/

信頼の×主治医

脳神経筋センターよしみず病院

院長 **神田　隆**

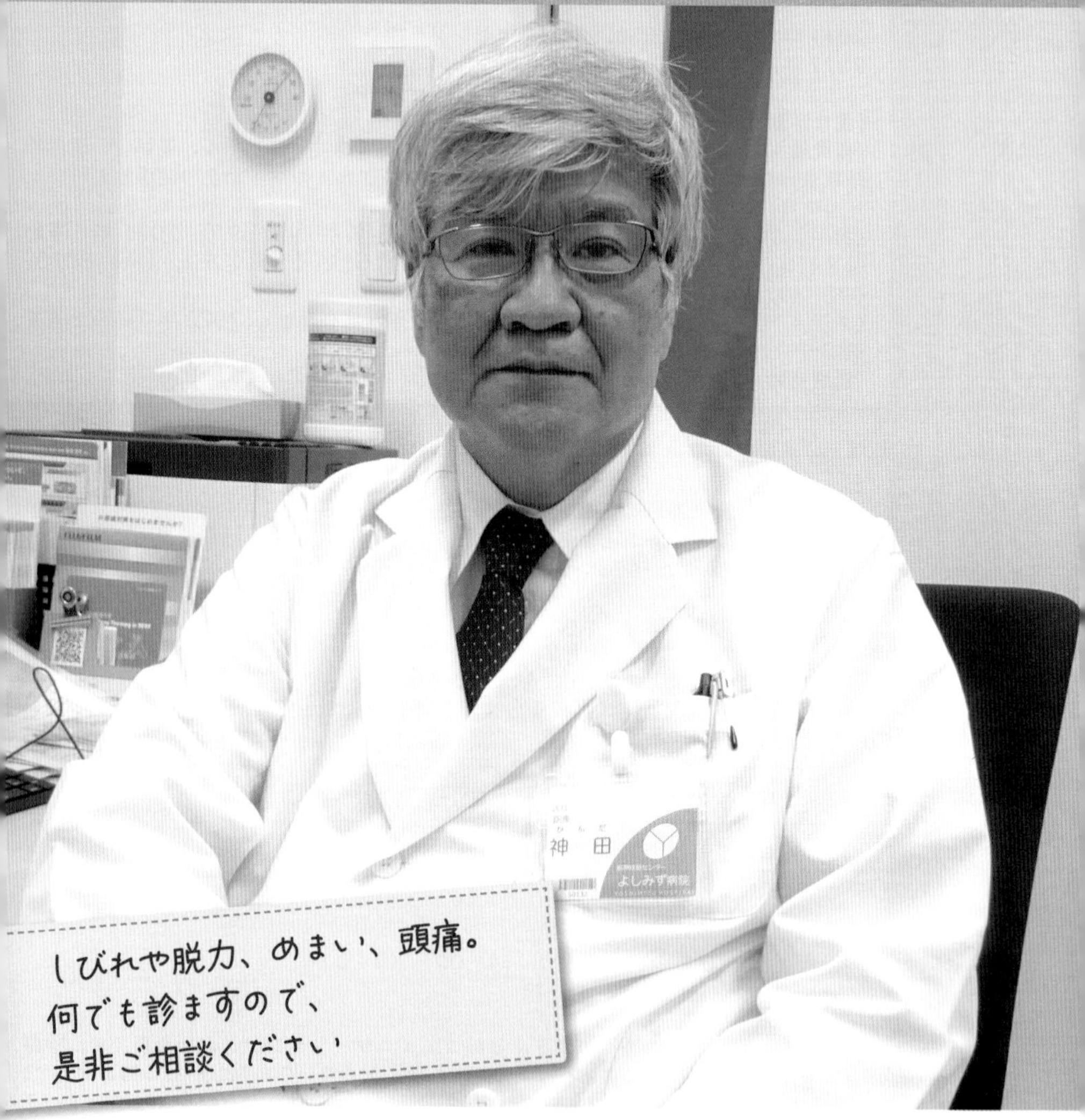

しびれや脱力、めまい、頭痛。
何でも診ますので、
是非ご相談ください

脳神経内科が網羅する
幅広い症状に専門的に対応

急性期からリハビリテーション、在宅医療まで一貫したフォロー体制

脳神経筋センターよしみず病院

明日の高齢者医療を拓く信頼のドクター

山口県下関市。源平合戦、いわゆる壇ノ浦の戦の地として日本の歴史を今に伝える町。海に囲まれたこの土地では、フグやアンコウといった海の幸も有名だ。そんな関門エリアに位置する脳神経筋センターよしみず病院は、回復期リハビリテーション病棟や在宅療養支援によって地域との関わりを密にすると共に、山口大学と連携することで医師の教育や治療薬の開発に携わるという側面も持ちあわせている。このように、意欲的に医療に取り組む脳神経筋センターよしみず病院院長の神田　隆医師。自身の経歴や脳神経内科という分野について、病院での取り組み、これから先の展望まで、様々なお話を伺った。

内に秘める〝好奇心〟が導いた医療への道

専門とする脳神経内科に情熱を注ぐ

今や病院長を務めるまでのキャリアを積んでいる神田院長だが、家族に医師が居た訳でもなければ、人から「医師になりなさい」と言われた訳でもない。医師としての道を歩み始めたきっかけは、自身が抱いた純粋な興味からだった。

高校時代はサルの生態にとても興味があり、京都大学に進学して、大学院でサル学の研究を続けるつもりだった。しかし改めて今後の進路を考える内、ふと人の病気を治すことに魅力を感じ、医学部を志すことに。

晴れて医学部に進学し、医師を目指して勉学に励む日々。そして、多くある専門領域の中で、消化器外科と神経内科のどちらかを専門にしたいと考えるようになる。どちらも自分の腕と技術で勝負できることに大きな魅力を感じていた。

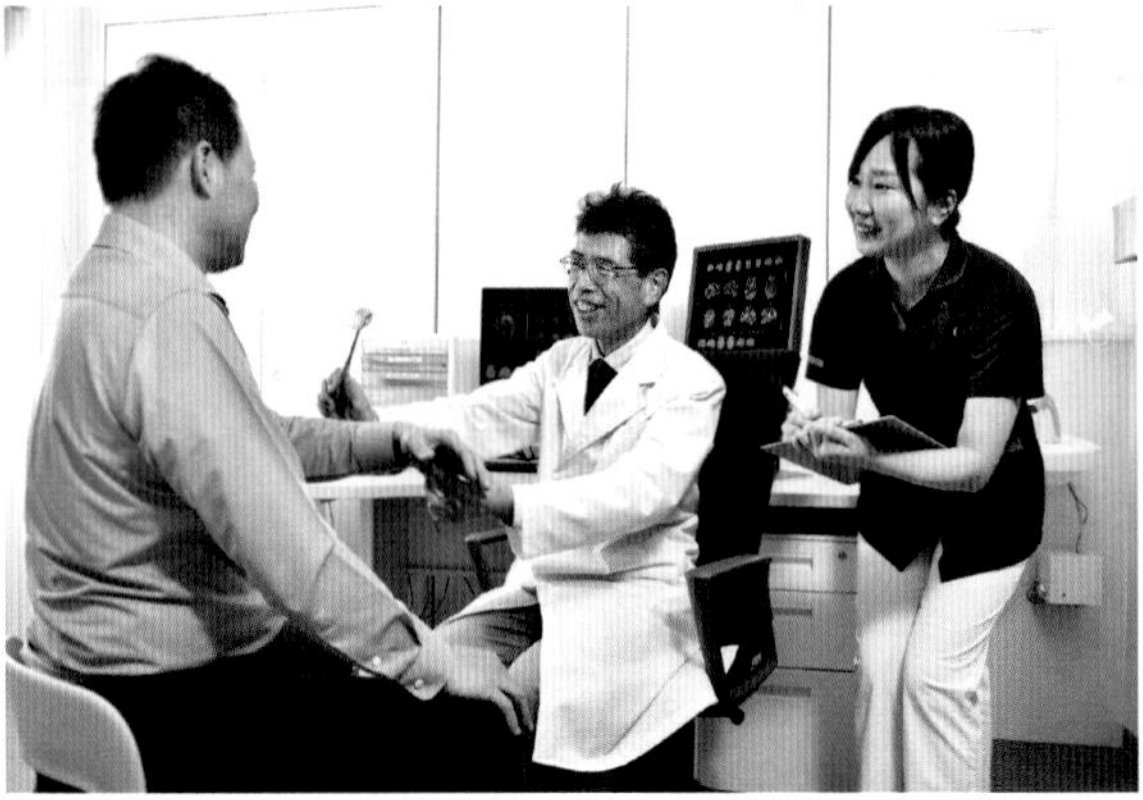

患者と真摯に向き合う診察で、地域住民からの信頼は厚い

悩んだ末、「新しくできた診療科で、今は何もないけれど無限の可能性がありそうな神経内科の道」に進むことを決めた。

その後2004年に山口大学医学部神経内科の教授に就任し、脳神経内科医療の向上に力を入れる傍らで、同じ山口県に位置する特定医療法人茜会昭和病院（現・脳神経筋センターよしみず病院）へ月2回、非常勤医師として勤務する日々を送った。

そんな中、昭和病院が建物の老朽化を理由に新築・移転を決定。それに伴い、「脳神経内科分野のスペシャリストを招き入れたい」ということで、吉水一郎理事長から神田教授に声がかかる。これが契機となり、2021年、昭和病院は脳神経筋センターよしみず病院と名を変え、2023年に神田院長の就任をもって新たなスタートを切ることとなった。

〝脳神経筋センター〟が担う重要な役割

関門エリア唯一の脳神経内科病院として再スタートを切る

移転前の昭和病院はリハビリ医療の提供を主としており、脳神経内科の診断、治療といった部

脳神経筋センターよしみず病院

明日の高齢者医療を拓く信頼のドクター

分はほとんどノータッチだった。では何故移転・新築を通じ〝脳神経筋センター〟という名称が付けられたのかというと、神田院長がある提案を行ったからだ。

吉水理事長から依頼を受けた時、脳神経内科はまさしく専門分野であるため、是非とも積極的に関わりたいと考えた。しかし、仮に移転後も同じ、リハビリを主とした医療提供スタイルを続けるのであれば、脳神経内科に長けた自分の能力を生かせる場では無くなってしまう。そこで、今後は脳神経内科の病院としてしっかり運営するように提案。こうして脳神経内科という新たな診療科目が開設され、今の脳神経筋センターよしみず病院の名称が生まれた。

「〝脳神経筋〟という表記は、提供する医療を脳神経外科と区別すると共に、脳神経内科という分野が幅広い疾患を網羅していることを表すためのもの」だと神田院長。

脳神経内科は脳血管障害やてんかん、頭痛などの一般的な疾病を始めとし、末梢神経疾患や筋疾患にも対応する。更には338指定難病の内25％が対象となるなど、難病に特化した領域であることも特徴となっている。

そんな中で、脳神経筋センターよしみず病院が担う主な役割は、脳神経難病患者や、高齢化社会に伴い増え続ける神経疾患患者を救うこと。

「山口大学とも連携しながら、疾患に対する診断や治療、研究を推進し、更に関門エリアに位置する様々なクリニックや介護施設、急性期病院とも連携することで、治療が必要な段階から回復期、慢性期の状態まで一貫したフォロー体制が整っています」

昭和病院時代からの実績により、リハビリテーション部門も充実。中枢神経が持つ可塑性に着目した〝ニューロリハビリテーション〟や、最新の機器を取り入れつつ、成人だけではなく小児リハビリテーションにも積極的に力を入れる。

「スタッフもとてもしっかりしていて、リハビリの専門医も居ます。人材面は当院の大きな強みだと思っています」と神田院長。

神経科から脳神経内科への遍歴

数多の症状から患者の疾患を導き出す〝患者を診る能力〟

神経内科という名称が脳神経内科と改められたのは2017年。名称変更の理由を神田院長は次のように説明する。「本来私たちの診療科は神経科と名乗るべきなんです。しかし、神経科と名乗ると日本では間違いなく精神科と解釈されてしまう。そこで、私たちの先輩が神経内科という名称を付け、長い間それを使っていたわけですが、それでも、精神科や心療内科と間違われることが多々ありました。そのため日本神経学会の理事会で、実践している診療内容をより多くの人に理解してもらう意図も含めて〝脳神経内科〟という名称に変更することを決定したのです」

新たに変わった脳神経内科が診察する症状は、例えばしびれやめまい、力が入らない、頭痛など非常に多岐に渡る。脳神経内科の専門医として神田院長は、根本原因の追究のため、〝検査だけには頼らない、自分で患者を診る力〟を重要視している。

「MRIやCTなどで異常ありという結果が出たからといって、それが患者さんの病気の原因だということにはなりません。まずは患者さんの症状、主訴、そして今までの経過を把握します。その上で病気の元がどこにあるのかを考え、検査を行う。そして検査結果が病気の元だと納得できるかどうかが大切です」

症状が多岐に渡るのであれば、それらの原因も非常に多様だ。例えばしびれの原因が、末梢神経の障害という可能性もあれば、脳の障害だという可能性もある。脳は体のあらゆる機能を司り、あらゆる部位と繋がっているため、1つの症状に対して予測できる原因も多方面に渡る。その中から答えを導き出すには筋道立った診察が求められ、確かな診断を行うには、専門医としての豊富な知識と経験が求められる。

また、近年脳神経内科領域の疾患に対しては、新薬開発の進歩が著しい。これまでは治る見込みが無いと考えられていた病気に対しても、次々と薬が開発されている。その背景として神田院長は、「いろんな病気の原因が分かってきたということがあります。そのためこれから先、難病に対する有効的な薬もどんどん増えてくるだろうと思います」と述べる。

しかし、いくら素晴らしい薬が開発されたとしても、正しい診断がつかなければ正しい処方も不可能だ。神田院長が大切にしている〝患者を診る能力〟は正しい処方のためにもとても重要だと言える。

神田院長は患者を診る際に〝ハートをがっちり掴む〟ことも意識している。医師と患者が互いをよく知らないまま診療を行っても、どちらも疲れてしまう。患者の主訴や求めていることをしっかり理解するためには、信頼関係の構築が不可欠だというわけだ。

病気が進行した患者のためのフォロー体制

自身も楽しみながら日々医学の知識を深めていく

脳神経内科の診察においては、患者の病気の進行度合いの見極めも重要ポイントの一つ。病状があまり進んでいない段階であれば、回復を目指した治療も行いやすいが、一方で病状がある程度進み、神経系そのものの修復が難しくなっているような状態だと、病気の根治を目指すよりも、長期的なスパンでの、日々のケアやリハビリが必要となる。

「例えば、多くの急性期病院では、集中的な治療に長けている一方で、入院期間に限りがあるな

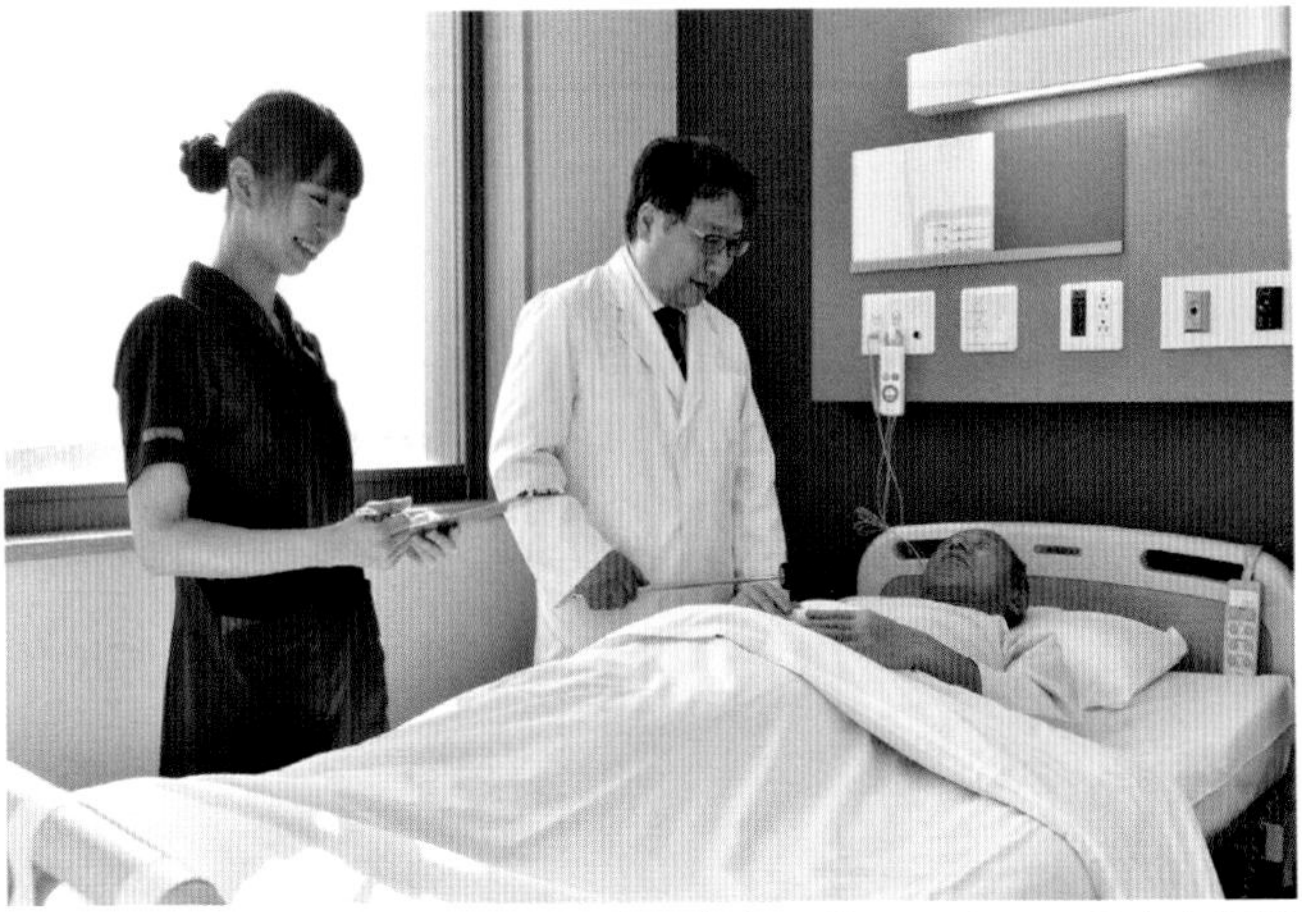
連携のネットワークを駆使し患者の状況に応じて医療を提供

どの理由から、リハビリやケアを提供し続けるのは困難です」

「そうした中で、当院は、急性期的な治療にも対応することが可能で、高度な手術が必要な場合は、連携先の病院へ手術を依頼することができます。そして病状が落ち着く頃に必要となるリハビリも、万全の体制で提供が可能となっています」

さらに、関門エリアの施設やクリニックとの連携により、在宅医療へのサポートも備わっている。このように、患者の状態が変わっても場所や環境を変えることなく、一貫してフォロー出来る体制が脳神経筋センターよしみず病院の特色でもあり、強みでもある。

脳神経内科を専門分野とし、長きにわたり日本の医療に貢献してきた神田院長。その原動力を辿ると〝好奇心〟が大部分を占めていることが分かる。

「とても面白い仕事ですね。日々自分が知らないことや気付きがあるので」

心から楽しめるということは、尽きることのない向上心も持ち合わせているということ。神田院長が医療に励む姿は、学びと成長は永続的に続くのだということを知らしめてくれる。

神田院長はこうした自身の成長だけではなく、後進の育成にも力を入れている。弟子や部下にも、〝どのような疾患でも診る〟ということの重要性を繰り返し伝えているという。

そんな神田院長が臨床の場で経験した事例として、セカンドオピニオンを求めて来院した歩行困難な患者のケースを伺った。整形外科でＭＲＩを撮影すると脊髄が腫れていることが判明。脊柱管を拡げる手術とあわせて免疫療法も行ったが、歩行回復とまではいかなかった。脊髄炎だと思うがどうだろうか、という問いかけだった。

改めて神田院長が患者を診察したのちに、その写真をよく確認すると、腫れた脊髄の横に静脈のわずかな拡張を発見。さらに進んだ画像検査を行った上で、動静脈の吻合が確認できた。これが歩行障害の原因だった。豊富な経験、そして画像診断の結果だけに頼らない診断を行ってきた神田院長だからこそ導き出すことのできた診断だ。

脳神経内科、そして脳神経筋センターよしみず病院のこれから

"生涯勉強"の精神で常に変化を続けていく

先述のケースのように、脳神経内科の範囲内の自覚症状があったとしても、別の科で診察を受けてしまう患者が世の中には大勢いる。「ルーツとなる神経内科の講座が医科大学で作られたのが１９８０年頃と、比較的新しい分野であることも一因でしょう」

また、「この先、脳神経内科の診察をより増やして存在感を高めていくには医師の数が圧倒的に足りない」という課題も。神田院長が後進の育成に力を入れる理由はこうした課題解決にある。

脳神経筋センターよしみず病院としても、リハビリ提供中心の性格、イメージが依然として残る。「イメージを一新し、新しい風を吹かせるためにも人員、特に新たな若い人材が必要」だと力を込める。

「病院そのものの体質を、脳神経内科専門病院として胸を張れるものにする。そうすればここに

就職したい、という若い先生がきっと出てくると思います」

神田院長は、まずは自らが環境改善や新たな取り組みに向けて動き出すことで、良い循環を生み出そうと、目下奮闘中だ。

その取り組みの一つとして、「新薬開発の拠点も担いたい」と考えている。実際に中枢神経の難病中の難病であるプリオン病の国際共同治験を行う病院として、脳神経筋センターよしみず病院が日本で治験を行う3つの病院の一つとしてこのほど選出された。

2021年に新しく設立したばかりであるにも関わらず、このように医療界の進歩に多大な貢献を果たす役割も担っている同院。

神田院長は、「しびれや脱力、めまい、頭痛。何でも診ますので、相談していただければと。また、今かかっている病院で十分な説明が受けられない方も是非当院をご利用いただければ、適切なお手伝いが出来るかと思います」と広くメッセージを送る。

「生涯勉強」が合言葉の神田院長。脳神経内科の向上、そして脳神経筋センターよしみず病院がより質の高い医療を提供出来るように、これからもたゆまぬ努力を続けていく。

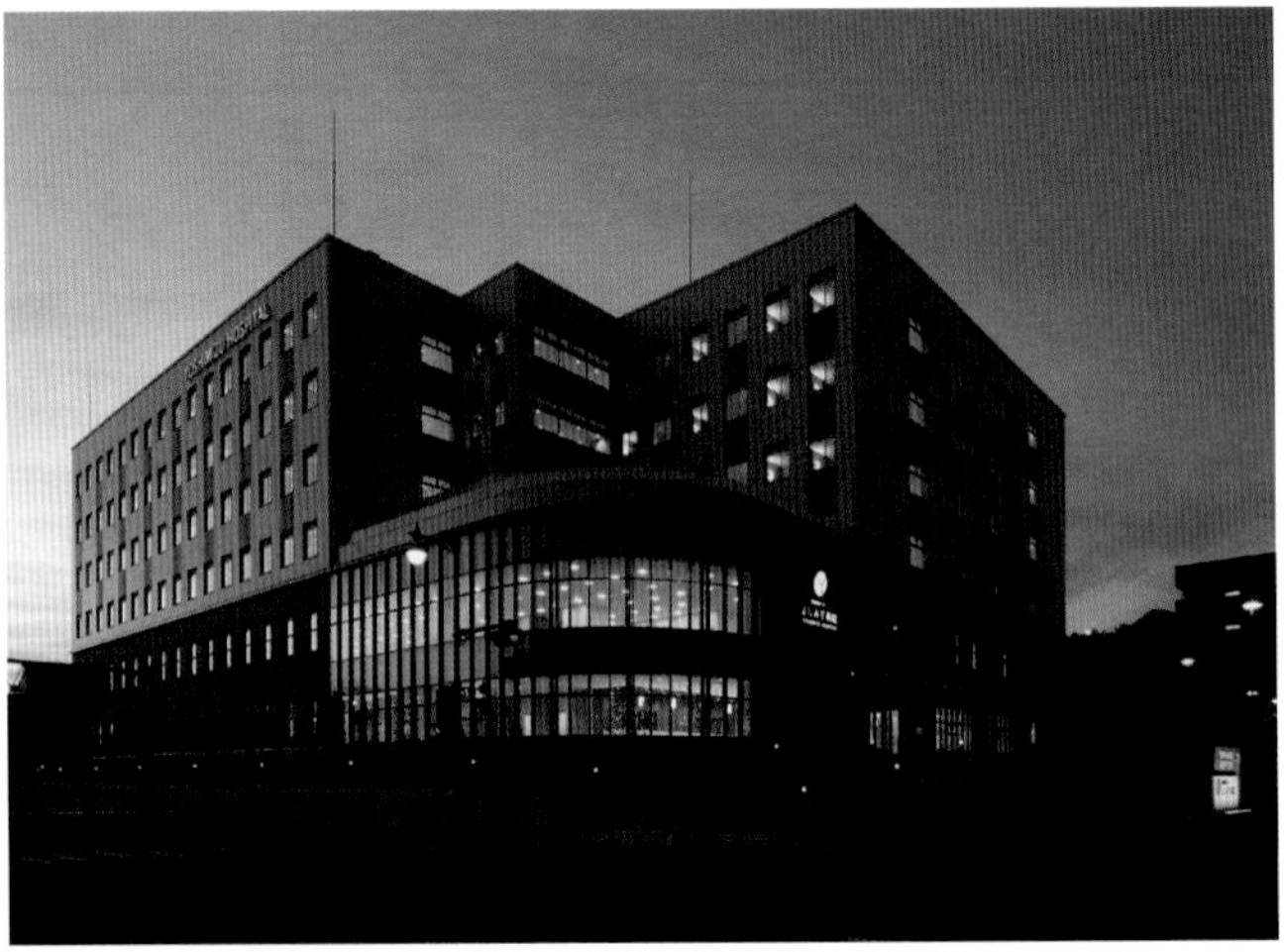

地域の施設や山口大学との連携で包括的な医療を提供する

PROFILE

神田　隆（かんだ・たかし）

1981年3月、東京医科歯科大学医学部医学科　卒業。

同年4月、東京医科歯科大学大学院医学研究科　入学。

1985年3月、東京医科歯科大学大学院医学研究科　卒業（医学博士）。

同年4月、東京医科歯科大学医学部附属病院　医員。

同年6月、東京都立神経病院　医師。

1988年6月、東京医科歯科大学医学部附属病院　助手。

1990年2月、米国南カリフォルニア大学　リサーチフェロー。

1992年1月、米国ヴァージニア医科大学　研究員。

1994年1月、東京医科歯科大学医学部附属病院　助手。

1999年4月、東京医科歯科大学医学部附属病院　講師。

2000年1月、東京医科歯科大学大学院脳神経病態学　助教授。

2004年9月、山口大学医学部脳神経病態学　教授。

2006年4月、山口大学大学院医学系研究科神経内科学　教授。

2022年4月、山口大学医学部神経・筋難病治療学　教授（特命）。

2023年4月、脳神経筋センターよしみず病院 院長 兼 介護医療院あかね 院長。


【所属・活動】

日本自律神経学会。日本神経感染症学会。日本老年医学会。日本頭痛学会。日本神経治療学会。日本神経免疫学会。日本神経病理学会。日本神経学会。日本末梢神経学会。日本内科学会。日本臨床免疫学会。

INFORMATION

所在地
〒751-0826
山口県下関市後田町1-1-1
TEL 083-231-3888
FAX 083-231-7957

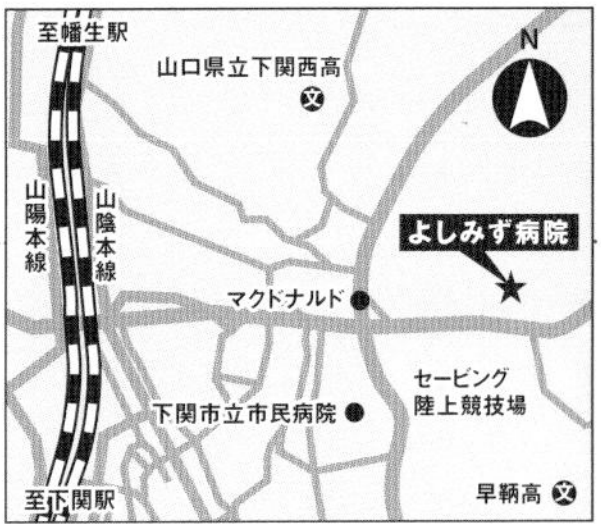

アクセス
JR山陽線、山陰線「下関」駅より
サンデン交通バスで「山の口」停留所
より徒歩5分
JR山陽線、山陰線「幡生」駅より
サンデン交通バスで「山の口」停留所
より徒歩5分
JR山陽線、山陰線「下関」駅より車で約10分
下関ICより車で約10分

設立
2021年

診療科目
脳神経内科、内科、リハビリテーション科、脳神経外科、整形外科、循環器科、消化器科、外科、膠原病・リウマチ内科、眼科、泌尿器科、放射線科、歯科

診療時間
〈月～金〉9：00～12：00、13：00～17：00
〈土〉9：00～12：00
〈休診日〉日・祝・年末年始（12月30日～1月3日）・
お盆（8月14日～16日）

理念
病めるひとのために、より良い医療を追求します。

https://akn-yoshimizu.com/

信頼の×主治医

はせがわ内科外科クリニック

院長 長谷川　正行

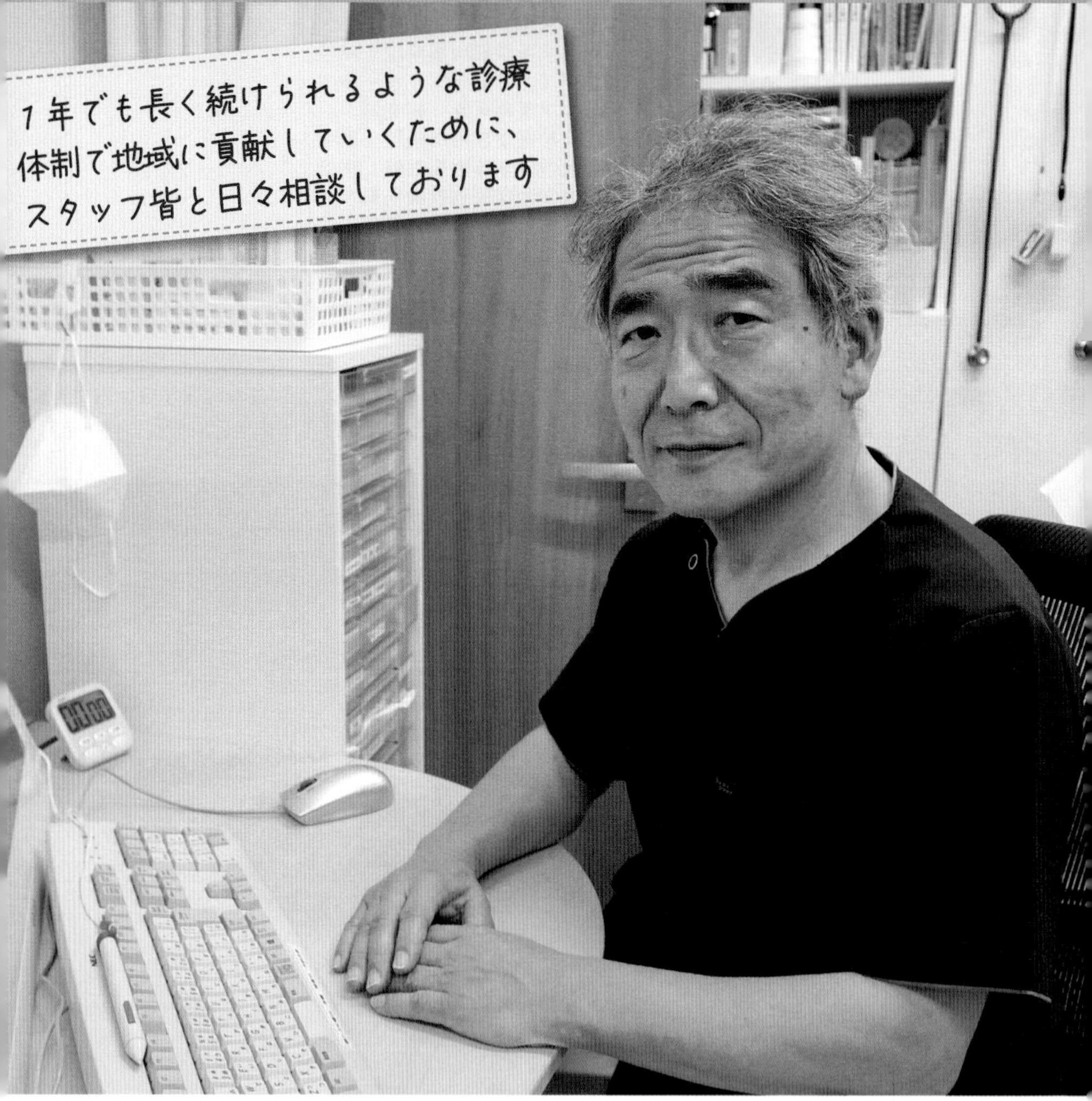
1年でも長く続けられるような診療体制で地域に貢献していくために、スタッフ皆と日々相談しております

地域の人々に寄り添い支える 嚥下治療のプロフェッショナル

一丸となって取り組むチーム医療で予防医療に尽くす

はせがわ内科外科クリニック

明日の高齢者医療を拓く信頼のドクター

「誤嚥性肺炎というものは、その怖さも含めよく知られています。それに対して嚥下障害は知名度が低いどころか、嚥下という言葉すら知らない人の方が多いですね」

そう語るのは、はせがわ内科外科クリニックの院長である、長谷川正行医師だ。

嚥下とは、食物を口の中で噛み、飲み込みやすい大きさにして口から喉、食道、胃の中へ送り込むことをいう。

人間が生きていく上で必要不可欠な食事。その食事をするために必要になる嚥下という行為は、あまりに当たり前の行為であるがゆえなのか、知名度は低いと長谷川院長は語る。

嚥下という機能に何らかの問題が発生し、うまく飲み込めなくなることを嚥下障害という。唾液や食べ物を飲み込むときに、誤って気管に入ってしまうことを誤嚥といい、誤嚥により細菌が一緒に肺に侵入し起こるのが誤嚥性肺炎なのだ。

嚥下障害があることで誤嚥のリスクが高まるため、嚥下障害を評価（診断）し治療することは、高齢者の死因の上位にある誤嚥性肺炎を予防する上で重要となる。

千葉県船橋市の北習志野駅から程近い場所にあるはせがわ内科外科クリニックでは、2018年に開業して以来、地域のかかりつけ医として幅広い診療を手掛けながら、嚥下障害になってしまった人々と向き合い、個々に合った治療法を提供している。

クリニックだからこそできる臨機応変な診療

嚥下の重要性を学び故郷で医療を提供

高校時代から慣れ親しんだ土地で、一般内科から消化器内科、専門外来までに渡る幅広い診療

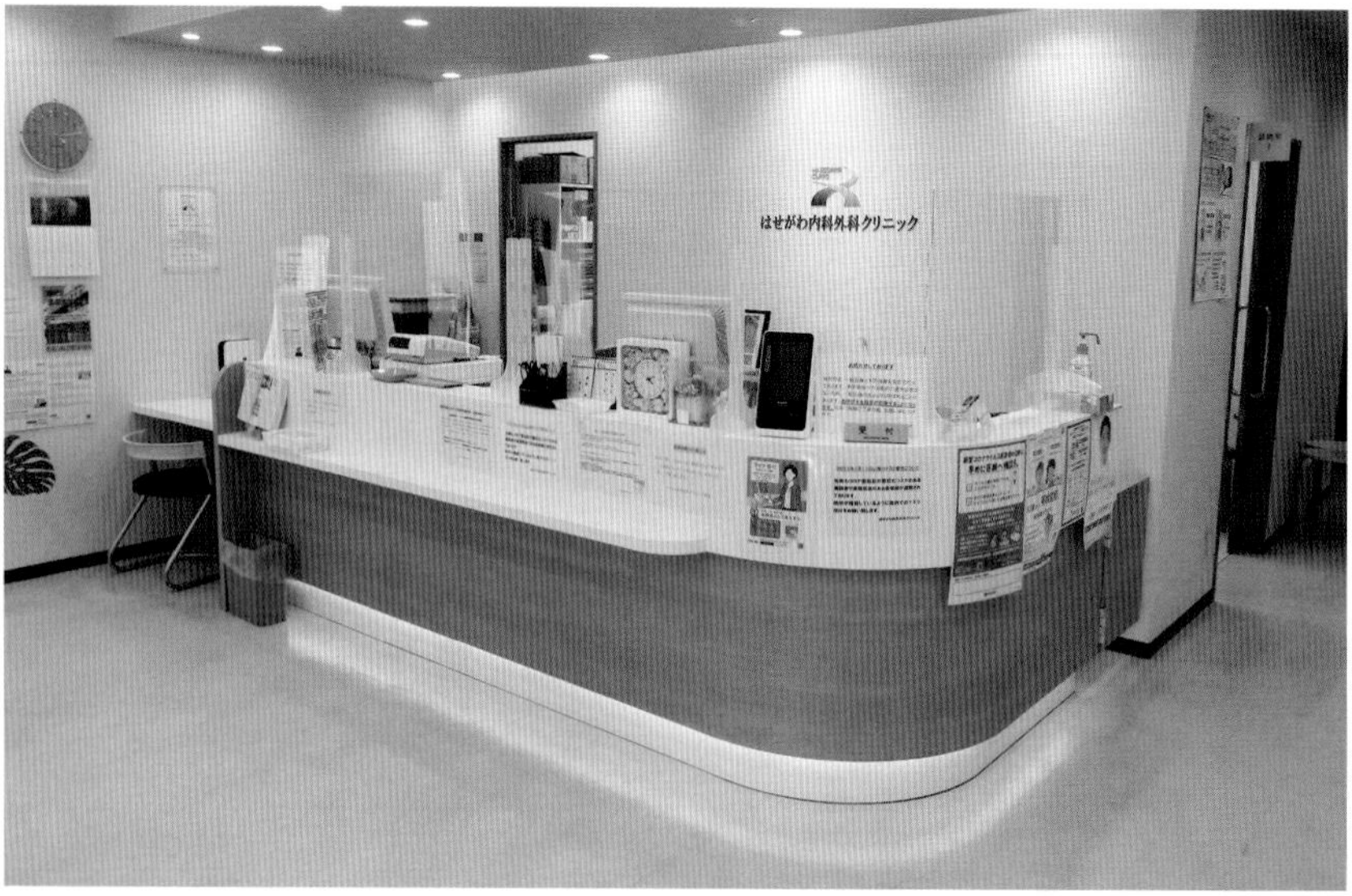

クリニックへ一歩足を入れると、暖かみのある風合いの受付が患者を出迎える

分野と、嚥下障害に悩まされている人々を救い、地域医療に貢献している長谷川院長。

もともとは消化器外科が専門であるが、開業前の9カ月間に当クリニック近隣の総合病院で内科医としての経験を積み、加えて、開業した先輩医師や漢方医学に通じた元同僚医師のもとで勉強を重ね、現在の内科外科としての礎を築いた。

嚥下という分野に興味を持ったのは、JCHO千葉病院で勤めていた際の事例がきっかけだった。「胃癌による通過障害で食事摂取が困難となった方で、元々あった嚥下障害を評価しないまま手術を行った結果、術後に嚥下障害が悪化し誤嚥を起こすようになり、物を食べられなくなってしまった症例を経験したことで、嚥下診療（診断と治療）に興味を持ち始めたのです。とは言え、嚥下診療の医学書を読んでも実践へのハードルが高く、JCHO千葉病院時代は壁にぶつかっておりました」

その後、近隣の千葉東病院への異動で、長谷川院長に転機が訪れることとなる。

千葉東病院では以前から歯科医師が重症心身障害病棟や外来で嚥下診療を行っていたのである。

「本来の消化器外科や移植（腎臓や膵臓）医療以外に、歯科の先生方をはじめ多職種の方々と嚥下チームを組織しチーム医療を行ったことが良い経験となり、嚥下診療に関する知識も深まりました。このチーム医療を発展させる形で、他科も含めた一般病棟に入院している嚥下障害の患者さんを対象にした嚥下入院診療システムを構築し、他科の患者さんの退院後も嚥下診療を継続するための外来診療も行うまでになりました」

そして、こういった予防治療は総合病院ではなく、診療の幅に自由の利くクリニックの方がより質の高いものが提供できると考え、開業へと至る。

経験から得た嚥下の専門知識を駆使する医療を提供

早期介入し患者それぞれに適したオーダーメイド治療を行う

長谷川院長は診療するにあたって2つのことが重要だと考えている。

一つ目は、嚥下障害についてである。

「三大欲求にも含まれる食欲。つまり食べる楽しみというものを人生の最期まで残してあげたい。学友のお父様が誤嚥性肺炎になられ相談を受けたことがあります。千葉東病院で構築した嚥下入院診療システム（これにより私が常勤でなくとも診療が進むシステム）を導入した当クリニック近隣の関連病院に2回ほど入院され嚥下診療をさせていただきました。入所施設では誤嚥を恐れて経口摂取させてもらえていませんでしたが、診断の結果、必要な嚥下訓練を提供し安全な食

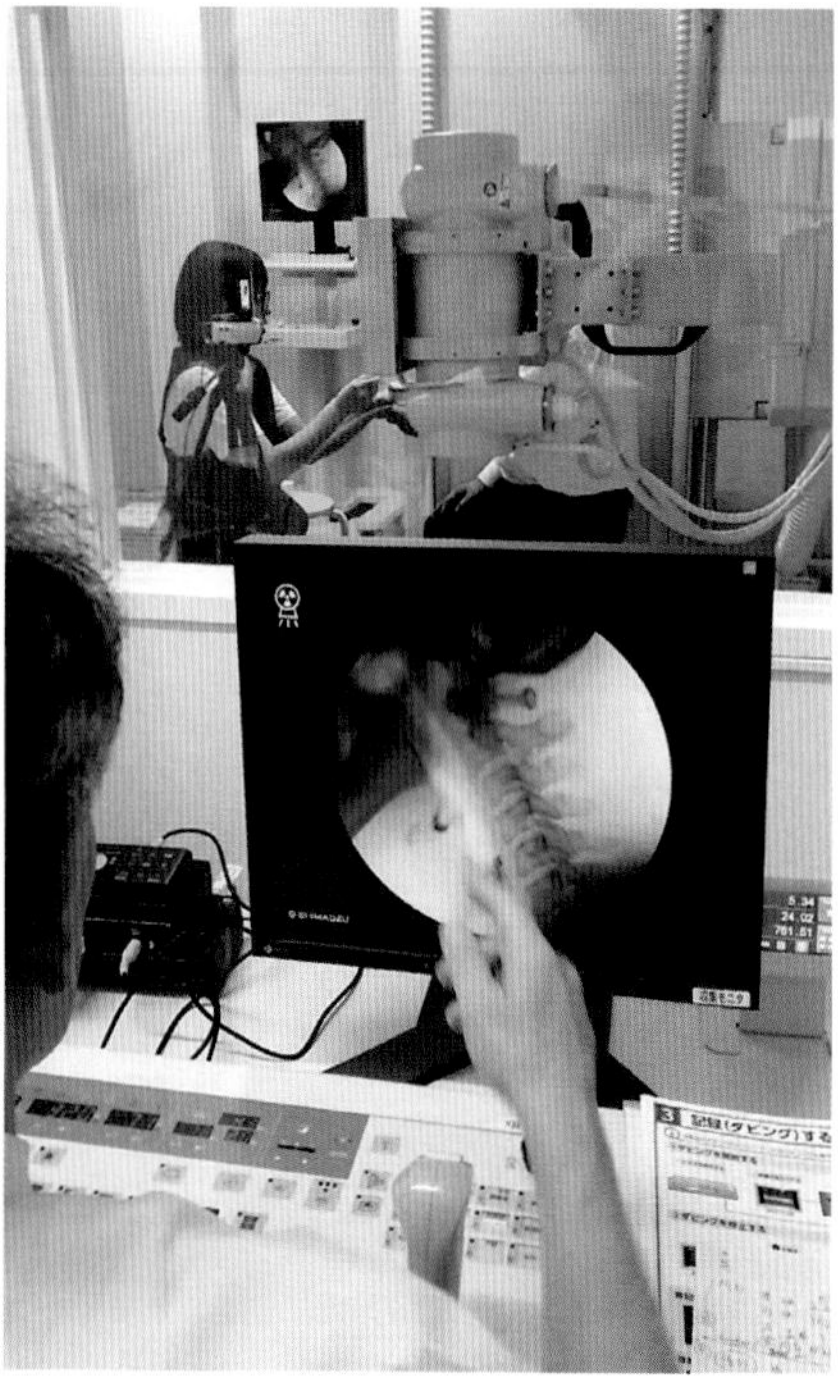
言語聴覚士のスタッフと協力しながら行う
患者の特性に合ったオーダーメイドの
治療がクリニックのこだわりだ

形態を決めることが出来たので、学友である娘さんが在宅で介護されるかたちで、訓練と食形態を可能な限り継続していただいたところ、最期はお楽しみ程度の食事内容だったと思うのですが、経口摂取は続けられたと後にお聞きしました」と語る。

「ご本人は風邪だと思っていても、反復性の感冒症状の場合には、嚥下の検査をすると嚥下障害がすでに存在している場合もあります」と長谷川院長。

また、加齢とともに発病率が上がる脳卒中やパーキンソン病、筋萎縮性側索硬化症などが原因となり、嚥下障害となる患者もいる。

長谷川院長は「そういった患者さんには、嚥下造影または、内視鏡を使った検査で嚥下障害を診断し、嚥下機能の回復訓練をさせていただいています。治療の柱となるのは、障害に見合った嚥下訓練と食形態、姿勢なども含めた食べ方、などに大別されます」と取り組みについて語った。

この取り組みの中で、言語聴覚士の2人にサポートしてもらいながら、個々に合わせたオーダーメイド治療を行うことで回復していく例が多い。

「障害部位（口腔期、咽頭期、食道期）や障害の程度によって様々な組み合わせの治療を言語聴覚士から指導させていただいております。嚥下訓練は食べ物がない状態で行うものが主で、嚥下に関わる筋群の筋力増強や舌などの器官の機能改善、低下した知覚などの感覚改善など、患者さんに合わせた配慮をしていいます」

患者の状態をしっかり把握することが、患者にとって最善の治療に繋がっていく。

嚥下に関する様々な症状で苦しむ患者に出会い感じた経験が、現在長谷川院長が行う治療へと繋がっているのだ。

予防医学の必要性とそこから発見される症状

放置するということの恐ろしさ

診療するにあたって重要視していることの2つ目は、人間ドックや検診などによる早期発見である。

例えば、服薬で痛みが治まったために気にしていなかった腹痛の正体が、人間ドックによって胃がんだったということが判明するケースもあるように、人間ドックは疾病の早期発見に欠かせない。

「ほかの病院で人間ドックを受けて、結果だけを聞いてそのあとは何もしないという患者さんが多いのです」

確かに、人間ドックなどを受けた後、自己判断で放置してしまうという患者は数多くみられる。そういった患者のために長谷川院長は、高血圧や糖尿病など生活習慣病の診療を行うにあたり、血圧手帳や生活習慣様式などを地道に評価し、それに基づいた運動療法や食事療法などの指導を行っている。

「検診や人間ドックなどの予防医学の範疇に、嚥下診療も入ります。予防医学は本当に大事なことですので、今後も力を尽くしていきたいです」

早期に検査を行いその症状に合わせた適切な訓練や治療を行えば、大多数の患者は症状の改善や治癒が見込まれる。長谷川院長のように、嚥下や生活習慣病などの早期発見を重要視する姿勢は、予防医学という観点から鑑みても、更なる啓蒙活動がされてしかるべきだろう。

患者とスタッフ、みんなで繋いでいく診療

受付時から診察まで連携の取れたチーム医療を行う

現在のスタッフは、昔アルバイトをしていた病院から縁が続く1名を含め看護師が5名と、事務は長谷川院長の妹を含めた7名が在籍している。そのメンバーが一丸となって取り組んでいるのがチーム医療である。

電子カルテの構成は、①受付時の問診と、患者の自己申告によるところの訴え。②熱はどれくらいあるか、聴診、視触診などの所見。③それらの情報から医師が行うアセスメント。④それらによって立てられたプランや⑤指導の内容という①〜⑤の5段階になっており、各段階で職種別に関与可能な事項に関して、各スタッフが役割を果たしてくれている。

「それぞれが患者さんに関与することで、同じ方向を向くことができる。逆にいえば、患者さんを通さなければチーム医療はできません」

例えば、医師として患者と話をしていて気付かないことでも、最初に患者と会い受付をする事務の目から見ると気付く場合がある。

「『あの患者さん、最近物忘れが酷くなっています。認知症が始まっているかも』と教えてもらっ

たことがあり、その情報がその後の診療に有意義となったこともありました」

同様に、看護師も「お腹が痛い」と来院した患者に対し、服の上からでは分からないような帯状疱疹を、皮膚を見ることで発見し、長谷川院長へ報告してくれることもあるという。

「スタッフそれぞれが患者さんをしっかり見ることを心掛ければ、医師も看護師も事務もそれぞれの立場で患者さんを知ることができるようになります。それぞれが患者さんのために同じ方向を向いて、同じ立場で意見を出し合うことができるようになれば、自然とチーム医療ができるようになっていきます。それが患者さんに還元されて、良い方向に進んで行けるのだと思うのです」

患者本人も気づかない症状の早期発見や、的確な診察といった、たくさんのメリットがもたらされるチーム医療の徹底。これにより、見過ごされるかもしれなかった病の早期発見が叶い、多くの患者が救われている。

交流し繋がることで生まれる地域医療

関わることから得ることのできる信頼

長谷川院長には、心からの尊敬に値する指導医がいるという。

「患者さんや同僚の方々を裏切ったりするようなことは決してなく、指導している私たちのような医師には、面と向かっては手厳しいのですが、不出来な門下であっても、公の場では愚痴も含めて、けなすようなことは一切ありませんでしたし、今でもそうです」

共に働いていた当時は厳しく指導もされたというが、「ハーバード大学を紹介してくださったのもその先生です。相談に乗っていただいて解決出来たこともありました。本当に頼りになる方

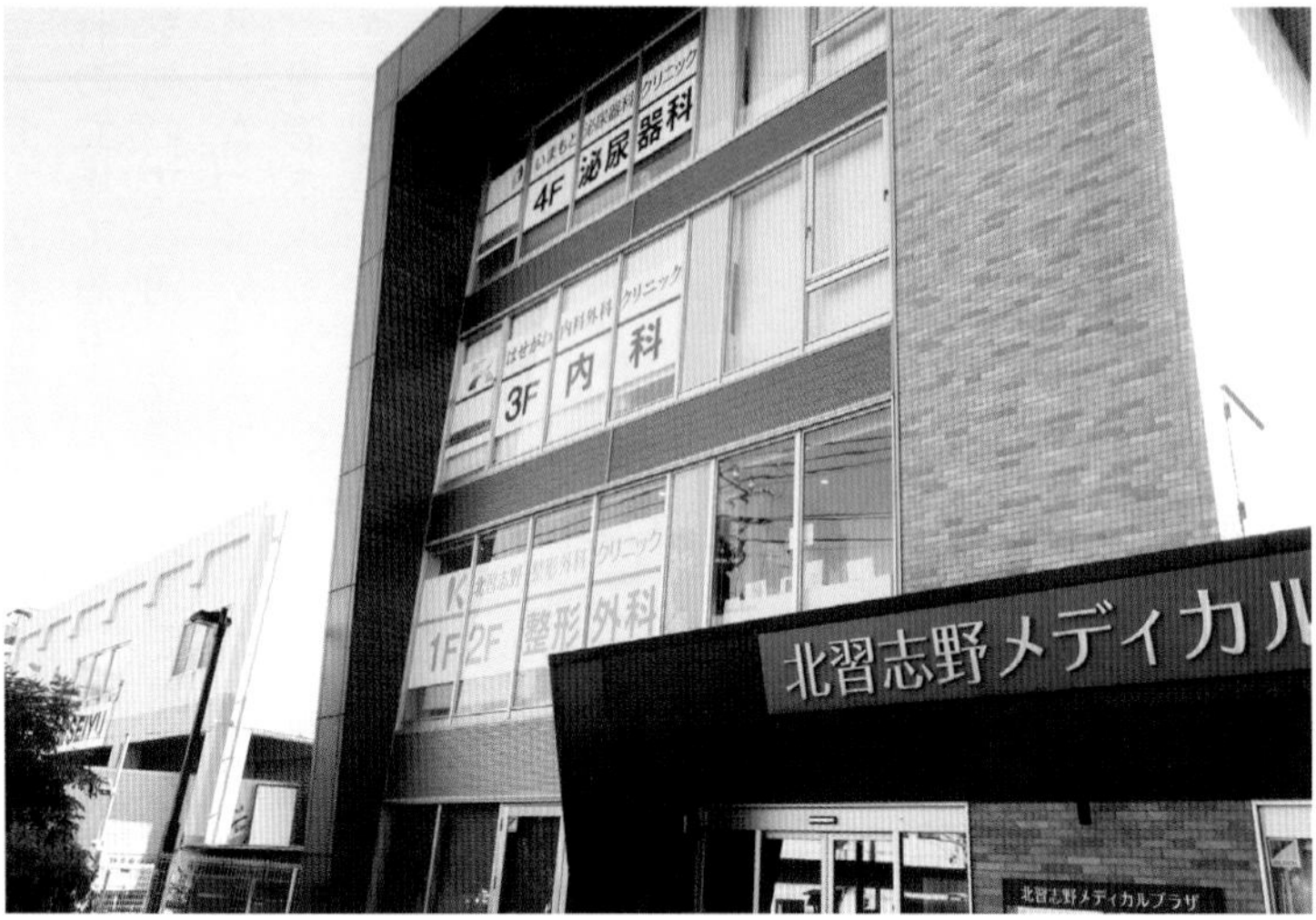

地域住民の健康を支えるために今日も嚥下治療に邁進していく

です」と称賛しながら話した。

そんな医師の背中を見て学んできたからこそ、現在の長谷川院長の診療や、チーム医療を重視する方針。そして、地域の方との関係に繋がるのだろう。

開業してから5年という歳月で信頼を得て、地域の健康を支え続けている長谷川院長。

「診療以外での地域との交流もとても重要で、コロナ以前は地域のお祭りに参加させていただいたり、町会を通して嚥下についてなどの講演を開くことで、嚥下の知識の普及をしております。私も高齢になりましたので、無理をせず長く続けられるような診療体制にしていくために、スタッフ皆と日々相談しております。そうして1年でも長く地域に貢献したいですね」と嬉しげに目を細めて語った。

今後の課題は嚥下障害と嚥下の認知度の向上だと熱弁する長谷川院長。その勤勉さや人柄に触れるにつれ、その想いの大きさと嚥下についての理解を普及することの大切さに身をつまされる。「この長谷川院長の姿勢が強い影響力を持って、嚥下、ひいては予防医療に理解と進歩をもたらすのだろうと考えさせられた。

はせがわ内科外科クリニック

PROFILE

長谷川　正行（はせがわ・まさゆき）

1987年3月　山梨医科大学　卒業。
1987年4月　千葉大学医学部付属病院 第二外科（現、先端応用外科）入局。
1998年3月　医学博士学位取得。
1999年8月　米国ハーバード大学医学部 Cancer Cell Biology 留学。
2002年6月　JCHO 千葉病院外科部長。
2012年9月　国立病院機構千葉東病院外科医長。
2017年7月　千葉秀心会東船橋病院内科。

【所属・活動】
医学博士。日本外科学会専門医。日本摂食嚥下リハビリテーション学会認定士。嚥下内視鏡研修終了。マンモグラフィ読影医。日本移植学会移植認定医。臨床腎移植学会移植認定医。

INFORMATION

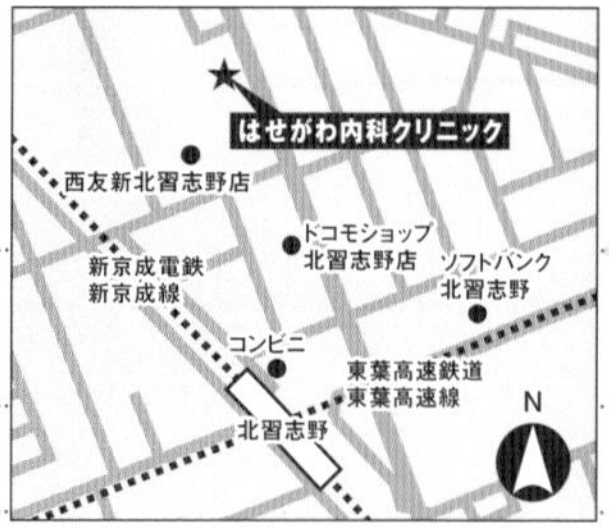

所　在　地　〒274-0063
千葉県船橋市習志野台1-38-11
北習志野メディカルプラザ 3F
TEL 047-469-1159

アクセス　新京成電鉄新京成線・東葉高速鉄道東葉高速線「北習志野」駅より徒歩3分

設　　立　2018年4月

診療科目　内科（一般内科、生活習慣病、アレルギー疾患、脳卒中の予防、健康診断・人間ドック、予防接種）
消化器内科（消化器内科、胃カメラ、ピロリ菌検査・除菌、胃炎、逆流性食道炎、過敏性腸症候群、食道の病気、胃・十二指腸の病気、肝胆膵の病気）
外科（外科治療、粉瘤・脂肪種、巻き爪、陥入爪）
専門外来（肛門内科、睡眠時無呼吸症候群、摂食嚥下、AGA 外来、プラセンタ注射）

診療時間　〈月水・金〉9：00 ～ 12：00、14：30 ～ 17：30
〈土〉9：00 ～ 13：00
〈休診日〉木・日・祝
※通常休診の木曜（第3あるいは第4木曜）に、祝日の振替日として月1で木曜 9：00 ～ 11：30 まで診療

はせがわ内科外科クリニックの5つの特徴
・嚥下障害への早期介入で、オーダーメイドの訓練指導を行っている
・早期発見による予防医学に力を入れている
・幅広い診療科目と知識で地域に貢献
・スタッフが一丸となったチーム医療を提供
・患者とのつながりを重要視する心意気

https://www.hasegawa-naikageka.jp

医療法人玉昌会

加治木温泉病院

信頼の×主治医

院長 **夏越　祥次**

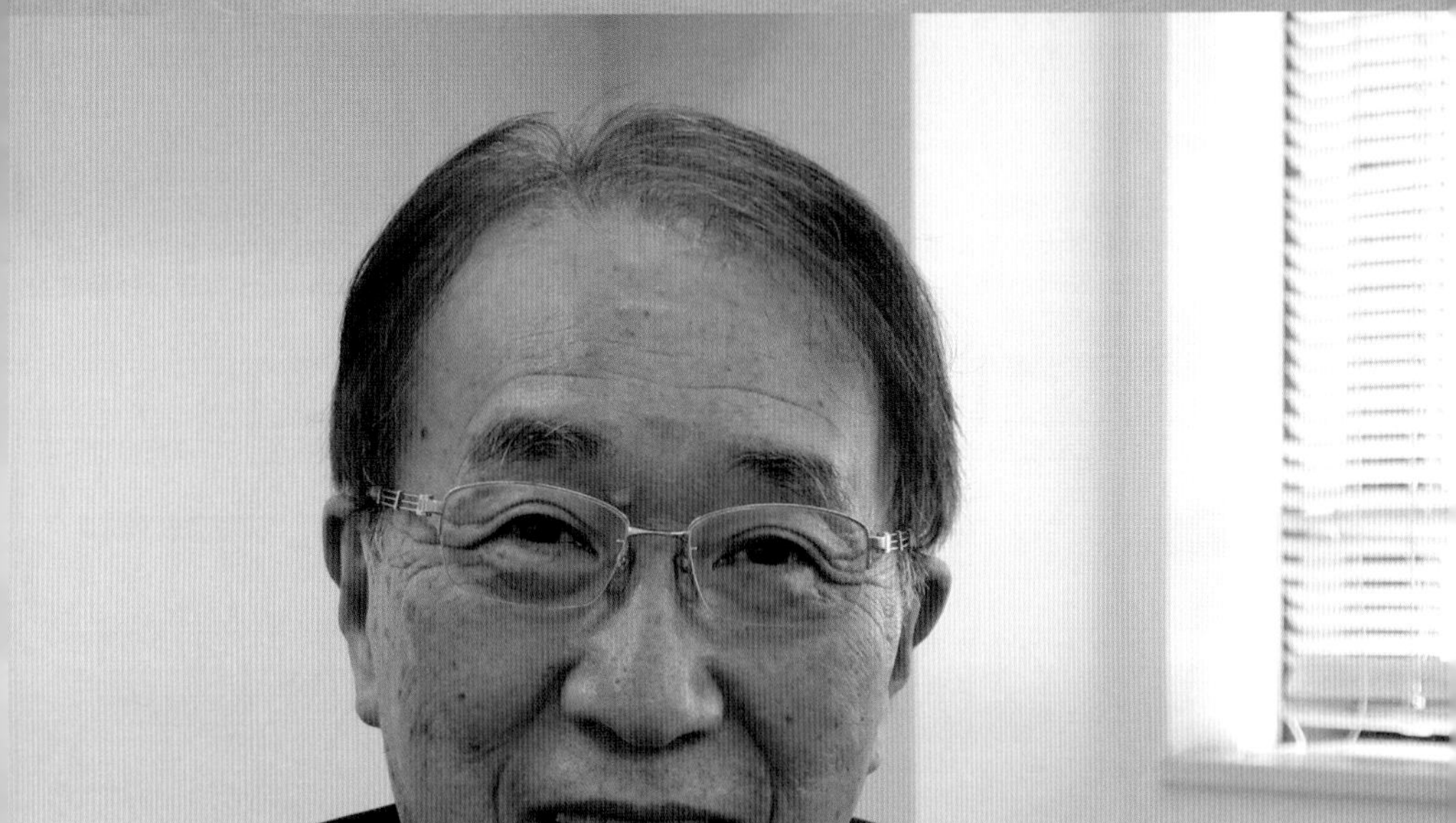

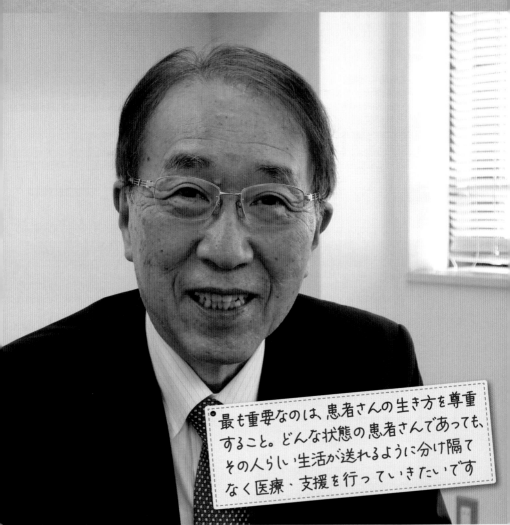

最も重要なのは、患者さんの生き方を尊重すること。どんな状態の患者さんであっても、その人らしい生活が送れるように分け隔てなく医療・支援を行っていきたいです

〝低賞感微〟の行動指針を基に
地域包括ケアシステム〟の推進を目指す

院、クリニックや施設のみならず、地域住民全体で取り組むからこそ意味がある

医療法人玉昌会　加治木温泉病院

明日の高齢者医療を拓く信頼のドクター

玉昌会グループは鹿児島市とベッドタウンである姶良市に密着し、絶えず変わり続ける医療や介護のニーズに応えるべく、ウェルネス（健康増進）や介護、子育て支援に健診、医療の5つの要素を総合的に提供する。〝未来に向けた医療環境を構築する〟というグループビジョンを実現するために、玉昌会グループは様々な施設を展開している。〝ウェルネス〟の部分では、関連事業所である株式会社JOYが会員制フィットネスクラブ事業の運営を通じて担当。また子育て支援の部分は、社会福祉法人幸友会かずみ保育園や子育てサロン、院内託児所チェリッシュキッズルームによって担われている。

介護では、鹿児島地区、姶良地区両方に幅広く、様々な施設が存在している。例えば鹿児島地区には、住宅型有料老人ホームほりえ、看護小規模多機能型居宅介護麗や星の街など。姶良地区には加治木温泉病院介護医療院、介護医療院おはな、看護小規模多機能型居宅介護とまり木、お福、住宅型有料老人ホームおはな別館、グループホーム花いちもんめ、木もれ日などが設立されている。

〝医療〟ビジョンの実現を担う病院も、両地区でそれぞれ運営されている。鹿児島地区のキラメキテラスヘルスケアホスピタルでは〝100日間を通して、やさしく包まれる病院〟というコンセプトを掲げ、回復期・慢性期・在宅・介護サービス機能の質向上を目指し、人間ドックや健康診断を行うトータルウェルネスセンターも併設されている。また、高度急性期・急性期型のいまきいれ総合病院と室内連絡通路で連結し、医療機能を連携しながら、地域住民に対し高度急性期から慢性期・在宅・介護サービスに至る「地域完結型」医療介護システムを提供する日本で初めてのモデルである。

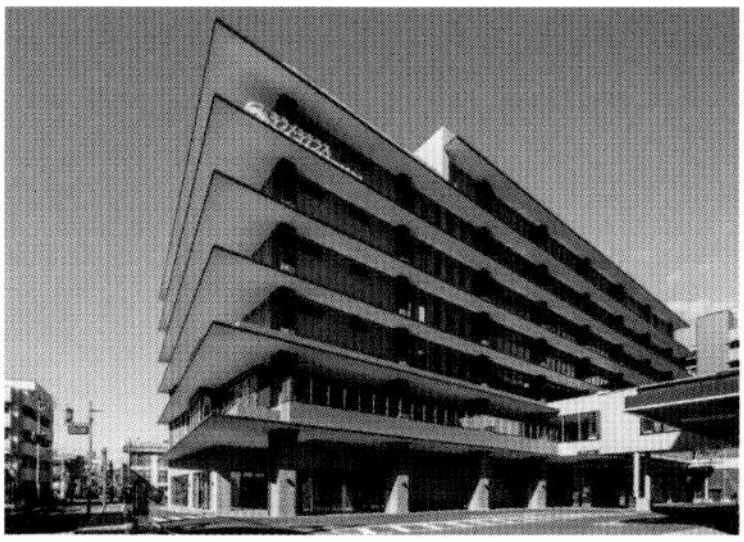

最新の機器を取りそろえたキラメキテラスヘルスケアホスピタルは、鹿児島地区の医療を担うべく誕生した

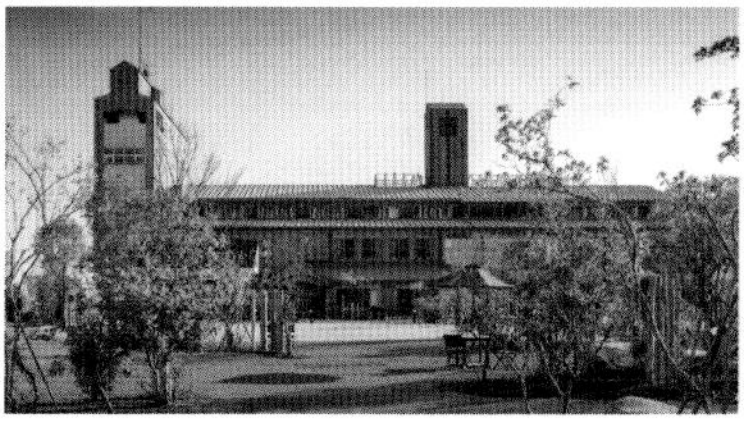

「私らしく、ここから」をテーマにジムやヨガスタジオで〝ウェルネス〟の実現を目指すWellBe Club

そして姶良地区に位置する病院こそが、加治木温泉病院だ。ここでは回復期病棟や地域包括ケア病棟、慢性期病棟を取りそろえ、リハビリ施設や人工透析まで完備。加治木温泉病院は設備の充実したケアミックス病院として、地域住民から親しまれている。

〝低〟…すべてに謙虚な気持ちで接する、〝賞〟…お互いを思いやり敬意を払う、〝感〟…すべてに感謝する、〝微〟…微笑みを添えて態度で示す、〝低賞感微〟の行動指針を遂行すべく、院長の夏越祥次医師は患者目線の医療提供に心を砕く。そんな夏越院長の高い志や加治木温泉病院のこれからなど、幅広くお話を伺った。

へき地・離島医療の経験が患者主体の医療に繋がる

新たな挑戦を求めて加治木温泉病院院長に就任

消化器外科を専門とする夏越院長のルーツは、救急医療に興味を持ったことから始まる。しかし夏越院長が医師になった頃は救急科という診療科が無かったため、緊急性の高い患者と接する機会が多い外科を志す。医師となって初めての出張先は奄美大島の県立大島病院だった。いわゆる離島・へき地医療の最前線。病院へ搬送される患者の病状は実に様々だった。時には他科の医師に協力を要請しながら、ほぼ毎日急患の治療に当たっていた。

「少しでも多くの患者さんを助けたいので、救急医療に携わっていました。これこそが医療の原点だという、医師として土台となる考えがこの時に出来上がっていったと思います」

やがて鹿児島大学医学部において教鞭を執るようになり、後に鹿児島大学病院院長、そして鹿児島大学副学長を兼任するまでに至った。そんな経歴を持つ夏越院長は、後進の医師に対して「一通り全ての症状を診られるようになってほしい」と伝える。

「近頃は専門医として都会で医師をやる人が多いです。しかし、それだと患者さんが自分の抱える症状の数だけ専門医を訪れる必要があり、負担がかかります」

若い頃から幅広い診察が求められる離島・へき地医療に携わってきたからこそ、患者目線での診察を常に心掛けている。そんな夏越院長が加治木温泉病院院長に就任したのは２０２０年のこと。

「当時兼任していた鹿児島大学病院院長と鹿児島大学副学長を退任する時に、お声掛けいただきました。ちょうど何か新しいことを始めたいと考えていましたので、これまで経験の無かった回復期・慢性期に取り組んでみたいと思いました」新たな分野に挑戦すべく足を踏み入れた加治木温泉病院で、今現在もその手腕を発揮し続けている。

地域密着型の医療のみならず、より広域に渡った医療にも貢献

全国的に珍しい取り組みに加えＩＣＴも取り入れる心意気

加治木温泉病院では、内科や外科などをはじめとする全17の診療科目に、もの忘れ外来やボトックス外来など７つの専門外来を設けており、様々な患者に対応可能。また、回復期病棟を持つ加治木温泉病院はリハビリにも力を入れている。その一例として、全国的にも珍しい義肢装具部門の設立が挙げられる。ここでは常勤の義肢装具士が患者一人ひとりに合った装具を作成している。患者へのリハビリ指導のみならず、〝地域リハビリ広域支援センター〟では、地域のリハビリ関係従事者に対する研修の実施や、地域住民から寄せられる医療や福祉関係の相談対応もリハビリ推進の一環として行う。

「今まで高度急性期の大学病院外科に勤めていたこともあり、なかなかリハビリに触れる機会がありり

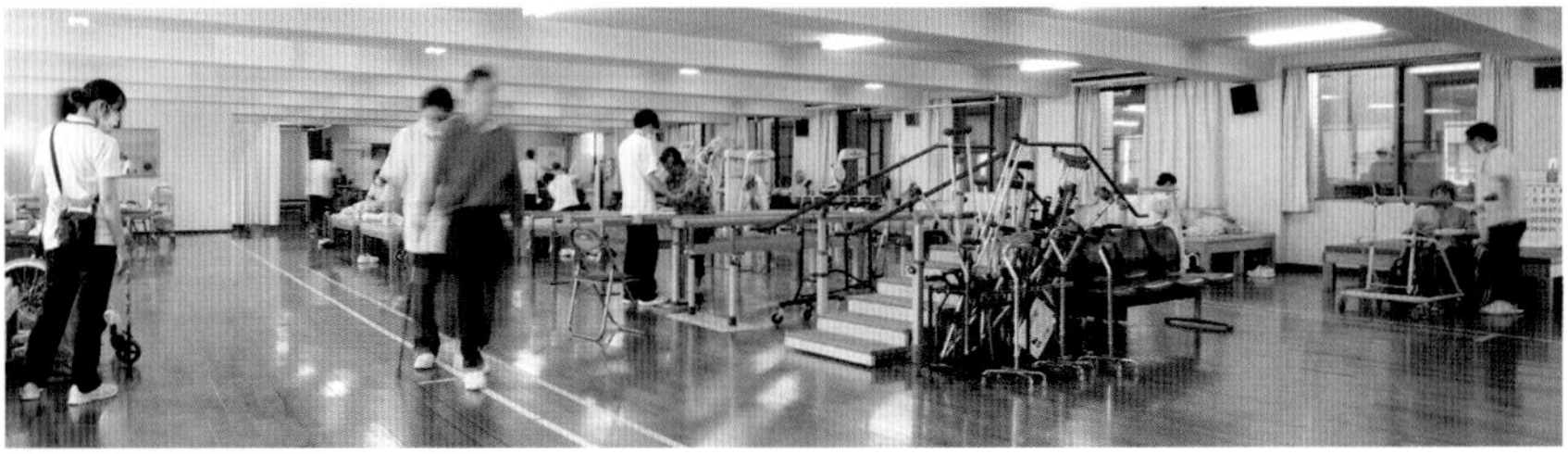

患者一人ひとりに合わせたリハビリ実践を心掛ける総合リハビリテーションセンター

ませんでした。しかしこちらに来て、リハビリの重要性に気付きました。患者さんに対して隙間のない治療を実践している、という風に感じたのです」

疾患の治癒は患者にとって人生の一部に過ぎない。治療後の生活まで豊かになるように心を砕く様子は、行動指針でもある〝低賞感微〟に沿った医療の実践そのものだ。

広域における医療提供という面では、〝航空身体検査〟の実施も特筆すべきだろう。航空機を操縦するためには国土交通省指定の医療機関で身体検査を受けるよう義務付けられている。加治木温泉病院は2010年に国土交通省の指定を受け、2015年にはアメリカ連邦指定の航空身体検査機関として認定。日本と世界を繋ぐパイロットを医療面で支えている。

地域と日本全体、様々な規模で柔軟に医療の提供を続ける夏越院長。そんな彼は未来の医療の在り方について、「ICTの活用が鍵になります」と予測する。

「ICTを訪問看護や訪問介護、訪問リハビリに応用することで、新たな訪問サービスの開拓期になるのではないかと考えています。例えばICTを応用した、オンラインリハビリのようなサービスです」

近年は核家族化も進んでおり、地方では高齢者の一人暮らしも少なくない。身体機能の低下に懸念のある高齢者たちにとって、通院や施設通所は大きな課題となる。そこでICTを使い、自宅に居ながらリハビリを受けられるようにするというアイデアだ。

その他にも訪問看護・介護、在宅医療における見守りシステムの活用など、〝いつまでもすこやか〟な生活の実現を図るべく最新技術への関心も尽きない。

病院を根本から見直す働き方改革

仕事を楽しんでほしいから、スタッフの意見を大切にしたい

高度急性期病院である鹿児島大学病院と、回復期・慢性期を主軸に置いた加治木温泉病院。2つの異なる病院を経験した夏越院長はそれらの特色の違い、そして共通点を身をもって実感した。
「高度急性期と回復期や慢性期では、患者さんの病状や看護師の割合や在院日数など、違う部分もあります。ですが、医療の基本とはどのような疾患であっても患者さんをしっかり診ること。その基本の考えが変わらない限り、病院の形態が違っていてもやるべきことは一緒だと思います」と晴れやかに述べる。しかしその一方で「課題もあります」と夏越院長。

以前、同院では患者の様態が急変すれば、夜中でも主治医に連絡して対応するという一人主治医制であった。そこで夏越院長は、土曜日午後、日・祝日、平日夜間は、主治医ではなく日当直医が担当する、必要があれば日当直医から主治医へ連絡をする。あるいは患者さんへの相談・対応などは平日の診療時間内に行う、という方法で医師の働き方改革に着手。また、大学病院在籍時の経験を活かし、インシデント、アクシデントを積極的に報告させ、医療安全を強化。

「起こしてしまったインシデントやアクシデントは、報告をきちんと行うことによりスタッフ間で共有し、病院全体の医療の質改善に繋げていくことが重要です」と、職員全体で患者の安全を守る意識を育てていった。病院の規模は大きくとも、スタッフ一人ひとりの行動や声を拾い上げるのは、夏越院長自身の仕事に対するスタンスの表れともいえる。

「折角仕事をするのであれば、『今日もしんどかった』ではなく『明日はこういうことがあるから仕事が楽しみだ』と前向きに考えた方がいいと思います。そのために、当院でどんなことがしたいかを

スタッフに考えてもらいたい。今の若い人たちは様々なアイデアを持っていますから、ぜひそれを聞いて活かしたいです」病院長という立場であるからこそ、次世代の人材を育成する努力を怠らない。それこそが病院を発展させていく秘訣だ。

「スタッフには多様性があります。なので様々な意見を出してもらいつつも、〝病院をよりよいものにする〟という全員のベクトルは必ず同じにしています」

高齢者から子どもまで、全世代のための医療構想

高齢化が進む現代だからこそ地域住民の力が求められる

加治木温泉病院が位置する姶良地区は、高齢者層と若年者層、２つの年齢層が入り交ざる土地。そのため求められる医療ニーズは非常に幅広い。

「患者さんが高度急性期あるいは急性期病院での治療後は、地域の病院がしっかりその後の治療を引き継いでいく必要があります。そして地域の病院から在宅や施設へ繋いでいく。こういったシステムこそが地域包括ケアシステムです。そして、地域から求められる病院の役割を当院が担うべきだと考えています」このように、患者の状態に合わせて医療と介護を切れ目なく提供できる仕組みを、地域住民を交えてさらに加速させていくのが夏越院長のねらいだ。

「現代は高齢化が進んでいます。それに伴い、これまでの悪性腫瘍、心・脳血管障害に加え、認知症や嚥下性肺炎が増加していますし、骨折をきっかけに廃用症候群のリスクが上がる、ということも考えられます。地域で暮らす高齢者の方々のそういった課題に取り組んでいくためにも、我々病院だけでなく、地域住民の皆様と一緒にシステムを推進させていきたいと考えています」

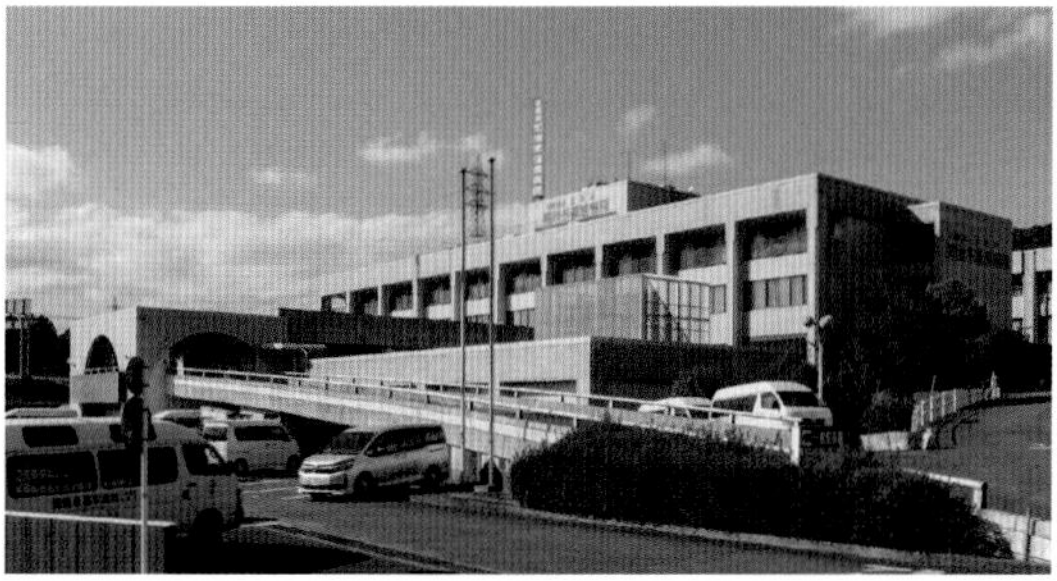
〝地域包括ケアシステム〟の実現、そしてよりよい日本の医療のために加治木温泉病院は今日も成長し続ける

また、具体的な構想の一例としてこのように語った。「例えば老々介護というものがありますね。それを少し変えて、地域でボランティアグループを作り、地域の元気な高齢者が病気の高齢者を介護する仕組みを作る、〝老々支援〟というようなことが出来ればいいと思っています」近年、社会では介護施設の人材不足が課題として挙げられているが、もしもこのように地域間のボランティアが活発になれば、介護を必要とする高齢者にとって心強い支援となり、支援する高齢者も生きがいを見つけ元気になるだろう。

「高度急性期・急性期治療は相応の設備を持つ病院で、患者さんの病態に合った治療を受けてもらうべきです。急性期後には、回復期や慢性期といった病院機能の分別と連携が必要になります。ですが最も重要なのは、患者さんの生き方を尊重すること。どんな状態の患者さんであっても、その人らしい生活が送れるように分け隔てなく医療・支援を行っていきたいです」

次世代の加治木温泉病院に向けて計画始動

各医療機関、施設と連携し〝地域でトリアージ〟

病院を単なる医療施設として考えるのではなく、地域という大きな括りの中でも役割を担う存在であると考えている夏越院長。そんな想いを実現させるかのような計画が進行中だという。

「実は今、地域のかかりつけ医、そして医療の窓口となるべく、当院を分割する計画を立てています。回復期病棟を中心に、地域包括ケア病棟や慢性期病棟、療養病棟をそれぞれ分割し、各機能の明確化を図った上で、軽度の救急患者を滞りなく受け入れられる体制を作っていきたいです」

患者の状態を確認し、受け入れ先を素早く判断していく。これを夏越院長は「地域の中で患者さんをトリアージできるようなイメージです」と表現した。

近頃は患者を総合的に診断するような医師よりも、ある分野に特化した専門医が活躍している。「そのため、複数の症状を抱える患者は複数の医師にかかる必要があり、これが近年の地域医療、とくに離島・へき地の医師不足に繋がっているとも考えられます。このままだと、地域医療の崩壊が加速的に進んでいきます」と夏越院長。このような現状を打破すべく考案されたのが、この加治木温泉病院分割計画だ。地域包括ケアシステムに基づいたこの構想を実現させるためには、地域のクリニックや他の急性期病院との連携が欠かせない。加えて、日頃から地域の病院、あるいは施設が持つ役割をはっきりさせておくことで、緊急時の患者の搬送も容易になる。

「一人の力だけで出来る医療は限られています。ですがみんなで協働しながら、いい治療、いい支援が出来ればというのが根本にある想いです」

夏越院長の好きな言葉は〝水滴石穿〟。一滴の水量は少なくとも、それが積み重なればやがて石をも穿つ力になる、という意味の四字熟語だ。

「何もしないで良い結果が得られるということは滅多にありません。だから毎日精進するという生き方はとても大事だと思っています」

これまでも外科手術手技を着実に積み重ねてきた夏越院長。その積み重ねが数々の重篤な疾患という名の石を穿ってきた。地域包括ケアシステムの実現に向けて、加治木温泉病院のスタッフそれぞれが、そして地域住民それぞれが持つ水滴を合わせれば、日本の医療の未来を切り開く力になるだろう。

医療法人玉昌会

加治木温泉病院

PROFILE

夏越　祥次（なつごえ・しょうじ）

1981 年、広島大学医学部医学科卒業。
1990 年、鹿児島大学医学部第一外科助手。
1996 年、ドイツ・ミュンヘン工科大学留学。
1999 年、鹿児島大学医学部消化器・乳腺甲状腺外科講師。
2004 年、鹿児島大学医学部消化器・乳腺甲状腺外科准教授。
2009 年、鹿児島大学医学部消化器・乳腺甲状腺外科教授。
2015 年、鹿児島大学附属病院　副病院長。
2017 年、鹿児島大学病院長、鹿児島大学副学長。
2020 年、加治木温泉病院　病院長。

【所属・活動】
日本外科学会　特別会員。日本消化器外科学会　名誉会長、名誉会員。日本食道学会　名誉会員。日本胸部外科学会　特別会員。日本胃癌学会　特別会員。日本癌治療学会　功労会員。日本臨床外科学会　評議員。日本胸部外科学会　特別会員。日本消化器癌発生学会　名誉会員。日本リンパ学会　常任理事、編集委員。胃外科術後障害研究会　名誉会長。手術手技研究会　幹事。日本 SNNS 研究会　世話人。臨床解剖研究会　世話人。食道胃外科フォーラム　世話人。NPO 法人国際食道疾患会議　理事。鹿児島県地域医師育成　特別顧問。メディポリス医学研究所　理事。姶良地区地域医療構想調整会議　委員。鹿児島県地域医療対策協議会　委員。日本蛍光ガイド手術研究会　世話人。日本がん転移学会　名誉会長。日本胸部外科学会九州地方会　名誉会員。日本大腸肛門病学会九州地方会　幹事。日本癌局所療法研究所　特別会員。九州内視鏡・ロボット外科手術研究会　名誉会員。

INFORMATION

所在地	〒 899-5241 鹿児島県姶良市加治木町木田 4714 TEL 0995-62-0001 FAX 0995-62-3778
アクセス	JR 日豊本線「加治木」駅より 徒歩 20 分 南国交通「加治木インター前」停留所 より徒歩 5 分
設立	1978 年
診療科目	内科、腎臓内科（人工透析）、リハビリテーション科、整形外科、脳神経内科、脳神経外科、消化器内科、消化器外科、外科、肝臓内科、循環器内科、糖尿病内科、耳鼻咽喉科、頭頚部外科、皮膚科、泌尿器科、心療内科、歯科、もの忘れ外来、ボトックス外来、頭痛・認知症・しびれ外来、睡眠時無呼吸症候群外来、補聴器外来、禁煙外来、漢方外来、訪問診療（内科・歯科・リハ）・通所リハも実施
診療時間	〈月～金〉9：00 ～ 12：00、14：00 ～ 17：30 〈土〉9：00 ～ 12：00　〈休診日〉日・祝
理念	基本理念「いつまでも健やかに…　――私たちの願いです」 行動指針「低賞感微」に沿った医療・介護サービスを提供します。

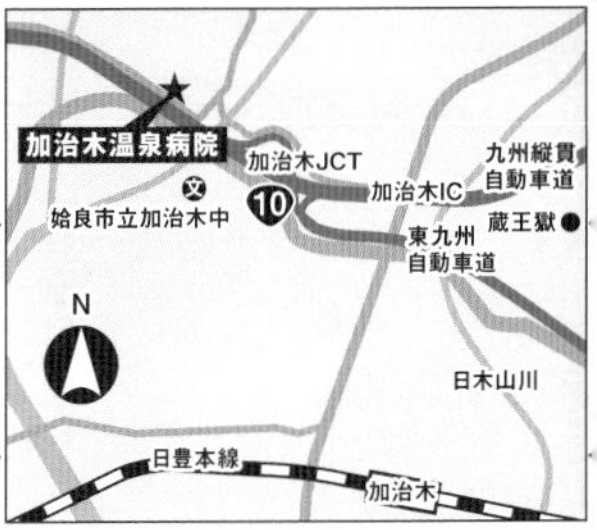

玉昌会グループ　**https://www.gyokushoukai.com/**

医療法人玉昌会 加治木温泉病院　**https://www.kjko-hp.com/**

社会福祉法人三桂会

凌駕クリニック樋上本院

信頼の×主治医

理事長・院長　**樋上　哲哉**

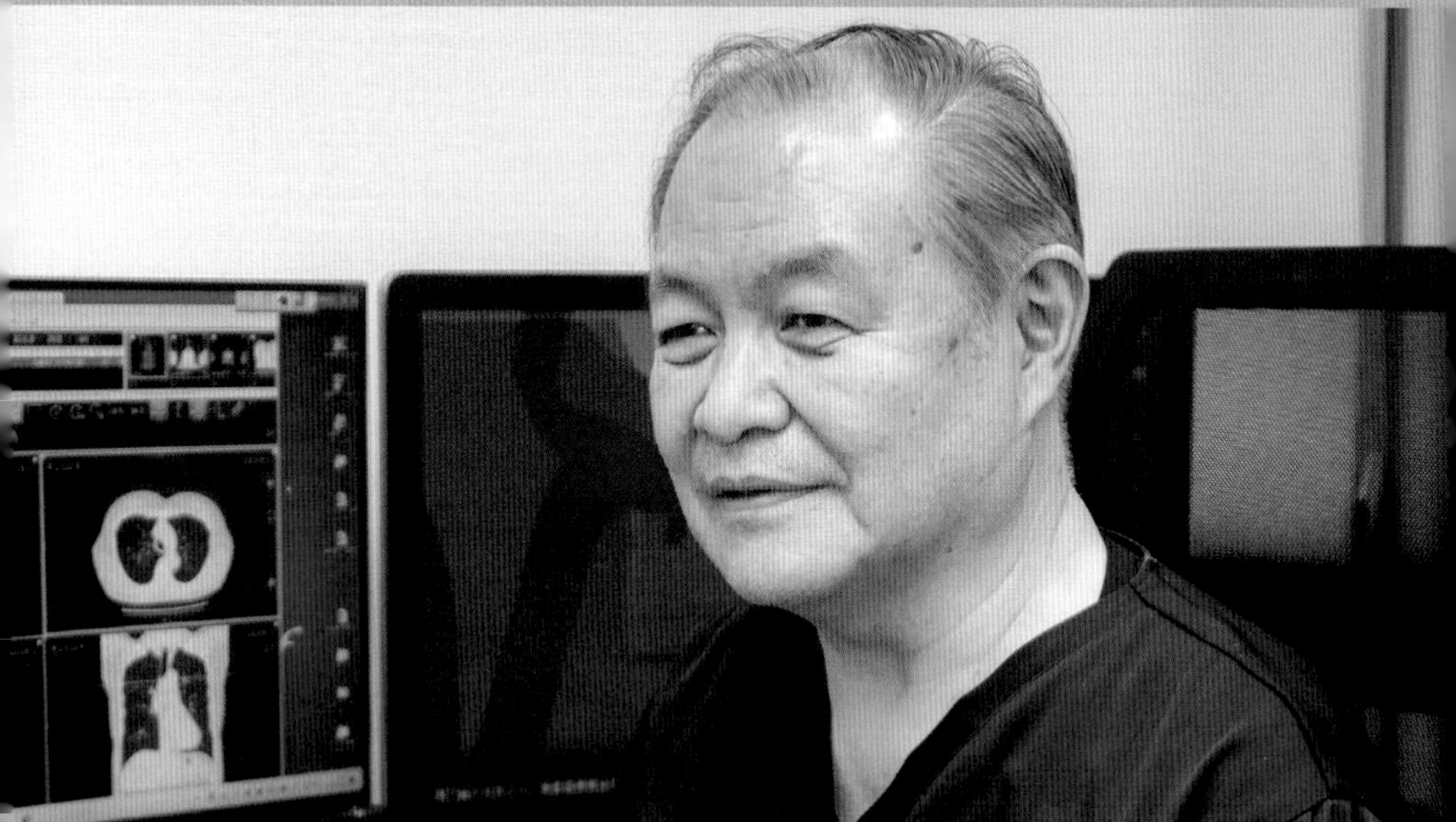

地域と医療の垣根を無くすため、
是非とも気軽に来てもらえるような
クリニックにしたいです

心臓外科手術のスペシャリストが手掛ける地域密着型の総合クリニック

地域の高齢者を支える、良質な介護・福祉・医療を提供

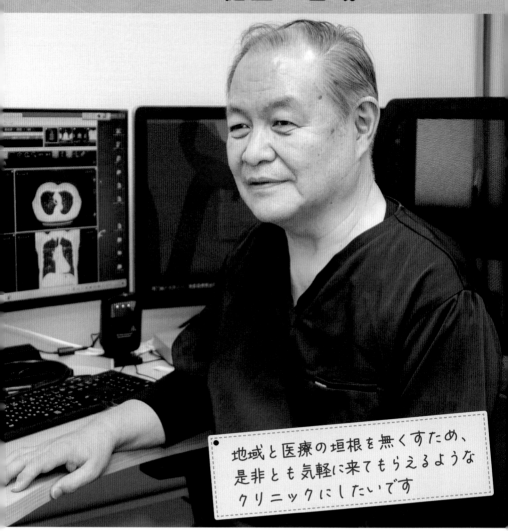

神戸市須磨区にある東須磨駅周辺は、閑静な住宅街が広がり、地元の子どもたちが通う小学校やおしゃれなカフェが点在するなど、生活しやすい環境が整っている。社会福祉法人三桂会凌駕クリニック樋上本院は、その東須磨駅から歩いておよそ1分という立地にある。白を基調とした清潔感のある外観が特徴的なこのクリニック。法人理事長と院長を兼任する樋上哲哉医師が、明るく親しみやすい雰囲気をつくりあげて患者を出迎える。そんな樋上理事長に、これまでの歩みや医療を提供する上での志など、様々なお話を伺い、彼の医師としての魅力や法人の取り組みに迫った。

医療分野で求められる独創性に惹かれ医師を志す

手術に携わるだけでなく技術開発にも注力

樋上理事長が生まれ育ったのは医師とは縁遠い家庭。自身も将来は建築家を志していたほどだった。子どもの頃、医師と言われて思い浮かぶイメージといえば、自宅周辺の小さなクリニックに居る先生のこと。それ以上でもそれ以下でもなかった。

高校生になった樋上理事長は、建築家という夢を叶えるべく工学系の学校へ進学を考えていた。そんな考えを大きく変えた出来事が、偶然参加した講演会だった。

「この講演で初めて医師＝科学者ということを知ったのです。医療分野の中には自分が抱いていたイメージ以上のクリエイティブさがあることを知り、衝撃でした」

医療の奥深さを知ったその日から、建築家ではなく、医師を目指す道がスタートした。

神戸大学医学部に入学し、医学を学ぶ日々を送り、やがて自身の専門分野について考えるようになる。「先人が築き上げてきた経験則に従って医療を提供していくことももちろん大切ですが、私はやはり創造力が求められる分野に興味がありました。そこで目を付けたのが心臓外科でした」

神戸大学医学部附属病院に入局する丁度その頃、心臓外科分野は発展の過渡期にあった。つまり研究を重ねて新しいものを開発し、道を切り開いていく力が求められた。樋上理事長の創造力と分野の特色が見事に合致して、心臓外科分野の道に没頭していった。

「これまでいろんな手術方法や手術道具を開発してきました。何かを生み出し、作ることは私の得意分野で、とてもやりがいがありました」

樋上理事長はこうした傍らで、兵庫県、北海道、島根県など、全国の病院で数多くの心臓外科手術を経験し、着実にキャリアを重ねていった。

外来をメインとした凌駕クリニック樋上本院を開院

最新の検査機器を備えて大病院レベルの検査・診断能力を実現

樋上理事長が医師となってから実に40年。その間、休むことなく手術実績を積み上げ、新しい治療法の開発や後進の育成などに着手していった。島根大学医学部や札幌医科大学医学部にて教鞭を取り、時にはチームを立ち上げて日本の医学進展に貢献することもあった。

大学を退職し神戸市に戻ってきたことを機に、社会福祉法人三桂会の理事長に就任。同法人は兵庫県エリアを中心に、グループホームや特別養護老人ホームといったおよそ10の老人施設を運営する組織だ。

樋上理事長は、「入居者たちの介護といった生活面だけでなく、健康面もケアしていきたい」

明日の高齢者医療を拓く信頼のドクター

という想いから、同法人内の医療部門として2020年に〝凌駕さくらクリニック〟を開院し、院長に就任した。

樋上理事長は法人内で活動していく中で、次第にある疑問を抱くようになる。それは患者がクリニックから病院へ紹介され、受診するまでの流れがスムーズでないのは何故なのか、という疑問だった。

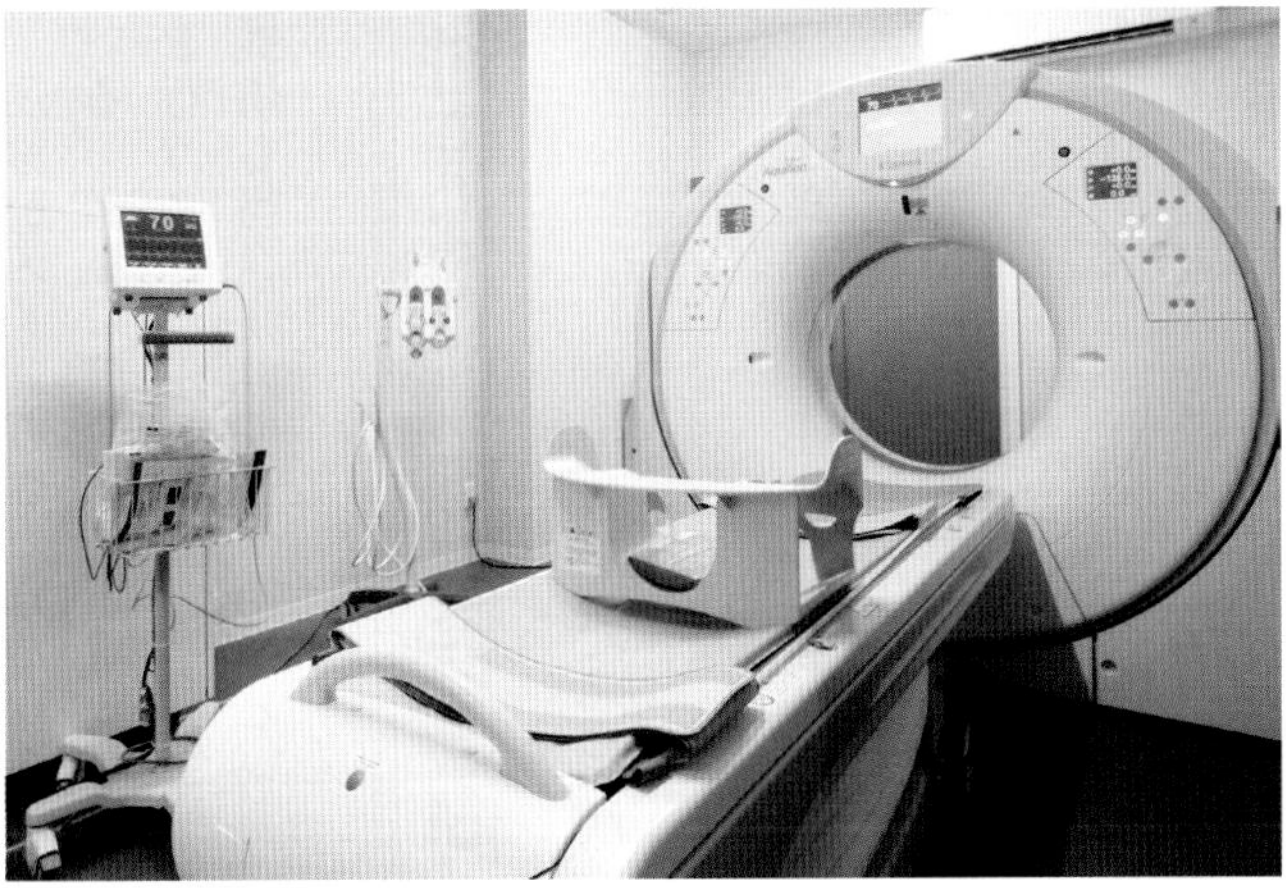
充実した最新機器による検査、予防医療の提供も抜かりない

「クリニックでは診断が難しいと言って、とりあえず患者を病院へ紹介してしまう。病院側としても、受け入れたのはいいものの、やはりどのような疾患なのか診断を付けるのが難しく、時間が掛かってしまうという現状があります。この状況を何とか解決できないかと考えました」

正確な診断能力を有したクリニックづくりを目指した樋上理事長は加えて、「自分の専門は別分野だから診ない、というのではなく、体のどこかに不調があればとりあえず診る。患者さんにとって最初の健康の窓口だからこそ、身体全身を総合的に診ることにもこだわっていきたいと考えました」

さらに樋上理事長には、「長きに渡る医師人生の中で、治療に携わってきた多くの患者さんのケアを生涯続けていきたい」という想いもあった。高い診断能力と身体全身の総合診療、そして術後の患者ケアを実現すべく立ち上げられたのが、凌駕クリニック樋上本院だ。

往診がメインのさくら凌駕クリニックに対し、凌駕クリニック樋上本院は外来をメインとしている。心臓CTやエコー機器など最新の検査機器を豊富に取り揃えており、大病院レベルの検査を行うことが出来る。「検査機器の充実により、各種人間ドックにも対応するなど、予防医療の提供も当クリニックの特徴といえます」

対等な立場で患者と向き合うことを大切にする

〝患者目線・患者のために〟という理念を全スタッフで共有

樋上理事長が患者と関わる上で大切にしていることは、〝決して上から目線にならない〟ということ。「医師免許を取得してから20歳そこそこで〝先生〟と呼ばれ続けてきました。だからこそ、立場はこちらの方が上だ、という錯覚を持たないよう気を付けています」と樋上理事長。「診察は人間対人間のやり取りです。その中には人生の先輩にあたるような方も居ます。たまたま、病気によって自分を頼ってきて下さっている、という気持ちを忘れないようにしています」

クリニックを支えるスタッフたちにも、患者と接する心構えを日々共有している。伝えているのは〝すべてのスタッフが患者目線で、患者のために〟という想いだ。

「スタッフそれぞれ、いろんな考え方があると思います。それでも〝患者のために１番必要なのは何か〟という意識のもと、それぞれ仕事に取り組んでもらうようにしています」

多職種連携が推進される昨今。凌駕クリニック樋上本院では、様々な職種のスタッフが〝患者のために〟という想いを共にし、結び付けられている。

長年、患者のことを第一に考えての医療活動を行ってきた樋上理事長に、印象深い患者とのエピソードを伺った。

　弁膜症を患う90歳手前の女性。１００歳まで生きるという目標を達成すべく、数多くのセカンドオピニオンを聞き、手術を受けたいと思えるような病院を探し続けていたという。

「その患者さんから、『一目会ったときから、この人（樋上理事長）に手術をしてもらいたいと思った』と言っていただきました」。豊富な実績を持ちながらも、柔らかな人柄と謙虚な姿勢が女性患者にも伝わったのだ。

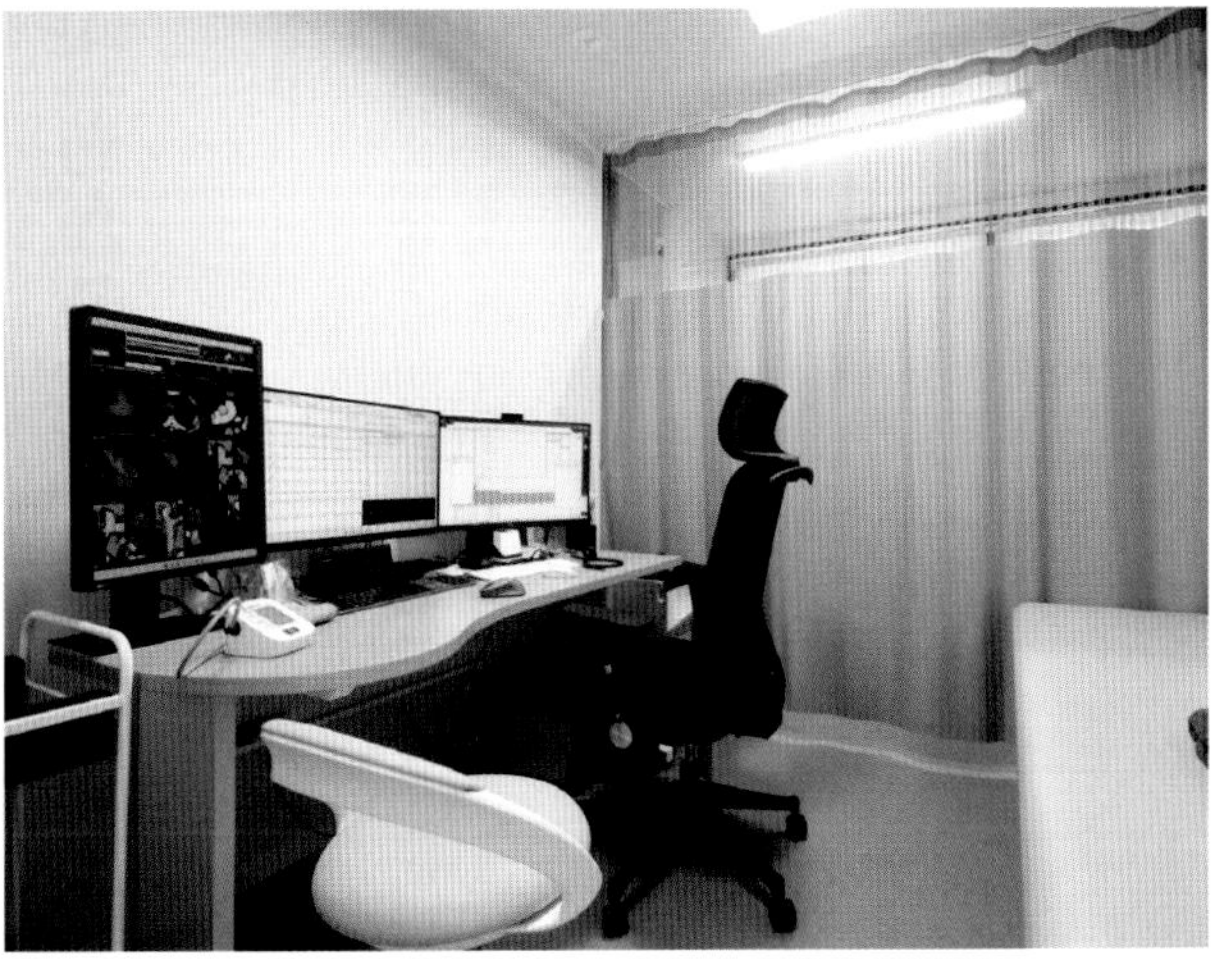
様々な悩みを抱える患者とじっくり向き合う診察室

　自ら手掛けることとなったこの女性の手術は成功し、無事に健康を取り戻した。
　こうした事例のような心臓外科手術実績を膨大な数を重ねてきた樋上理事長は、手術に関して「多くの手術を経験している外科医にありがちなのが、手術におけるリスクの認識の甘さについてです。例えば手術の成功率が99%であれば、１００人に１人は上手くいかない可能性がある、ということです。成功から漏れた不幸な１人が出てしまったからといって、しょうがない、で済ませてはいけません。全ての患者さんをできる限り漏れなく救うために、常に成功率１００%の手術を目指さなければなりません」と語る。
　妥協をせずに１００%の成功率を求める、樋上理事長の手術によって命を救われた患者は数知れず。そういった患者が全国から樋上理事長の診察を求めて神戸に訪れるという。

誰もが心臓外科手術の恩恵を受けられるように尽力

より高度な外科手術のための開発はまだまだ終わらない

樋上理事長が長年携わってきた心臓外科手術。人間の生命活動そのものと言っても差し支えない心臓を扱う行為は、人間の命と直に向き合うことを意味する。

心臓外科手術における処置の目的とは、心臓の機能をよみがえらせること。それがきちんと成功すれば、体調は見違えるほど回復する。

「心臓の手術に関しては、私が育ててきた後進があちこちで活躍してくれているので、その人たちに託していきたいですね。この分野は今後まだまだ発展していくと思います」

たとえば、これまでは患者の胸を開けて行っていた手術を、今では胸を開けずにカテーテルを用いた方法に変更。このようにカテーテルを用いて行うインターベンションな治療法や、低侵襲な手術方法も発展している。

樋上理事長の2人の息子もそれぞれ循環器内科、脳外科の分野で医師として活躍している。長男は低侵襲の治療を得意としており、そんな長男と共に、現在手術で使えるような新たなデバイスやソフトを開発中だという。

「心臓外科手術では、誰が手術を担当しても同じ成績になるように手術手技やデバイスを開発していくことが求められます。手術担当者の違いによって、結果が異なってしまうということを無くさなくてはなりません」

このように現在進行形で開発され続けている心臓外科手術の分野だが、手術に伴うリスクやプレッシャーは依然として存在する。それでも患者と向き合い手術を請け負うのは、患者が元気になり、喜んで帰っていく姿を見たいから。それが樋上理事長の何よりものモチベーションだ。

「手術はいつも決まった手順に見えるかもしれませんが、実は毎回やり方を応用させているのです。重症の状態で運ばれてきたとしても、何とかこの患者さんの目を開けてあげたいと思いますし、成功すればよく助かってくれた、と思います」

樋上理事長の笑顔に秘められた、心臓外科手術に対する情熱は今も変わらず燃え続けている。

透析センター開設を目指すなど、高齢者医療が抱える課題に積極的に取り組む
地域の健康を支えるべく、「些細な悩みでも気軽に相談に来ていただきたい」

常に患者目線で物事を見る樋上理事長。そんな彼が現在法人の将来ビジョンとして視野に入れているのは、透析センターの開設についてだ。

同法人内の既存入居施設では様々な健康状態の利用者を受け入れているが、透析患者の受け入れは現状行っていない。

「たとえば入居施設に隣接した透析センターがあれば、透析治療が必要な方でも施設に入居いただくことができますし、逆に認知症を患っているような要介護の方でも、施設に入居いただきながら透析センターの治療を受けていただくことができます」

「日本には透析施設はたくさんあるし、老人施設もたくさんありますが、医療分野と社会福祉分野の谷間にある患者ニーズに応えられる施設というのはまれです。そんなニーズを埋めるために、老人入居施設を擁する我々の組織が透析センターのような施設を立ち上げることが出来ればと考えています」

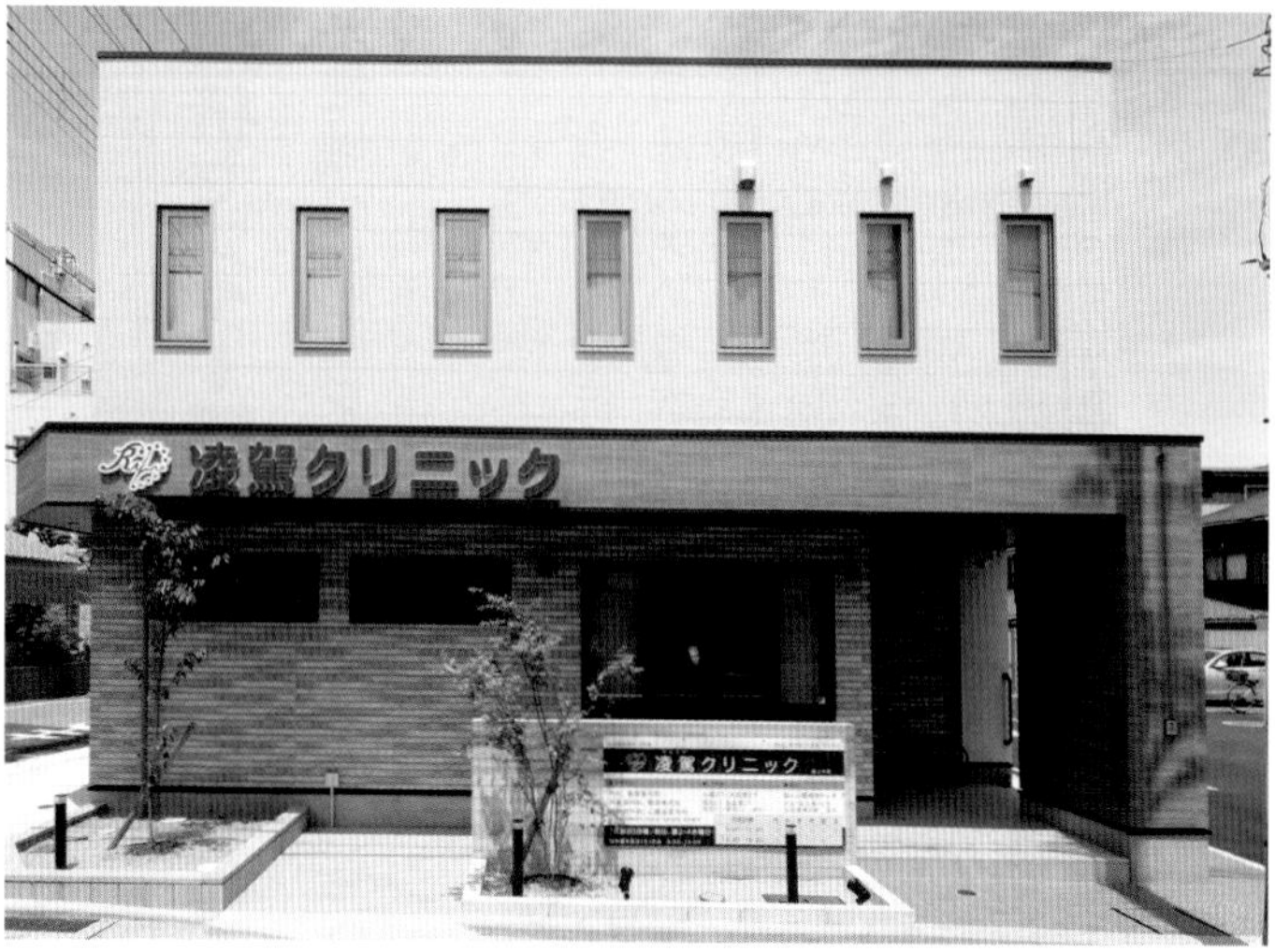

段差を減らし、手すりを設置することで
誰もが訪れやすいクリニックとなっている

社会福祉法人を母体に持ち、多くの老人施設を運営しているからこそ、高齢者医療が抱える課題に積極的に取り組む姿勢を見せる樋上理事長。

その他にも樋上理事長は、地域の高齢者に自身の健康を意識してもらうべく、疾患やその予防に関する情報を伝えるセミナー企画も考案中。

「高齢になるにつれ、自分の体調に100%自信を持っている人は少なくなります。だからこそ、『こんな軽い症状で受診してもいいのだろうか』という不安もあると思います。ここを開業したのは、地域と医療の垣根を無くすため。受診とまではいかずとも、是非とも気軽に、相談しに行くくらいの気持ちで来てもらえるようなクリニックにしたいです」

〝凌駕クリニック〟の名前には、循環器の患者への診断、ケアは神戸市内で1番だという自負、そして心臓外科領域を凌駕していくという意味が込められている。新たなデバイスを開発していく程のクリエイティブさと、1対1の診察を大切にする患者目線の医療提供を併せ持った樋上理事長ならば、既存の枠組みを超えた新しい地域医療を展開していけるだろう。

PROFILE

樋上　哲哉（ひがみ・てつや）

1982年3月、神戸大学医学部卒業。

同年6月、神戸大学及び関連病院で外科研修。

1985年6月、神戸大学医学部附属病院 医員（第二外科）。

1987年1月、兵庫県立姫路循環器病センター 医長（心臓血管外科）。

2001年4月、米国ミシガン大学外科 専任講師（Department of Surgery, University of Michigan）。

同年6月、神戸大学大学院医学系研究科講師（呼吸循環器外科学講座）。

同年11月、島根医科大学医学部教授（外科学講座外科学第一）。

2003年10月、島根大学医学部教授（外科学講座 循環器・消化器総合外科学）。

2005年4月、島根大学医学部卒後臨床研修センター長［兼任］。

2006年1月、札幌医科大学医学部教授（外科学第二講座）。

2008年4月、札幌医科大学医学部付属病院 病院長補佐［兼任］。

2013年6月、札幌医科大学医学部教授（心臓血管外科学講座）。

2015年11月、医療法人沖縄徳洲会 葉山ハートセンター 院長 心臓血管外科センター長［兼任］。

2020年2月、医療法人輝心会 大分循環器病院 名誉院長。

同年3月、社会福祉法人 三桂会 理事長。

同年6月、社会福祉法人三桂会 凌駕さくらクリニック 院長［兼任］。

【所属・活動】
日本心臓血管外科学会（評議員）、日本外科学会（名誉会員）、日本循環器学会、日本胸部外科学会、日本血管内治療学会（理事）、日本血管外科学会（評議員）、日本冠疾患学会（理事）、日本冠動脈外科学会（評議員）、日本組織移植学会（評議員）、日本臨床外科学会（評議員）、ライフサポート学会（顧問）、日本心臓病学会（JFCC）、日本人工臓器学会
European Association for Cardio-thoracic Surgery (active member)
American Society for Artificial Internal Organs (active member)
International Society of Cardiovascular Surgery
The Asian Society for Cardiovascular Surgery

【専門医・資格】
循環器専門医、心臓血管外科専門医、外科専門医、心臓血管外科修練指導者
下肢静脈瘤血管内焼灼術指導医、日本胸部外科学会指導医、日本外科学会指導医

INFORMATION

所在地	〒654-0031 神戸市須磨区東町2-2-13 TEL 078-734-5550 FAX 078-734-5515
アクセス	山陽電鉄本線「東須磨」駅より徒歩1分
設立	2023年
診療科目	循環器内科、呼吸器内科、腎臓内科、内科、糖尿病内科、内分泌・代謝内科、心臓血管外科、脳神経外科、放射線科、外科
診療時間	〈月・火・木・金〉9：00～12：30、15：30～19：30 〈土〉9：00～13：00 **発熱外来** 〈月・火・木・金〉9：00～12：30、13：30～19：30 〈土〉9：00～12：30、13：30～17：30 〈休診日〉水・日・祝（2023年11月より第1、3水診療開始）
理念	「医療」は患者さんのためのみある

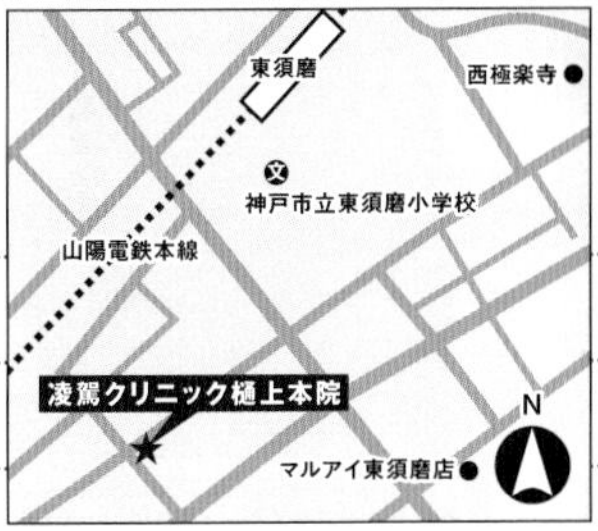

https://ryoga.clinic

信頼の×主治医

医療法人民善会

理事長　榎本　純也

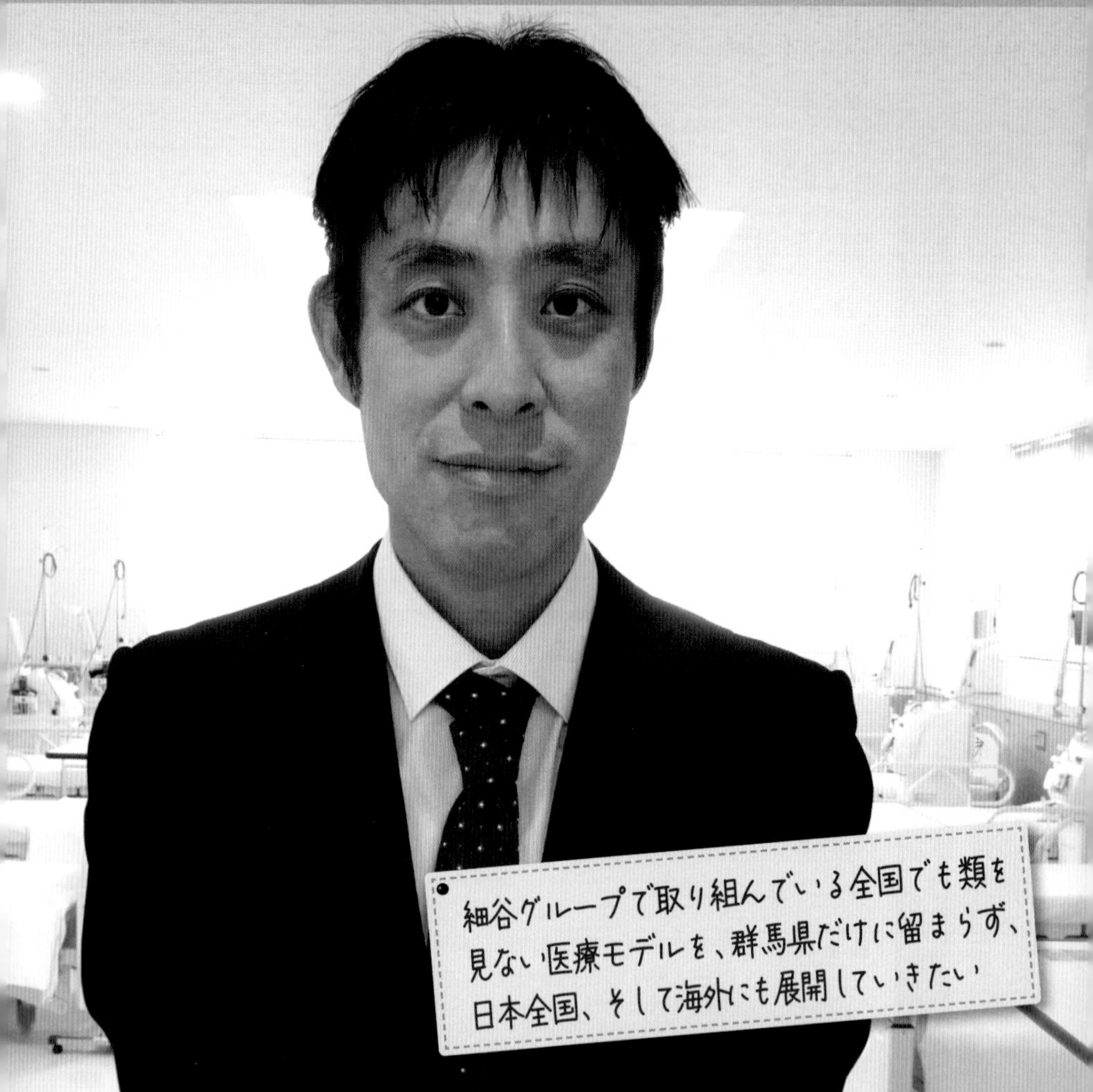
細谷グループで取り組んでいる全国でも類を
見ない医療モデルを、群馬県だけに留まらず、
日本全国、そして海外にも展開していきたい

〝医療×ＩＴ〟で
医療の現場に改革を起こす異色の医師

ビジネスの力で効率化、高齢者を差別しない医療の実現へ

教育・研究・臨床。

医療はよく、この3つで成り立つといわれる。これに一石を投じるのが、4つ目に〝ビジネス〟を加えるという考え方だ。医療とビジネスを同じ枠で考えるのは無粋だと感じる者もいるかもしれないが、経営がなければ医療は成り立たない。

〝医療×IT〟の観点から、医療機関の改革に着手している榎本純也氏（医療法人民善会 理事長・細谷透析クリニック院長）は、医師でありながらビジネスの世界でITを学んだ異色の経歴を持つ。

ITを駆使した業務の効率化

クリニックの改革に着手

香川県出身の榎本理事長は東京医科歯科大学を卒業後、医師として臨床の場でキャリアを積み上げていった。しかし暫くして、「医療業界の前時代的な環境、現状に甘んじる体制に疑問を抱いていた」と一時、医師の職から離れる。

その後、医療系IT企業のアドバイザーとしてビジネスの世界へ。その中で学んだのがプログラミングだった。

「技術だけではなく、業務が滞る理由やアプローチ方法など、課題を見つける力が上達しました。プログラミングの実力と共に、カスタマーサクセスのような能力が身に付いたと思います」

こう話す榎本理事長には前述以外にもう一つ、医師を辞めた理由がある。それは、病院勤務時代に出会った一人の先輩医師Sの存在だ。「睡眠時間を削って学び、医師の仕事に没頭できる天

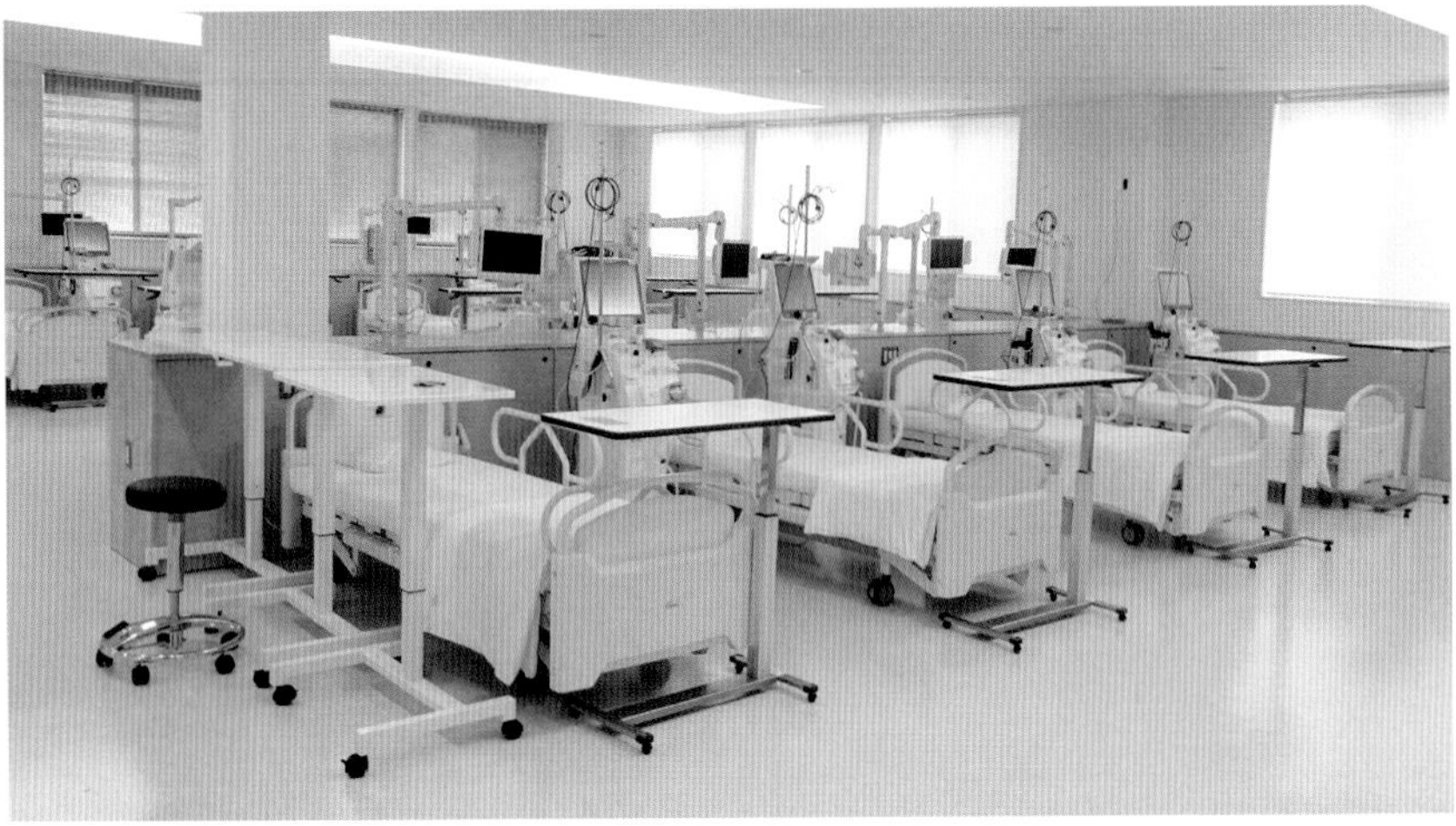
通路を広く取り車椅子での移動に最適化された透析室

オです。医療はこの努力する天才に任せておけば良い、と思わされました」

ビジネスの世界で活躍していた榎本理事長であったが、S医師からの依頼で再び医療の現場に戻ることとなった。

「順調に患者数を増やしているものの、更に増えていくと予測される患者数に対してスタッフの教育や医師の配置が追い付いていない、というのが着任当初の印象でした。この先しっかりした透析管理ができずに『何かあれば他の病院へ転院』という方針では周辺の医療機関との間に軋轢を生み、それは介護施設も含めたグループの運営に直結するような問題になると感じました」と、当時を振り返る。

榎本理事長は、ビジネスの世界で培ったＩＴの知識や経験を武器に〝医療×ＩＴ〟で進める改革をスタートさせていく。

「まず、属人的な組織は脆い、タスクは皆のものという概念の元、機械でも支障がないものは置き換えていきました。現在、人が介在しなくて良い仕事はほぼデジタルに置き換わっています」

「効率を良くすることで職員のストレスを減らし、

生産性を上げることが目標です。その際に、職員が仕事を奪われたと感じ生産性に繋がらないこともあるので、次の仕事を割り振るなどのケアも重要となります。効率化にはそういったバランスが大事です」

こうして改革を進めた結果、患者数は約2倍に、雇用も進み職員数も1・5倍程に増加。患者数に対して職員数の増加が少ないのは、ITを用いた効率化の賜物である。

細谷式回診モデルで合併症まで専門家が診療

専門家とNPの適材適所でクリニックも患者も救う

現在民善会が注力しているNP(ナースプラクティショナー)の重用も榎本理事長が改革した部分だ。NPは医者の手技を行うことができる看護師最上級の資格。大病院のアクティブな看護師に資格取得者が多いというが、そのような場では医師の数も多い。そのため、NPはサポートに徹することになり活躍の場が狭まるのではないか、というのが榎本理事長の見解である。

「医師よりもNPが主役のクリニックにしたい、活躍できる場を提供したいと考えています」

また、他にも全国的に珍しい革新的な施策を打ち出している。透析は腎臓内科の領域と考えられがちだが、透析を行う程腎機能が低下した患者は合併症の危険性が高く、腎臓内科だけで全て診られるものではない。血管の詰まり、心臓の痛み、皮膚トラブル、骨粗鬆症などが起これば、中核病院にお願いするしかないのだ。そこで、榎本理事長は細谷式という回診モデルを考案し導入した。

「純粋な腎臓内科医と呼べる医師は、各クリニックに1人しかいません。それ以外は救急や呼吸器内科、泌尿器科、外科、循環器科の医師達です。細谷式は月13回の回診を、各々の専門知識を持つ医師達が埋めていくモザイクモデル。このモデルでは自分が得意な部分を月1回は診られますし、大抵はそれで事足ります」

これを病院で行う場合、各診療科を毎日開ける必要がありコストがかさむ。腎臓内科のみならばコストは低いが、クオリティも各診療科の専門家が診るよりも下がる。細谷式はこれをカバーする回診モデルだ。

介護施設が隣接する2つの透析クリニック

車椅子でもスムーズに通院できる透析室

細谷グループには、「透析を行っているが施設に入居可能か」という問い合わせが群馬県内外から数多く寄せられる。高齢の透析患者は、服薬管理や飲食制限など様々な制約があるため介護施設への入居が難しく、全国的に受け皿が不足しているためだ。

グループでは以前からそういった透析患者を受け入れてきたが、透析診療を行ってもらう医療機関にはベッドの限りがあり、また通院時の移動では送迎車の手配や送迎時間など施設・患者双方の要望に応えることが難しかった。

そのような問題を解決するため、2018年6月に細谷透析クリニック（群馬県富岡市）を開業し透析医療と介護の垣根のないサービス提供を目指してきた。その延長線上に位置づけているのが2023年9月に開業した細谷腎クリニック藤岡（群馬県藤岡市）だ。これらのクリニッ

透析液を作成するための
機械室は勿論、院内で治療を
完結できるよう
オペ室も備えている

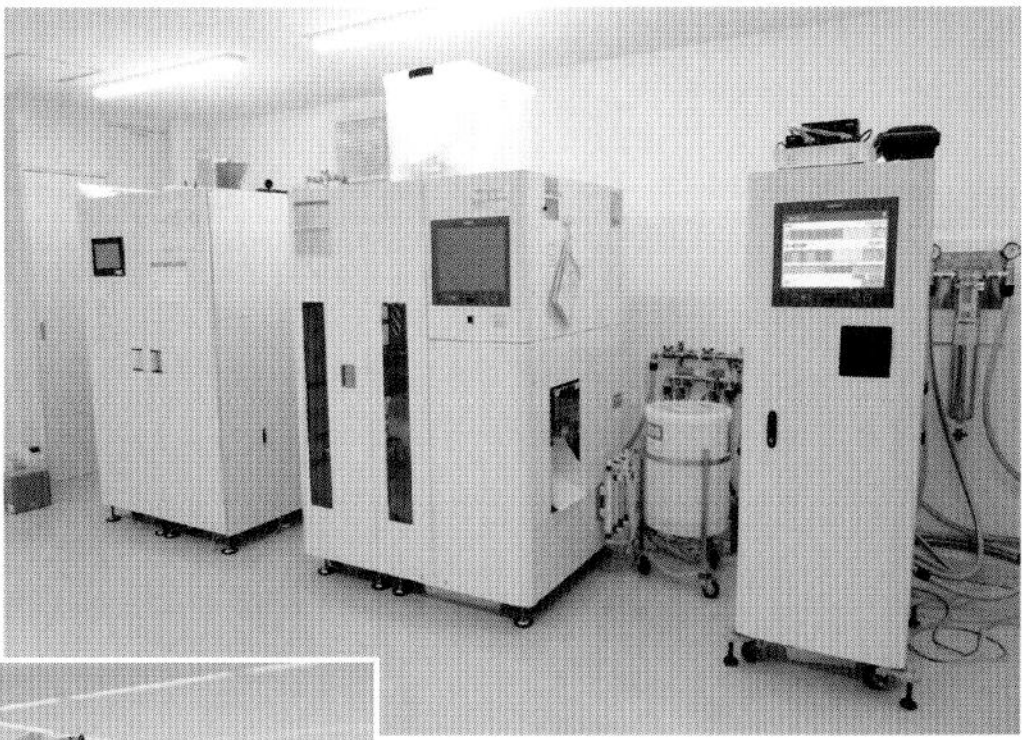

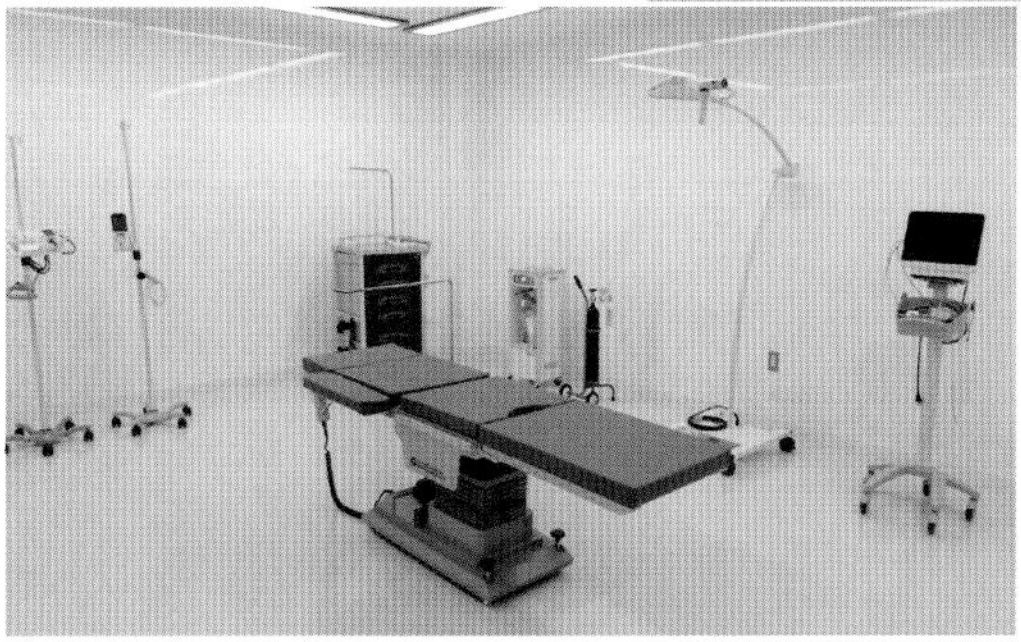

クでは同じ敷地内にある介護施設と連携し、入居中の透析患者を受け入れている。
介護施設の入居者がクリニックへ訪れた場合、「受付はせずに、体重を測り、車椅子のまま透析室へ入って、ベッドに寝転がって透析を受けられます。のベッドに寝転がって透析を受けられます。院内が車椅子に最適化されているのです」という。

他にも、広いロビーに対して待合席の設置数は少なく、透析用のベッド間は車椅子同士がすれ違えるように広く取られ、移動のストレスが軽減されている。オペ室も備え院内で治療を完結でき、透析ベッドサイドでのカテーテル挿入や電気メスを使用した床ずれ処置も行うなど、患者が他院へ施術を受けに行く必要のない治療体制が整っている。

また、透析監視システム『Ｆｕｔｕｒｅ Ｎｅｔ Ｗｅｂ＋（日機装株式会社）』が体重の増加量を測定。透析において重要な除水量を正確に計算し、その日の透析スケジュールを提案する。これにより、ヒューマンエラーを減らし円滑な業務が可能に。加えて、採血結果についても機械で各数値の増減を提示し、医師が裁定を下す方法をとっている。人力であれば午前中を費やすような作業を機械が行うことで時間を短縮し、医師本来の生業である手技に集中することが出来るのだ。

「人手不足は、特にマンパワーを要する医療の現場では切実な問題です。AIや機械の力を活用することが、これからの時代を生き抜く医療機関のテーマだと考えています。例えば、血液検査などは自動計測機で、CTやレントゲンなどの読影は画像診断AIの使用も有効でしょう。まだ自動化できない『切る』『縫う』といった手技を医師が担当する。それが私の構想です」と語るその形は、医療×ITにおける理想形だろう。

一方、多数の患者が入居する介護施設への対応については、「不穏の入居者さんに、夜眠れるよう体内時計を整える薬を処方して、認知症についても一から勉強し、その人に合った薬を処方するようにしました。また、入居者さんの食の要望には可能な限り向き合う様にもしました。なんでも一様に制限するのは簡単ですが、終の住処である我々の施設で最期まで制限されながら生きていくのはあまり喜ばしくないですから。これらの取り組みは予想以上に患者さんの精神面に寄与して、不穏だった患者さんも穏やかに過ごせる例も見られました」

医療施設と介護施設の密な連携で通院困難となった高齢透析患者の受け皿に
「泣く泣く透析を、命を諦めるケースは絶対にあってはならない」

それぞれに特徴や強みをもつ民善会の介護施設と医療施設だが、双方の密な連携も、「大きな強み」だという。看護師による透析患者の薬の管理や、栄養士と医師が連携し、食事の管理も中継を通さずに行える。また、アプリケーションにより介護施設と医療施設がリアルタイムに連携しており、電話などをせずに患者の情報を共有できる。更に、医師が介護施設への訪問を行うことで、入居者の安心に繋げている。

こうして医療施設や介護施設を改革した結果、連携病院から通院が困難になった患者を任されることも増えた。本来はクリニックから設備と医師が多い病院に患者を紹介するもの。これは異例のことである。

歩けず通院が困難となった高齢の透析患者が、民善会の介護施設へ入所したことで歩けるように回復した例もあるなど、患者を最期までしっかり診ることができる充実の医療・介護環境が整っている。

一方で現在、医療業界全体においては高齢者の透析を推奨しない流れがあり、以前は榎本理事長もそれを迎合していたという。

「泣く泣く透析を、命を諦める方を見てきました。でも、それではいけないなと。透析の是非は兎も角、限られたリソースで最善を尽くし選択肢を提示しなければ。私がやっていることは恐らく間違いではありません、全て非常に意義があることです」

そう言い切るように、榎本理事長率いる民善会は高齢の透析患者の生活と人権を守り、ひいてはその家族が悔いなく見送れるように、ブラッシュアップを繰り返して進化を続けている。

〝医療×IT〟で街づくりを

『勝つまで負けない』精神で躍進を続けていく

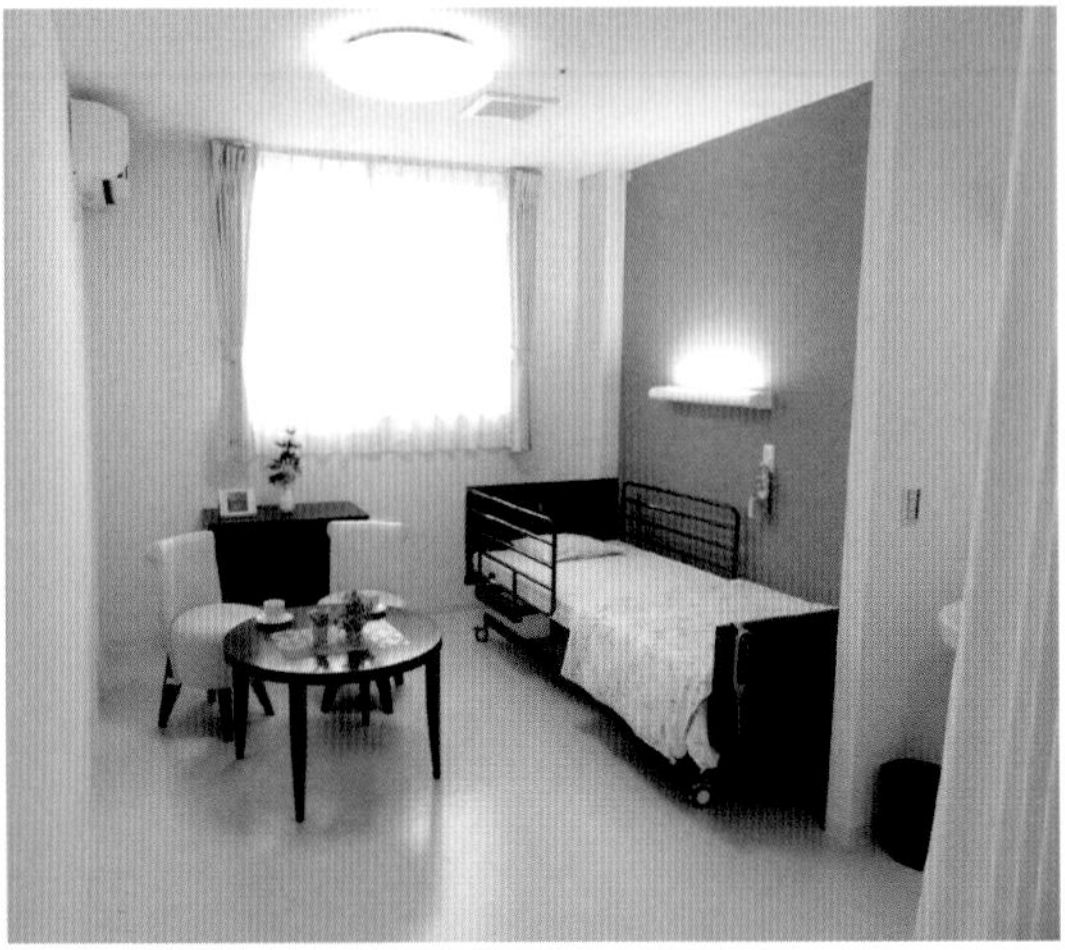

介護施設の居室は大きな窓が陽光を取り入れ明るく過ごしやすい

地域のニーズを捉えた法人展開で、民善会を拡大し続けている榎本理事長。この法人の在り方、そして成長スピードは、ビジネスを学んだからこそできたことである。

「医療×ＩＴ、足し算ではないスピードで進んでいます。もっともっと改革を起こせる部分があると思います」と前を見据える。医療の枠に留まらない斬新な発想やアイデア、そして大きな目標を抱く榎本理事長のモットーは、『勝つまで負けない』。

「人との勝負ではなく、結果を出すことです。上手くいかない時もありますが、それで凹んだりしません。諦めずやり続ければ、必ず勝てます。尊敬するSもいますし、共に気長に構えて。我々は勝つまで負けませんよ」

榎本理事長の言葉は人生の道程からくる確かな説得力を持ち、壮大な夢々をも勝ち取るのだろうと予感させた。「尊敬する先輩医師Sは天才」と口にする榎本理事長だが、彼自身も間違いなく、努力を続け星をも掴むような天才である。今後も、医療モデルのブラッシュアップや地方の発展を目指しながら、医療×ＩＴを武器に独自の歩みを続けていく。

PROFILE

榎本　純也（えのもと・じゅんや）

2003 年 3 月、香川県立高松高等学校卒業。
2003 年 4 月、慶応義塾大学理工学部入学。
2005 年 4 月、東京医科歯科大学医学部医学科入学。
2011 年 4 月、石巻赤十字病院　初期研修。
2013 年 4 月、石巻赤十字病院　救急科。
2013 年 11 月、名古屋第二赤十字病院 総合内科、腎臓内科、ICU (国内留学)。
2014 年 2 月、石巻赤十字病院　腎臓内科。
2015 年 7 月、JCHO 仙台病院腎臓内科 (国内留学)。
2015 年 8 月、石巻赤十字病院　救急科。
2015 年 10 月、虎の門病院分院　腎臓内科 (国内留学)。
2016 年 4 月、石巻赤十字病院　救急科。
2017 年 4 月、医療系 IT 企業複数社のアドバイザー、経営コンサルタントなど。
2020 年 9 月、医療法人民善会　細谷透析クリニック。
2021 年 1 月、医療法人民善会　細谷透析クリニック院長。
2022 年 4 月、医療法人民善会　理事長。

【所属・活動】
宮城若手救急医会

INFORMATION

医療法人民善会 細谷透析クリニック

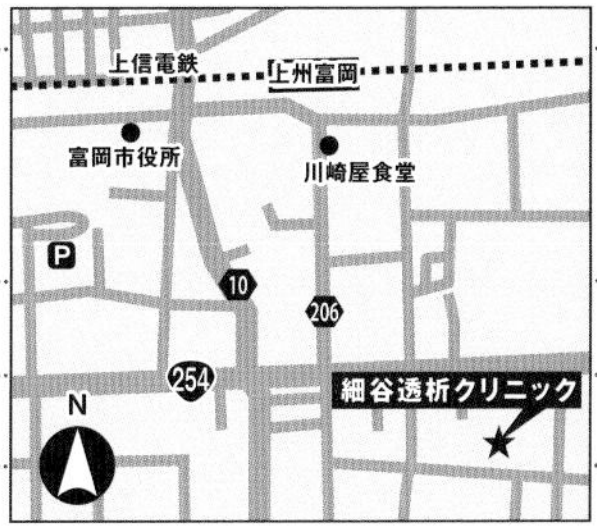

所在地	〒 370-2316 群馬県富岡市富岡 2653-1 TEL 0274-89-1007 FAX 0274-89-1008
アクセス	上信電鉄「東富岡」駅より徒歩 10 分
設立	2018 年
診療科目	内科・外科・腎臓内科
診療時間	〈月～土〉8：30 ～ 11：30、12：30 ～ 17：30　〈休診日〉日・祝

https://www.hosoya.or.jp/hosoya-touseki/

医療法人民善会 細谷腎クリニック藤岡

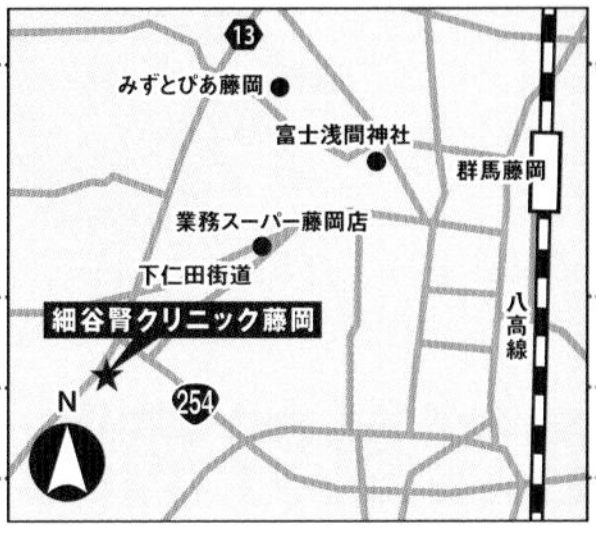

所在地	〒 375-0054 群馬県藤岡市上大塚 437-1 TEL 0274-25-8461 FAX 0274-25-8462
アクセス	JR 八高線「群馬藤岡」駅より車で 8 分
設立	2023 年
診療科目	内科・外科・腎臓内科
診療時間	〈月～土〉8：30 ～ 11：30、12：30 ～ 17：30　〈休診日〉日・祝

https://www.hosoya.or.jp/hosoya-jinclinic/

公益社団法人鹿児島共済会

南風病院 高齢者・健康長寿医療センター

信頼の✖主治医

理事長 **貞方 洋子**　センター長 **大内 尉義**

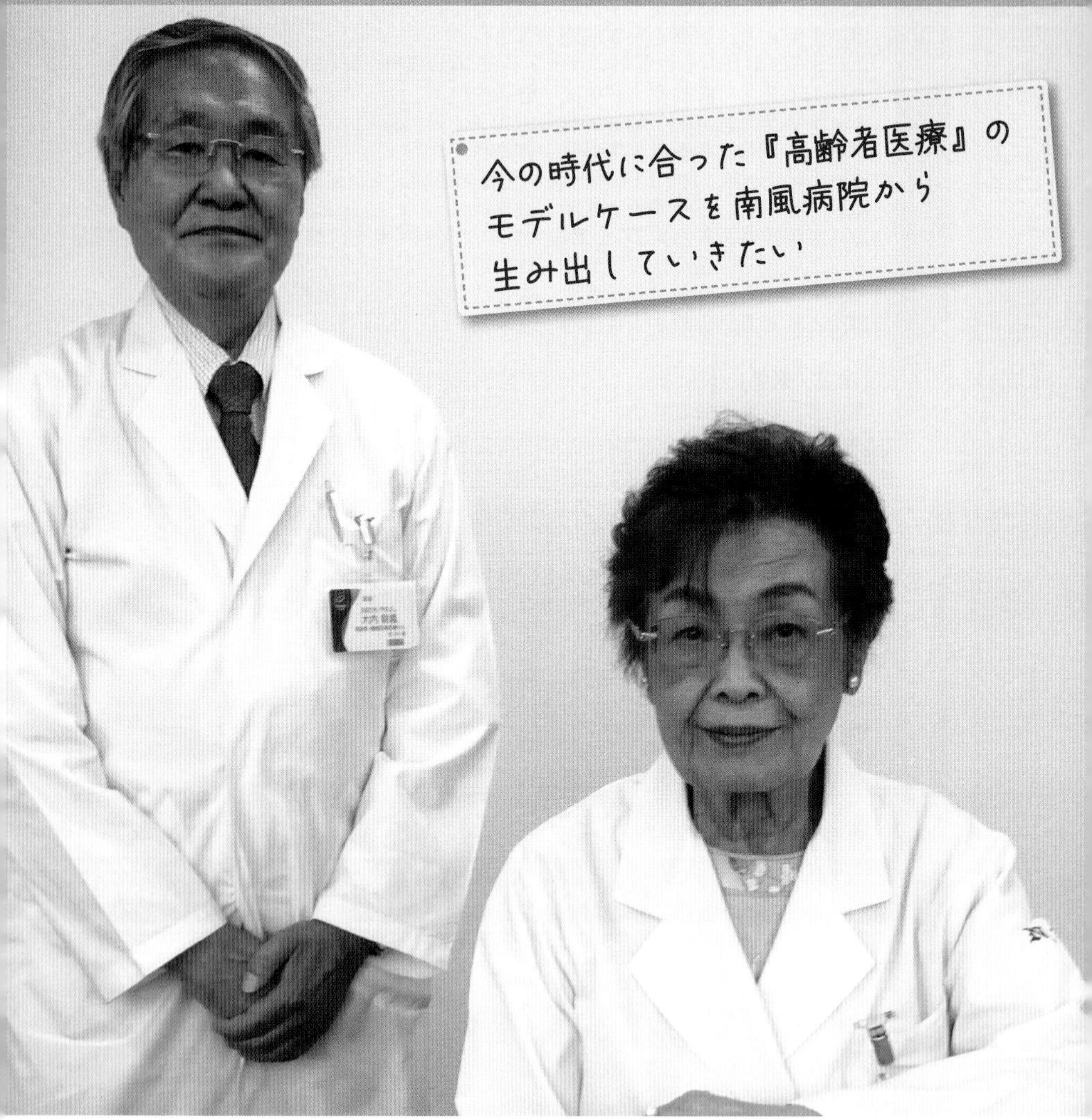
今の時代に合った『高齢者医療』のモデルケースを南風病院から生み出していきたい

地域基幹病院初・フレイル予防に特化した高齢者・健康長寿医療センターを設立

高齢者の生活機能低下を予防して、健康寿命延伸を支えるエキスパート日本の少子高齢化が、国を揺るがす深刻な問題として議論されるようになってから久しい。2022年の総務省の統計調査によると、75歳以上の後期高齢者は1937万人となり総人口に占める割合は初めて15％を超えた。また2025年には第一次ベビーブームに生まれた800万人もの団塊世代の多くが75歳以上を迎えるなど、世界でも類を見ない速さで超高齢化社会へと進んでいる。元気に長寿を謳歌する人がいる一方で、寝たきりや認知症患者は年々増え続け、老老介護問題、増大する医療費や社会保障費など、問題は山積している。

このような現状の中、高齢者を取り巻く医療現場では、病気になってから病院に行くのではなく、病気になる前から適切な介入を行い、要介護状態になることを防ぐ予防医療の重要性が改めて認識され始めている。

そのような、時代のニーズを体現した医療施設として生まれたのが、鹿児島県にある公益社団法人鹿児島共済会・南風病院の「高齢者・健康長寿医療センター」だ。

全国でも数少ない高齢者の生活機能の低下を防ぐフレイル予防を中心とした診療で、今大きな注目を集めている。

公益社団法人鹿児島共済会の貞方洋子理事長と、新たに南風病院高齢者・健康長寿医療センター長に就任した大内尉義氏に貴重なお話を伺った。

「人にやさしく、あたたかく」を理念に70年の歴史を刻む南風病院

地域住民の健康を守るための急性期医療を提供

南風病院の歴史は古く、創設は1954年。貞方理事長の母である川井田多喜氏と、後に初代

院長となる鹿児島大学内科教授・桜井之一氏が結核療養所を立ち上げたことに始まる。１９６６年には、現在南風病院の柱となっている消化器科を、１９７４年には循環器科をそれぞれ開設し、地域密着型の基幹病院として大きく発展していった。

また先進的な高度医療体制の取り組みにも定評があり、県内ではいち早く人工透析を導入し、その後も県内初の心臓血管外科を開始するなど、存在感を高めていく。

一方、貞方理事長が医師としてのキャリアをスタートさせたのは１９６４年のこと。鹿児島大学医学部第二内科入局を経て、南風病院に入職。１９８４年に院長に就任、２００２年からは理事長として南風病院をはじめとする法人全体を統括している。

「小さな結核療養所から始まった当病院は、現在は病床数３３８床、診療科目は23を数えており、地域の医療機関と連携しながら急性期医療を担う中核病院として、発展してまいりました。近年は特にがん治療に注力しており、手術支援ロボットであるＤａ Ｖｉｎｃｉ／Ｘｉを導入して鹿児島県のがん診療指定病院に認定されるなど、地元住民の方々の健康を守るための大きな役割を果たしています」と貞方理事長。

２０２４年で創立70周年の大きな節目を迎える南風病院だが、「どんなに時代が移り変わろうと医療に架ける理念は変わりません」と貞方理事長はきっぱり語る。

「私の母は医師ではありませんでしたが、民生委員などで地域の人々のために熱心に奔走する情に厚い人でした。もともと結核療養所を立ち上げたのも、その当時多くいらっしゃった結核に苦しむ患者さんたちを救いたいとの一念からと聞いております。南風病院の理念である『人にやさしく、あたたかく』はこの母の志を受け継ぐ意味もあり、その理念は医療が日進月歩で進化する時代にあっても、これからも変わらぬ南風病院の核となるものです」（貞方理事長）

地域基幹病院初・高齢者医療に特化したセンターが鹿児島から始動

老年医学の第一人者である大内尉義医師がセンター長に就任

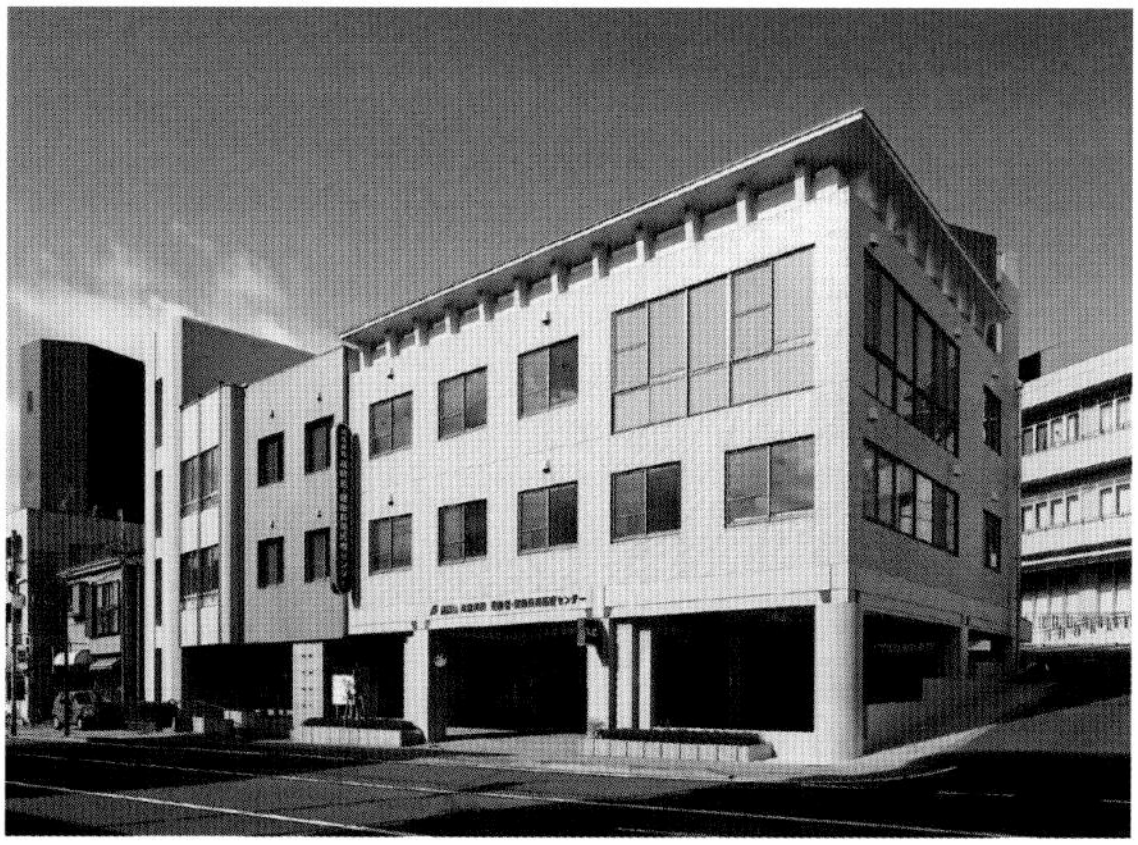
2022年1月に開設された高齢者・健康長寿医療センター

地域住民の急性期医療を担う中核病院として大きな役割を果たす南風病院だが、急速に進行する超高齢社会に対応するために、新たな取り組みを始動した。

2022年1月に地域基幹病院としては日本初となる高齢者・健康長寿医療センター及び老年内科を新設したのだ。以前から南風病院で診療していた「もの忘れ外来」「頭痛外来」「脊椎仙腸関節外来」を高齢者・健康長寿医療センター内に統括し、高齢者のための総合医療センターとして開設した。

この重要なプロジェクトを始動するにあたって南風病院では、大内尉義医師をセンター長として迎え入れた。大内センター長は、東京大学医学部を卒業後、循環器内科医として研鑽を積んでいたが、1986年に東大病院の老人科（現・老年病科）に在籍したことを契機に、高齢者医療の診療・教育・研究に携わるようになった。2013年に国家公務員共済組合連合会虎の門病院で院長に就任後、同病院で初めて高齢者総合診療部を開設し、また老年医学会や老年学会で長年理事長を務めるなどのキャリアを積んできた。まさに老年医学における国内屈指のエキスパートである。

大内センター長は、「こういったセンターでは、高齢者に多い臓器別の疾患を治すことはもちろん大切ですが、それと同じぐらい生活機能を診る医療を行うことが最も重要なポイントになります」と力を込めて語る。

高齢者にとっての生活機能を診る医療とは、「日常生活を営むための食事や排泄・歩行・入浴などを問題なく行えるか、障害がないかを確認し、問題があればどのように解決すればいいかを対応できる医療」だと話す。「今までは、生活機能を診る医療というのはほとんど行われてきませんでした。しかし、高齢者にとって、生活機能の低下を防ぐことこそが要介護にならないためには必要です。私達はその点に力を尽くしていきたいと考えています」（大内センター長）

運動・栄養・社会交流の三本柱でフレイル予防を実施
オーダーメイドのフレイル対策プログラムで健康寿命を伸ばす

生活機能の低下を防ぐために、センターではフレイル予防に力を入れた対策を行っている。このフレイル（虚弱）という言葉は、健康な状態と日常生活でサポートが必要な要介護状態との中間を意味する。「多くの方はフレイルの期間を経て要介護状態へと進みますが、フレイルに陥った高齢者を早期に発見し、適切な介入をすれば再び健常な状態に戻すことが可能です」

フレイル予防には、運動・栄養・社会交流の3つが特に重要だとされているが、具体的な取り組みについて、大内センター長は次のように語る。「運動については外来で最初に握力、歩行速度などの体力測定を行います。そこであわせてインボディ®を使用して筋肉量・脂肪量のチェックを行い、一人ひとりに合わせたオーダーメイドの個別運動プログラムを提供しています」

また、マシーンを使ったジムにも工夫を施しているという。「よくある横一列に機械が並ぶ筋トレでは孤独な作業になりますが、センター内のサーキットトレーニングジムでは、利用者の顔をお互いに見ながら運動することができるため、見知らぬ人でも一体感や連帯感が生まれると好評価を得ています」

2つ目の対策である栄養は、BDHQという簡単な質問に答えるだけで食事バランスの診断ができる手法を使って、高齢者の栄養指導を行っている。

「皆さん、たんぱく質を摂らないといけないとか、塩分は摂りすぎてはいけないなどの知識はあっても、具体的な数値を把握することはできていません。しかしBDHQを利用すると、直近1カ月のメニューを確認してそれを分析することができるので、食生活を改善するのに非常に有効な方法になります」

3つ目の社会交流については、トレーニングジムに来る人は無論のこと、病院の患者も楽しく交流できるような場所づくりを目指して、センター内にカフェを創る計画を進めている。「加齢に伴い社会との繋がりが希薄化すると、家に閉じこもりがちになり自立度は急速に低下します。老いとは決して体の問題だけではなく、実は精神面もとても密接に関わっていて、トレーニングジムに通うことを楽しみに外出したり、気の合う仲間とカフェでお喋りに花を咲かせることは、フレ

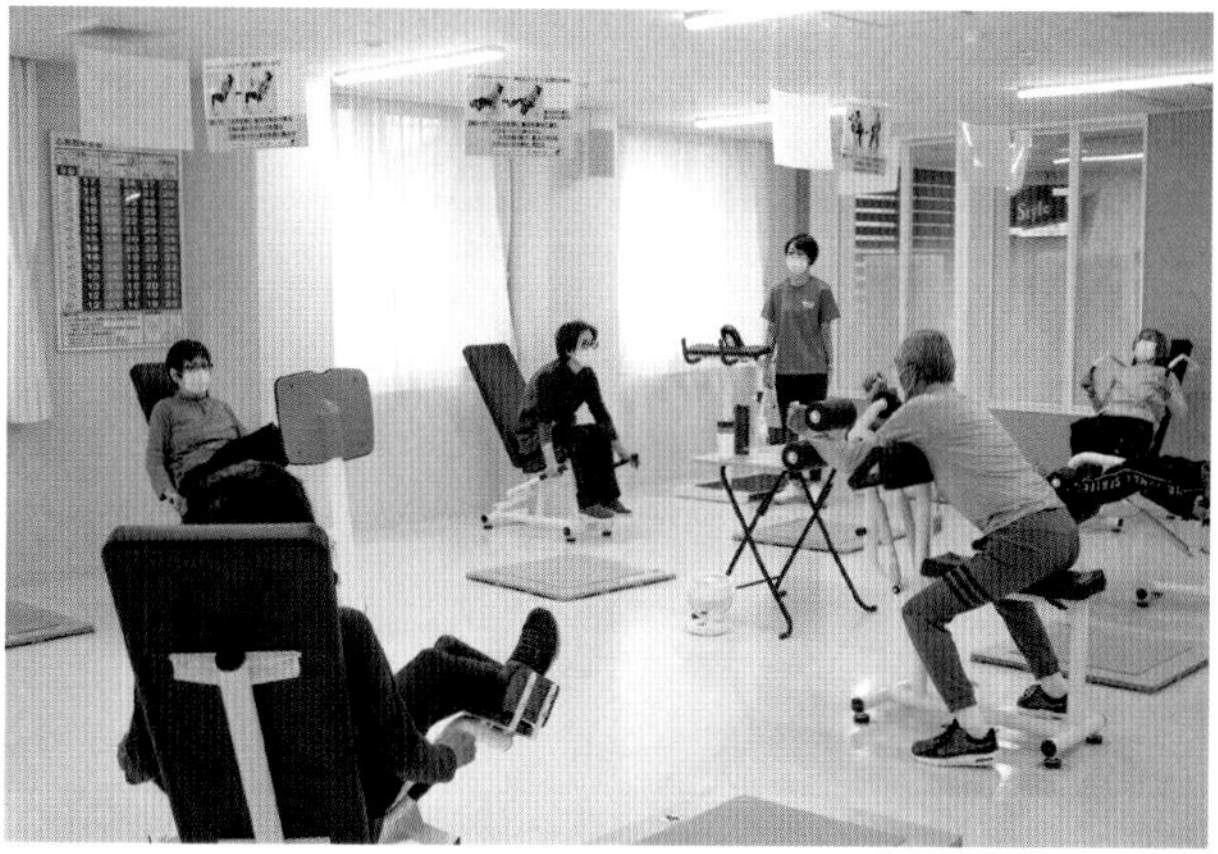

和やかな雰囲気の漂うトレーニング室は、フレイル対策としても有効

イル予防のためにはとても大切なことなのです」

こうしたセンターでの取り組みを通して、筋力低下、低栄養、社会的孤立を防ぎ、高齢者を要介護の状態に陥らないよう守り、自立へと導いていく。「センター独自のフレイル対策プログラムを提供することで、高齢者の健康寿命延伸に取り組みたい」と、大内センター長は方向性を語った。

臓器だけを診る縦割り医療から、多角的に診る総合医療へ

地域行政と連携してフレイル予備軍を取りこぼさない

「病人だけを診るのではなく、元気で健康な人も予防のために病院に来てもらう。そんな予防医学の体制が当たり前に整う病院づくりを目指したい」と語る大内センター長。

これまでの日本の高齢者医療は病気にかかってから来院し、その後は臓器別の治療のみを行う縦割り医療で、高齢者の生活機能の低下にはあまり目が向けられてこなかった。「高齢者に多い認知症、骨粗しょう症、肺炎などの疾患をそれだけに焦点を絞って対処しても解決することは困難です。それは、高齢者は身体機能や認知機能などの全身機能が弱っており、そこを診ないで1つの臓器だけを治療しても全体に起こっている問題を捉えきれないからです。今、高齢者に求められている医療とは、専門医による臓器別の治療のみではなく、さらに一段上に立って患者さんを多角的、かつ総合的に診る医療です」

「病気を早期に予防することによって医療費の削減もできるほか、元気で働ける高齢者が増えれば、労働人口の減少による働き手不足の解消にも繋がっていく。そのためには、旧態依然とした縦割り医療ではなく、1人の医師がフレイル予防も含めて患者さんを総合的に診ることができる

老年科のような診療科目を増やしていくことが急務です」

また、大内センター長は、地域の行政と連携して活動していくことの重要さについても強調する。2023年6月、高齢者・健康長寿医療センターは、鹿児島市が募る短期集中運動型サービスモデル事業に応募し採択された。この事業は、介護予防の促進やフレイル予防の観点から社会参加を促進するために企画されたもので、フレイルになりそうな対象者に週に1回、3カ月間センターに来てもらって、運動や栄養指導を実施するものだ。

「病院に患者さんが来てくれるのをただ待つのではなく、こちらからノウハウを持って地域に飛び込んでいく。地域の行政と連携して、フレイル予備軍になる方を取りこぼさない。この点が非常に大切です」（大内センター長）

フレイル対策の成果を可視化し国への提言を目指す

鹿児島の地から高齢者医療のブレイクスルーを起こす

フレイル予防を軸にした高齢者医療の最前線に立ち続ける大内センター長。今後の展望については、「フレイル対策の成果を客観的に把握し、その状況をデータとして可視化して国や厚生労働省にも提言していきたい」と語る。現状の保険診療制度では、予防医療に対する診療は保険診療対象外となり、あくまで臓器別の治療を行った時にしか保険の点数がつかないという。実際に予防医療に注力した結果、医療費削減に繋がるという確かなエビデンスを提示し、その重要性を訴求していきたい考えだ。

また、このようなフレイル予防を中心とした医療施設を創る気運は、これからもますます高まっ

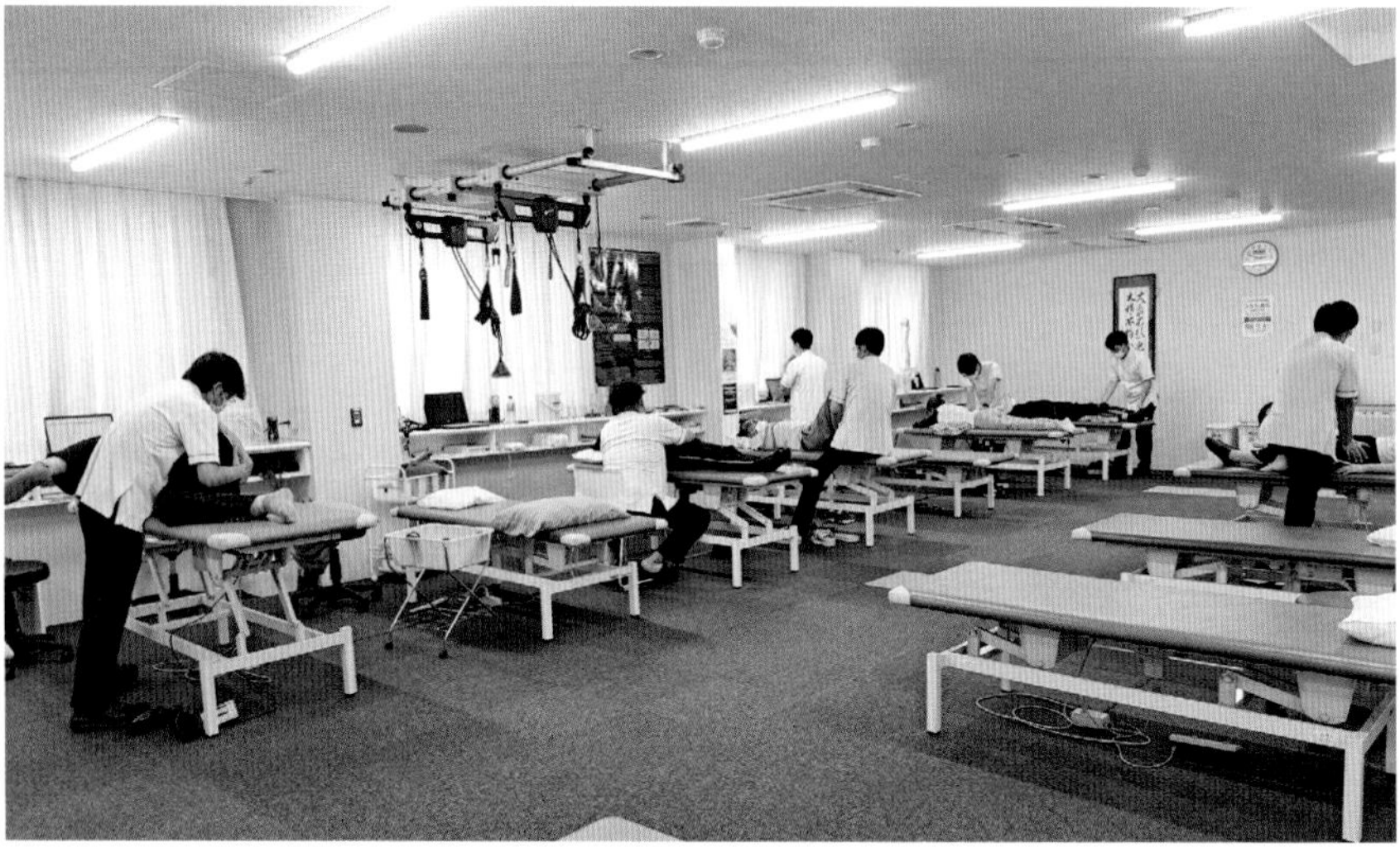

高齢者・健康長寿医療センター３階にある、広々としたリハビリ室

ていくことを予測し、センターがモデルとしての一翼を担いたいと語る。「今年（２０２３年）の９月に川崎医科大学が岡山市の中心に高齢者医療センターを開設されますが、先日こちらに見学に来られました。我々の取り組みに、確実に賛同の輪が広がっていることを実感しています」

病気になってから病院に行く従来の医療から、病気になる前に病院へ行く予防医療へ。臓器別の縦割り医療から、１人の医師が責任をもって診る総合医療へ。これまで、常識とされてきた高齢者医療は限界を迎え、変化を迎えようとしている。

「こういった転換期であるからこそ、私達の担う使命は大きいと思っています。今まであった様々な既成概念を打ち破り、高齢者・健康長寿医療センターから新しい提言を発信し、ブレイクスルーの風を起こしていきたいですね」（大内センター長）

南風の名が示すがごとく、ここ南国・鹿児島の地から大きな風を起こし、その輪は全国へとうねりながら確実に広がりをみせている。

公益社団法人鹿児島共済会

南風病院 高齢者・健康長寿医療センター

PROFILE

貞方　洋子（さだかた・ようこ）

1962 年、東京女子医科大学卒業。
1964 年、鹿児島大学医学部第二内科入局を経て南風病院入職。
1984 年、院長就任。
2002 年、理事長就任。

大内　尉義（おおうち・やすよし）

1973 年、東京大学医学部　卒業。1976 年、三井記念病院内科医員。
1984 年、東京大学第三内科　助手。
1985 年、米国テネシー大学医学部生理学教室　留学。
1986 年、東京大学医学部老年病学教室　講師。
1995 年、東京大学大学院医学系研究科加齢医学講座　教授。
2006 年、東京大学医学部附属病院　副病院長。
2013 年、国家公務員共済組合連合会虎の門病院　病院長。
2020 年、虎の門病院顧問、冲中記念成人病研究所　代表理事。

【所属・活動】
2005 ～ 2015 年、日本老年医学会　理事長。
2007 ～ 2013 年、日本老年学会　理事長。
2017 年、国際老年学会会長賞。2022 年、日本老年医学会尼子賞受賞。

INFORMATION

所在地
〈公益社団法人鹿児島共済会　南風病院〉
〒 892-8512　鹿児島県鹿児島市長田町 14-3
TEL：099-226-9111（代表）
　　099-805-2259（予約センター　月～金　9：00 ～ 17：00）
FAX：099-223-1573

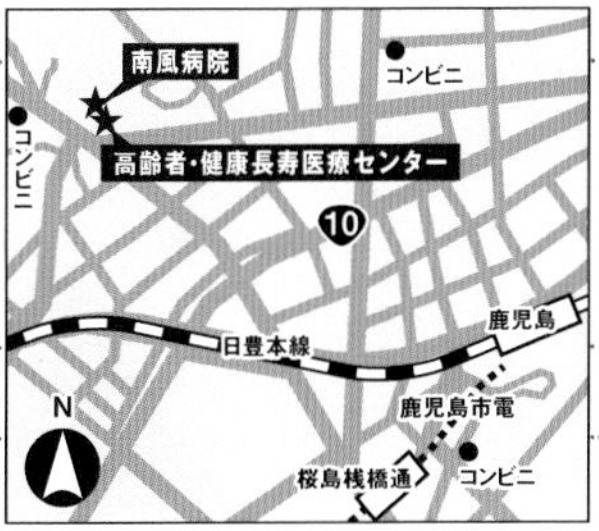

アクセス
山陽・九州新幹線「鹿児島中央」駅より車で 10 分、JR 鹿児島本線・日豊本線「鹿児島」駅より徒歩 9 分、鹿児島市電「桜橋桟橋通」駅より徒歩 8 分、市バス「下竜尾」停留所より徒歩 2 分

設立
1954 年

診療科目
糖尿病・内分泌内科、呼吸器内科、循環器内科、消化器内科、外科、消化器外科、呼吸器外科、脳神経外科、老年内科、整形外科、小児整形外科、放射線科、麻酔科、腎臓内科、人工透析内科、脳神経内科、病理診断科、肝臓内科、ペインクリニック内科、緩和ケア内科、リハビリテーション科、リウマチ科

理念
人にやさしく、あたたかく

〈南風病院　高齢者・健康長寿医療センター〉

設立
2022 年

診療科目
ロコモ・フレイル・生活習慣病外来（老年内科）、フレイルの診断・対策、もの忘れ外来、頭痛外来（脳神経外科）脳神経外科による認知症および頭痛診療、脊椎仙腸関節外来（整形外科）九州腰痛・仙腸関節センター機能の継続

https://www.nanpuh.or.jp/

信頼の×主治医

みなみ堀江クリニック

院長 南　和宏

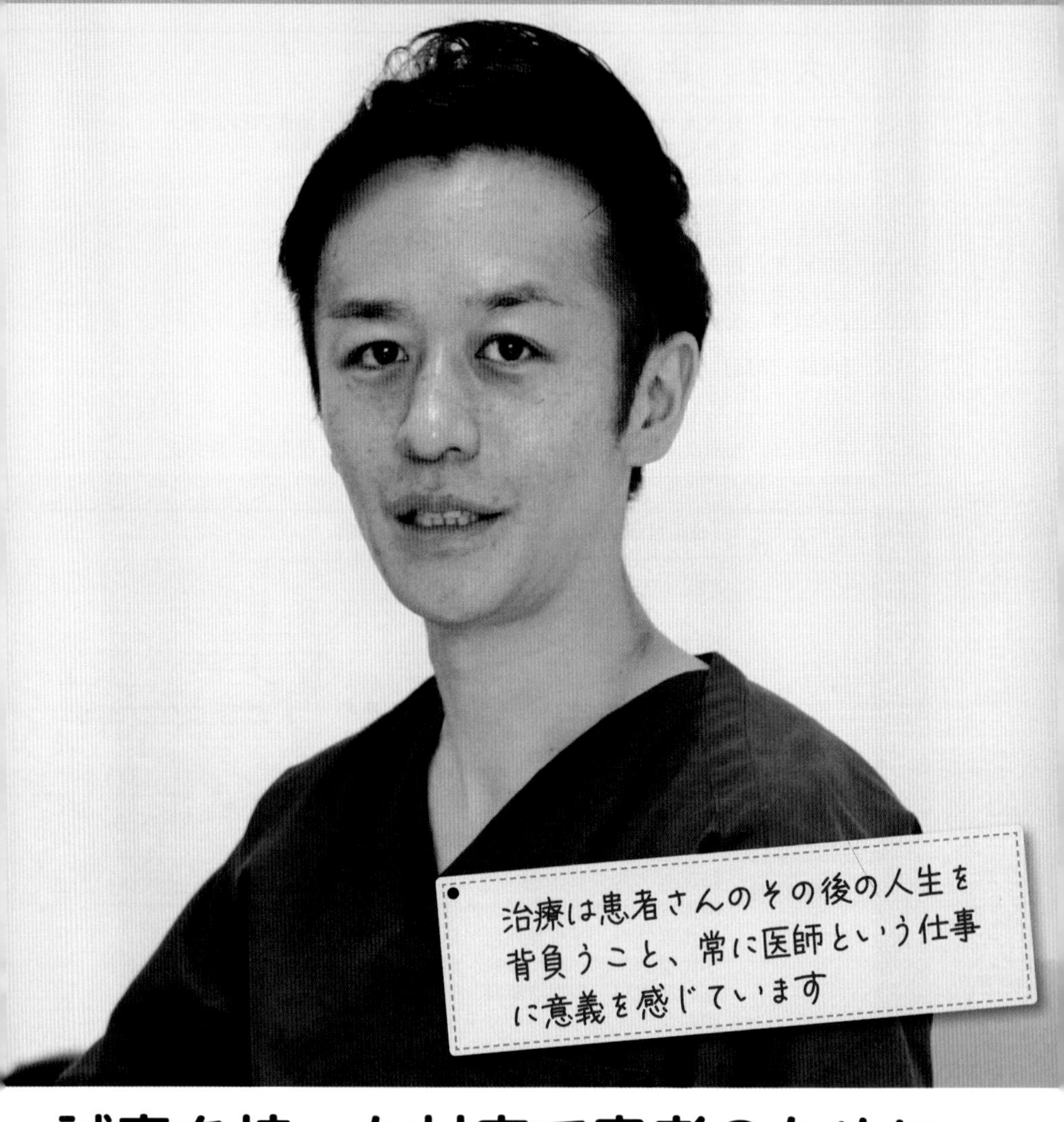
治療は患者さんのその後の人生を背負うこと、常に医師という仕事に意義を感じています

誠意を持った対応で患者のために尽力する呼吸器の専門医

専門医としての誇りを持ち過不足なく最適な治療を施す

救急救命の心肺蘇生にはＡＢＣという順序がある。まずＡ『Ａｉｒｗａｙ（気道確保）』、次にＢ『Ｂｒｅａｔｈｉｎｇ（呼吸）』、そして『Ｃｉｒｃｕｌａｔｉｏｎ（心臓）』。

このように、命の瀬戸際では初めに確保する必要がある重要な呼吸器だが、専門医は数少ない。そんな日本呼吸器学会および日本呼吸器外科学会の両学会が認定する専門医、いわば呼吸器疾患のスペシャリストである南和宏医師（医学博士）が２０２３年５月にオープンしたのが〝みなみ堀江クリニック〟だ。多くの医学論文を執筆し、厳しい審査基準をクリアする必要がある大阪市身体障害者福祉法指定医（呼吸機能障害）の資格をも所持する南院長に様々なお話を伺った。

呼吸器疾患の奥深さに魅了され呼吸器診療の道を決意

一流の研修病院で恩師に出会う

南院長が呼吸器診療を専門領域として選んだ理由は「呼吸器疾患は多岐に渡り、人工呼吸管理などの集中治療、がん診療、喘息、肺気腫、睡眠時無呼吸症候群、アレルギー疾患など診療分野として守備範囲が広く、全身を診る必要があり、疾患概念が興味深いと感じたから」とのこと。

南院長は神戸大学を卒業後、大阪赤十字病院、そして日本でも有数の救急医療施設である神戸市立医療センター中央市民病院で呼吸器疾患の研修を行う。神戸市立医療センター中央市民病院では肺がん診療を中心に、肺気腫、間質性肺炎、気管支喘息などの呼吸器診療に尽力。そこで師事を受けた副院長兼呼吸器外科部長である高橋豊医師と、呼吸器外科医長の濵川博司医師について南院長は、「常に患者さんを第一に考え、治療に関して一切の妥協を許さない医師としての理

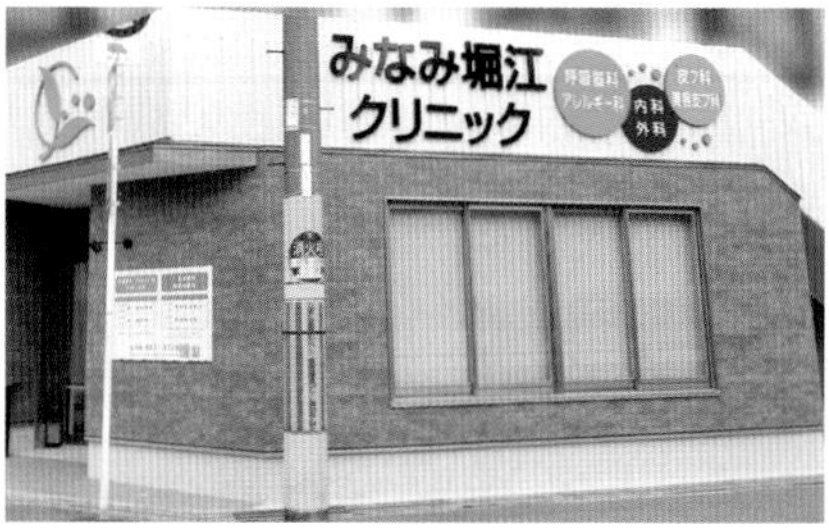

みなみ堀江クリニックでは
病院と連携しながら的確な治療を提供

想像。手術の腕も超一流です。『何があっても患者さんのせいにするな。患者さんの立場に立って考え、自分の家族に接するように接しなさい』と教えられました」と、医師としての素地を形成した尊敬する恩師について語る。

研修を終え、神戸大学医学部の大学院で肺がんに関する研究を行い、通常は卒業までに4年かかるところを3年半で卒業し医学博士となった。医学博士取得後は、同大学医学部附属病院で研鑽を積み、患者の体型・レントゲン画像・呼吸機能検査の結果を診ただけで、その患者の肺の状態を具体的にイメージできるまでに成長。そののちに勤務した住友病院で、コロナ禍が起こる。

地域医療の第一関門としてのみなみ堀江クリニックの役割

簡潔明瞭な説明と適切な治療で多くの患者と向き合う

ワクチンがない時期のデルタ株の流行下では、コロナ病棟で毎日2、3名が亡くなる状況。他界する若年層も多く悲惨な状況であった。

「この際は、地域のクリニックでは発熱患者を断るケースが多く、発熱患者が総合病院に殺到する状態でした。これでは総合病院の機能がパンクしてしまいます」

こうして開業へ踏み切ったのが、みなみ堀江クリニック。呼吸器疾患の患者以外にも発熱患者が多く訪れるが、感染防御を徹底し、断ることなく全面的に受け入れている。

「医療機関は国民の税金で成り立っている公的な施設。発熱を理由に診療を断ることはあってはなりません。総合病院には総合病院の役割があり、地域のクリニックが第一関門となる必要があります」

総合病院で勤務していた頃は1日で40名ほどの外来診療を行っていた。しかし、現在同クリニックでは、多い日にはその3倍以上の診察を行うといえば貢献の大きさがわかる。

「患者さんが多くても、何に困り、不安に思っているかを素早く正確に汲み取り、どういったときに再受診すべきか、何に気を付けたら良いかを明確に伝えています」

クリニックが開いていない時間のことも考え、状況を見て診断情報を記載した手紙も用意する。これにより搬送先の病院が診療方針を決定する際の指針になり、早急な対応が可能となるのだ。

患者の年齢層は20～50代、ファミリー層が多い。開業3カ月時点では、紙媒体を中心に情報収集を行う高齢者層には、未だ認知されていない状況だ。

「年を経る毎に肺気腫や肺がんになる可能性が上がります。少しでも健康寿命が長くなるように尽力いたしますので、是非、当クリニックを受診してください」

呼吸器症状の原因を見極め適切な薬をピンポイントで処方

ライフスタイルに合わせた治療で症状の改善を目指す

呼吸器内科の患者の多くは咳・息切れ、その中に喘息や肺気腫が含まれる。

「そもそも風邪に抗生剤は不要。不要な薬を飲むことで被る副作用などの不利益が大きいです。喘息ならば吸入ステロイドが必要など、原疾患によって治療方針が変わります。症状から原疾患を見極める必要があります」

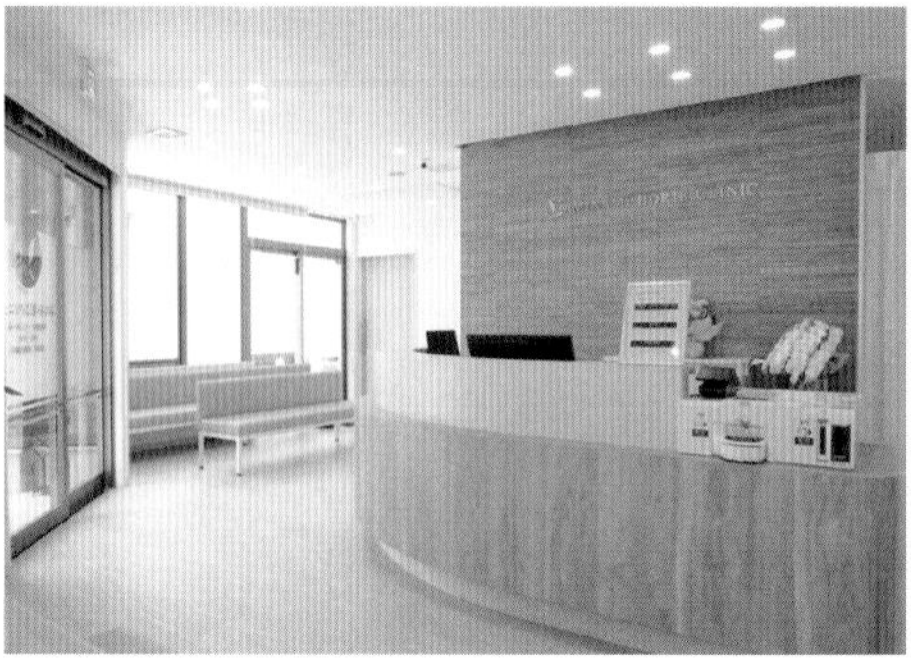
ナチュラルで明るい雰囲気の受付

人口の約8%が患っているといわれる喘息はウイルス感染で悪化する。コロナウイルスの流行で、その他のウイルス（インフルエンザウイルスなど）の流行期がずれ、個々人の感染対策が難しくなった今、喘息悪化は増加傾向にある。

喘息は様々なフェノタイプがあり病態把握が重要だが「初診時に必要な検査を行えば病態を概ね把握することができる」という。病歴聴取も重要で「咳の出る時間帯、痰の有無、過去に患ったことのある病気、飲んでいる薬、住居環境、職業誘発性の場合もあるため職業についても伺います」

知名度の高い喘息と咳喘息は双方とも気管の炎症が背景にあるといわれ、吸入ステロイドが有効な治療法。

「吸入薬に加え、患者さんに咳止めを求められることもありますが、どちらの効能で咳が止まっているのか不明になるため、安易に咳止めを処方することはありません。どの疾患に対しても当然のことですが、患者さんに病状・病態を説明し、必要な薬のみを処方します。不要な薬まで処方すると、患者さんはどの薬が本当に大切なのかわからなくなるからです。１つの疾患に対して本当に必要な薬というのは、意外と少ないものです」

重症喘息では吸入薬の効果が不十分な場合、生物学的製剤（皮下注射薬）から、適切なものを選び処方する。注射薬と聞くと通院が必要といった印象を抱くかもしれないが、通院回数を抑えられる在宅自己注射という選択肢もあるため、ライフスタイルに合わせた治療が可能だ。

「ご年齢やお仕事などを含めたライフスタイルに合わせて適切な薬を選ぶのが、専門医の役割だと思います」と南院長は謙虚に話す。

喘息の治療について「適切な治療薬を選択することで、症状は速やかに改善します。特に喘息は著明に咳の症状が改善するため、『咳が酷くて夜も眠れませんでしたが、吸入薬をしてからは咳も無くなり、ぐっすり眠れるようになりました』など、喜んでいただけるのが凄く嬉しい。治療は患者さんのその後の人生を背負うこと、医師という仕事に常に意義を感じています」と語る南院長の声には、強い責任感が滲んでいた。

必要な検査だけを選択することが確実な診断に繋がる

専門医としての誇りを持った適切な診療

診断、治療方針の決定に必要な検査。

「診断を確定する検査と、疾患を除外する検査を組み合わせながら診断を行います。検査を多く受ける程良いという考えは間違いです。不要な検査を行うと解釈に悩む結果になり、誤診につながります。目的を明確にし、検査を組むべきです」と南院長は述べる。

呼吸器は基本的に検査内容が決まっている。必須である胸部レントゲン、呼吸機能検査。必要に応じて血液検査、呼気一酸化窒素濃度測定（呼気NO検査）、睡眠時無呼吸検査など。

「呼気NO検査は収益的には赤字になる可能性が高く、導入しているクリニックは少ないです。しかし、喘息の診断や病態の把握を行う上では非常に重要な検査ですので当院では採用しています。検査はその必要性を考え、得られるメリット、デメリット・被る不利益などを簡潔に説明し、納得した上で受けていただくことが大切です」

これらの判断を行えるのも、南院長が呼吸器の専門医であるからこそ。

「専門医の取得には数多くの症例を経験し、それらを学会で報告したり医学論文の執筆を行ったりする必要があります。また難易度の高い、筆記試験に合格しなければなりません。専門医を持っている医師はそれらをクリアしてきており、ある一定以上の診療の質が担保されるので、病院を選ぶ際は専門医の有無を調べるのも良いと思います」

　そう語る姿には専門医としての誇りと自信が伺えた。

検査と治療を結び付けアレルギー疾患を快方へ導く

"患者さまに最善の医療を提供できるよう日々研鑽する"という信念による治療

　みなみ堀江クリニックが標榜するアレルギー科。喘息もアレルギー疾患の一つであり、皮膚科専門医である八尋知里医師が担当する皮膚科と連携した治療で、アレルギー疾患の殆どをカバーできる。アレルギー性鼻炎もその一つだ。耳鼻科の領分に思えるが、南院長は診療を行っている。

「アレルギー性鼻炎をお持ちの患者さんは喘息を発症しやすい、逆もまた然りです。ガイドラインがあるので、それに則って診療しています。近年、"one airway, one disease"という概念が認識されており、喘息、アレルギー性鼻炎、副鼻腔炎は一つの気道の疾患です。片方だけ治療しても、もう片方が無治療だとうまく疾患のコントロールができません。そのため、喘息、アレルギー性鼻炎、副鼻腔炎は、合併している場合は同時に治す必要があります。当クリニックは、あらゆる気道疾患に対し可能な限り対応できるようにしています」

　幅広い診療が可能な南院長だが、クリニックのみで診療を完結させることには固執はせず、住友病院などの総合病院と連携しながら治療を行う。

「自分が対応できる範囲を明確にしています。対応できないと判断した場合は、必ず他の専門医に任せます。それが患者さんのためになります」

アレルギーに対する唯一の根本的な治療法である、舌下免疫療法についてもお話を伺った。

「3年間以上の服薬が推奨されており、治療期間は長いですが、正しく服薬すれば抗アレルギー薬無しでの生活が可能になるケースもあります。患者さんの今後の人生を考えたら勧めたい治療法です。アレルギーの検査は受けるだけで終わり、というのは全く意味がない。検査は治療に結び付けることができてはじめて大きな意味を成します。私たち医療者の仕事は患者さんを快方へ導くこと。それを第一に、良い治療はどんどん推奨していかなければなりません」と南院長は語気を強めた。

「喘息の吸入薬治療と舌下免疫療法を同時に行うことも可能です。5歳から治療ができ、開始は早ければ早い程良い。非常に良い治療ですので、アレルギーでお困りのお子さんに是非受けていただきたいです」

患者のために邁進し続ける南院長。「医学は日進月歩、毎年のようにガイドラインも改定されていきます。医学論文にも目を通し、常に知識をアップデートするよう心がけています」と語るように、〝患者さまに最善の医療を提供できるよう日々研鑽する〟という信念を掲げ、最新の知識で最適な治療を施し、訪れた患者の人生を明るい方へと導いている。

肺の病について啓蒙し健康寿命の延伸へ

睡眠時無呼吸症候群や禁煙治療にも取り組む

睡眠時無呼吸症候群は睡眠中に様々な要因で上気道が閉塞し、気流の停止、無呼吸・低呼吸を繰り返すことで、いびきや熟睡感の低下、日中の眠気を来す疾患。睡眠中の低酸素状態により高血圧、心筋梗塞、脳卒中のリスクが高まり、健康寿命を短くする要因にもなる。歳を経るごとに

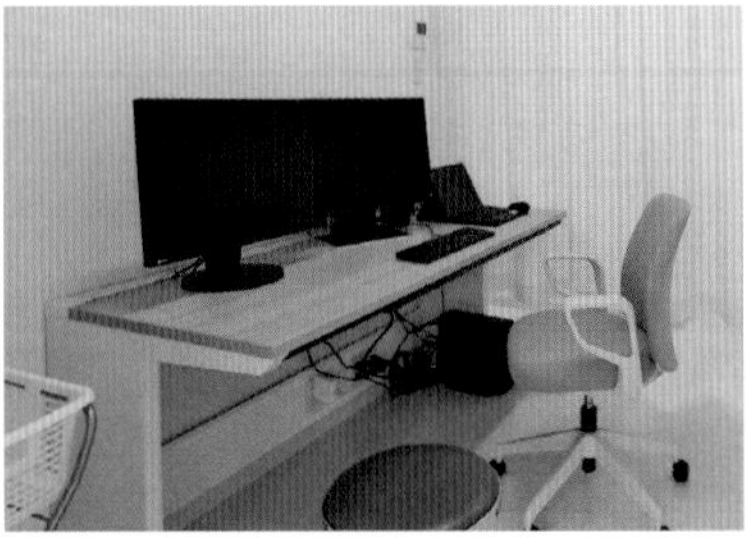

南院長は診察室で日々多くの患者と向き合っている

有病率は増え、50歳以上では男性で5人に1人、女性で10人に1人が睡眠時無呼吸症候群であると報告されている。

他の疾患同様に、早期発見が重要であり、現在は保険適応で自宅での検査が可能である。検査で中等症・重症の睡眠時無呼吸症候群と診断がつけば、CPAP療法が保険適応となる。CPAP療法とは、就寝中に〝鼻タイプ〟のマスクを装着し、機器を通してマスクから空気を送り込み、気道を開通させることで気道閉塞を防ぐ治療。CPAP療法を正しく行うことで、睡眠の質を改善させることができ、心疾患や脳血管障害を来す危険性を低下させ、健康寿命の延伸につながる。

「早期発見のためにも、夜間のいびきや無呼吸、日中の眠気が気になる方は、まずは検査だけでも受けていただきたい」

呼吸器内科に来る患者は喫煙者も多いため、禁煙外来も行っている。喫煙は肺がんのみならず脳血管障害、心血管障害などのリスクを高め著しく健康寿命を短くする。患者に禁煙の意志があれば禁煙外来を通して禁煙のサポートを行うのだ。

南院長は展望を次のように語る。

「講演会など依頼を積極的に受け、特に喘息、肺がん、睡眠時無呼吸症候群、肺気腫については積極的に啓蒙していきたい。肺の病気の認知が進めば、健康寿命の延伸に繋がるのです」

また、医師としての心掛けについて、「常に患者さんの立場に立ち、誠意を持った対応をする。それが根本にあれば、自ずと行動は決まってきます。私の診療を受けに来てくれた人にはきちんとした対応を受けていただき、来なければ良かったと思う対応は一切しないようにしています」という南院長。地域医療の第一関門として、日々研鑽を積みながら患者と向き合い、誠意ある診療を続けていく。

みなみ堀江クリニック

PROFILE

南　和宏（みなみ・かずひろ）

神戸大学医学部 卒業。
大阪赤十字病院 初期研修医。
神戸市立医療センター中央市民病院 後期研修医。
神戸大学 大学院医学研究科 博士課程。
兵庫県立がんセンター フェロー。
神戸大学医学部附属病院。
住友病院 副医長。
2023 年 5 月、みなみ堀江クリニック 開院。

【所属・活動】

医学博士。日本呼吸器学会 呼吸器専門医。日本呼吸器外科学会 呼吸器外科専門医。

日本外科学会 外科専門医。日本がん治療認定医機構 がん治療認定医。

肺がん CT 検診認定機構 肺がん CT 検診医。日本結核・非結核性抗酸菌症学会 認定医。

難病指定医。大阪市身体障害者福祉法指定医（呼吸機能障害）。緩和ケア研修会終了。

INFORMATION

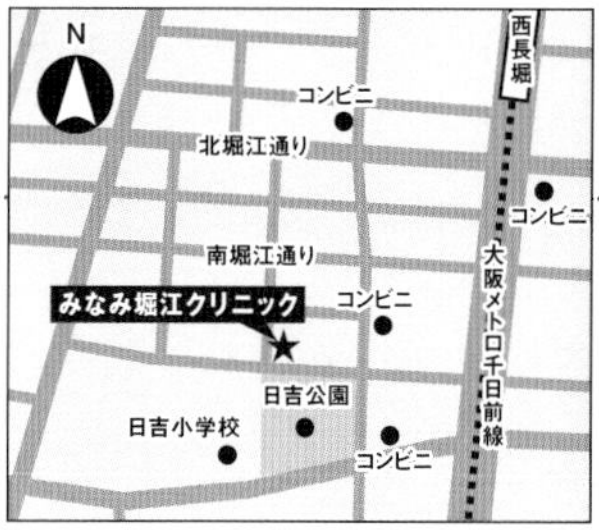

所在地	〒 550-0015 大阪市西区南堀江 4-10-14 TEL　06-6531-3730
アクセス	大阪メトロ千日前線「西長堀」駅 7-A 出口より徒歩 5 分 「桜川」駅 1 番出口より徒歩 6 分 南海汐見橋線 「汐見橋」駅 2 番出口より徒歩 6 分 阪神なんば線 「ドーム前」駅 2 番出口より徒歩 10 分 大阪メトロ長堀鶴見緑地線「ドーム前千代崎」駅 2 番出口より徒歩 10 分
設立	2023 年
診療科目	呼吸器科、皮膚科、アレルギー科、内科、外科
診療時間	**・呼吸器科・アレルギー科・内科・外科** 〈月・水～金〉9：00 ～ 12：00、15：00 ～ 18：00 〈土〉9：00 ～ 12：00 〈休診日〉火・日・祝 **・皮膚科** 〈月～金〉9：00 ～ 12：00、13：00 ～ 16：30 〈休診日〉土・日・祝
信念	患者さまに最善の医療を提供できるよう日々研鑽する

https://minami-horie-clinic.com/

信頼の×主治医

ふじもと眼科クリニック

院長　**藤本　隆志**

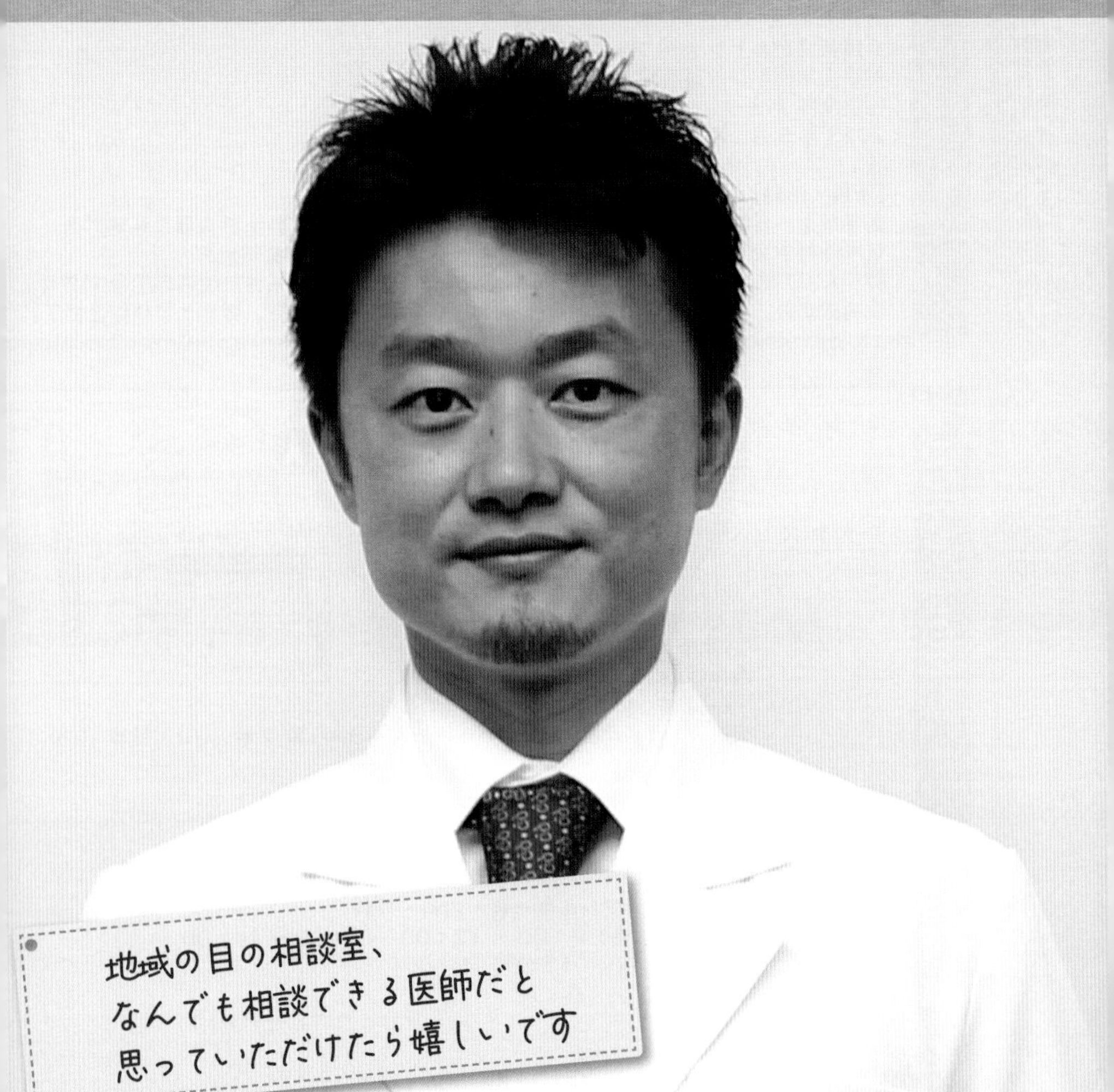
地域の目の相談室、
なんでも相談できる医師だと
思っていただけたら嬉しいです

目の小さな違和感から病を見つけ出す
眼科のスペシャリスト

緊急手術まで行い故郷・山口の地域医療に貢献する医師

シャーロック・ホームズ、エルキュール・ポアロ、金田一耕助など、物語の名探偵は多くの事件を解決してきた。そんな名探偵がわずかな証拠から真実を見つけ出すように、目を診ることで全身の病魔を詳らかにするのが、ふじもと眼科クリニックの院長である藤本隆志医師だ。

目は身体の中で唯一血管を直接目視できる部位。血管の細い、硬い、動脈硬化の兆しなどを知り、顔貌の観察と併せて様々な病気を発見できるのだ。

悩みの時を経て地域医療に必要であった眼科医へ

父と、兄と、弟と連携するクリニックの開業

山口県岩国市に3兄弟の次男として生を受けた藤本院長。小学生の頃には既に、将来は父が営むクリニックがある岩国で医師として活躍したいと考え、医師の道へ進むことを決めていた。

日本大学医学部卒業後は「患者さんの漠然とした訴えや身体所見から診断にたどり着く過程。それが好きで内科を志しました」と語る。

しかし、研修医として勤める最中、自らが診断を下し、手術のため他院へと紹介した患者が不幸にも亡くなってしまう。ドライに切り替えることが苦手な藤本院長は、医師としての将来ビジョンを考え直すことになった。

「この時、兄はもう内科医だったこともあり、内科に固執する必要はないのでは、と考え始めたのです」

そうして地元岩国に足りていない医療を想定。その中の1つに眼科があった。眼科は診断から手術まで自らが行う自己完結型。診断が得意、且つ手先の器用さも評価されていた藤本院長に最

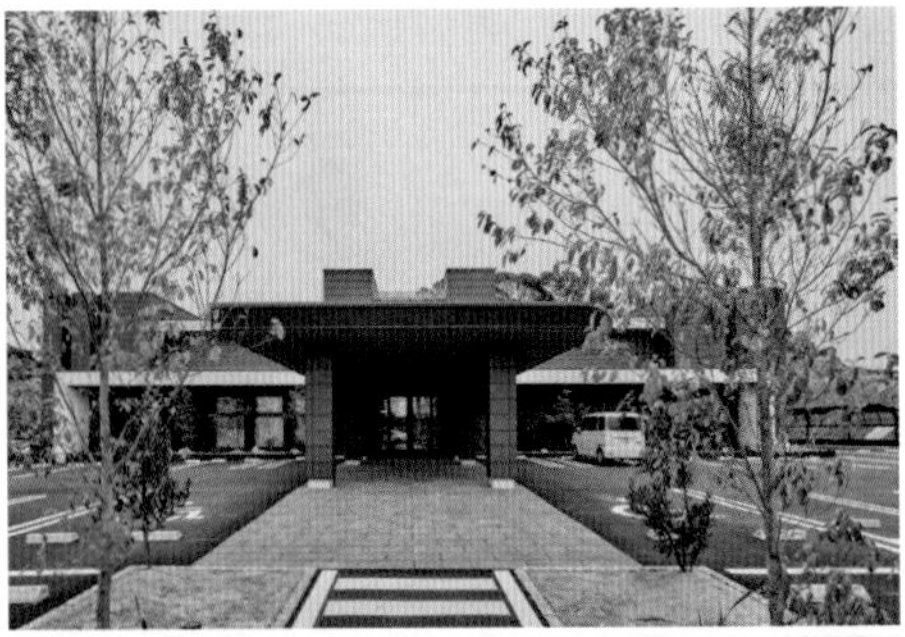

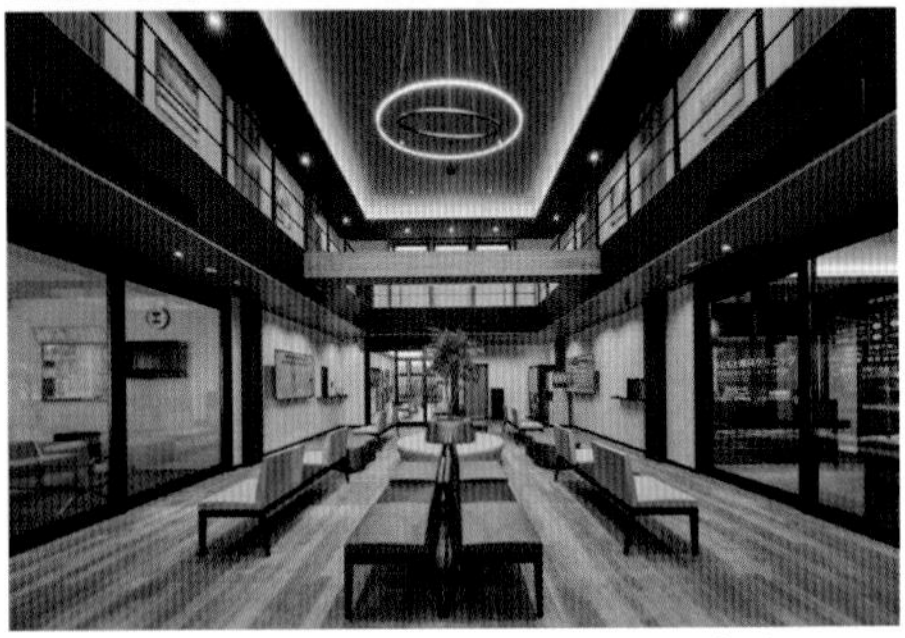

全ての患者に優しいユニバーサルデザインのクリニック

適な分野だった。

「力を尽くし、目をベストな状態へ持っていく。数ある診療科目の中で、自分を活かせる場所だと感じました」

　その後、後期研修では東京にある井上眼科病院で多くの経験を積む。研修後も同院に勤め、約1万件の白内障手術、数百件の緑内障手術、数千件の網膜硝子体手術などを行い、眼科医として実力を蓄えてきた。

　一方、父が営むふじもと内科クリニックは兄が院長を継承し、呼吸器内科医として活動していた弟も合流。さらに、藤本院長の合流を見据え、眼科クリニックも隣接して建てられる土地へと移転した。そうして藤本院長は、2022年、東京から故郷・山口に戻り、ふじもと眼科クリニックを開業。3兄弟の間では、医師になるまで地元へ戻る話し合いをしたことはなかったというが、3人共が父の背を追い、家族一体となって地域医療に貢献する体制が整えられることとなった。

より高いクオリティのためベストを尽くす

ユニバーサルデザインと最新鋭の器械が揃うクリニック

ふじもと眼科クリニック

明日の高齢者医療を拓く信頼のドクター

ふじもと眼科クリニックには、父のクリニックが築いてきた人脈や信頼、また口コミにより、開院当初から多くの患者が訪れた。

「若い患者さんももちろんいますが、80~90歳など、ご高齢の患者さんに数多く来院していただいています」

高齢者層の来院が多いふじもと眼科クリニックは、ユニバーサルデザインを意識したバリアフリー設計。ふじもと内科クリニックとの間を繋ぐ、車での乗り降りの際に雨で濡れない大きな軒下には、薬局もあるため患者の移動の手間を軽減。院内は、トイレまで車椅子で入ることができる構造や、1階のみで診療を完結できる動線が患者の負担を減らしている。

また照明は間接照明を中心とし、目の検査スペースの窓は低い位置に設え付けられている。「日の光だけでも強い刺激となる患者さんがいます。窓を目線より低い位置にすると、そんな方々の目にも優しい。しかし、普通の人が歩けない暗さではありません。皆が使いやすいようにしています」

加えて、近未来的な印象を抱かせる手術室は、大学病院と同等の設備が揃う。床の素材から全て特注品で、高い清潔度が保たれている。ここまでこだわった手術室があるクリニックは全国でも数少ない。術後のリカバリールームも椅子を多く設け、カーテンで間を区切りプライバシーに配慮。手術が多いクリニックだが、患者それぞれが長くリカバリールームを利用しても余裕がある席数となっている。

また、患者家族のための工夫もある。診察室はかなり広く、複数人が入っても窮屈さを感じさせない。説明に使う画面も大きなものを採用するなど、近寄って目を凝らす必要がないよう、見易く理解し易い造りとなっている。

このように、老若男女どんな人でも利用し易い施設であるよう、細部に至るまで、クオリティにベストを尽くしているのだ。

さらにこのクオリティへのこだわりは器械についても同様。特筆すべきは前眼部ＯＣＴや術中

いのです」

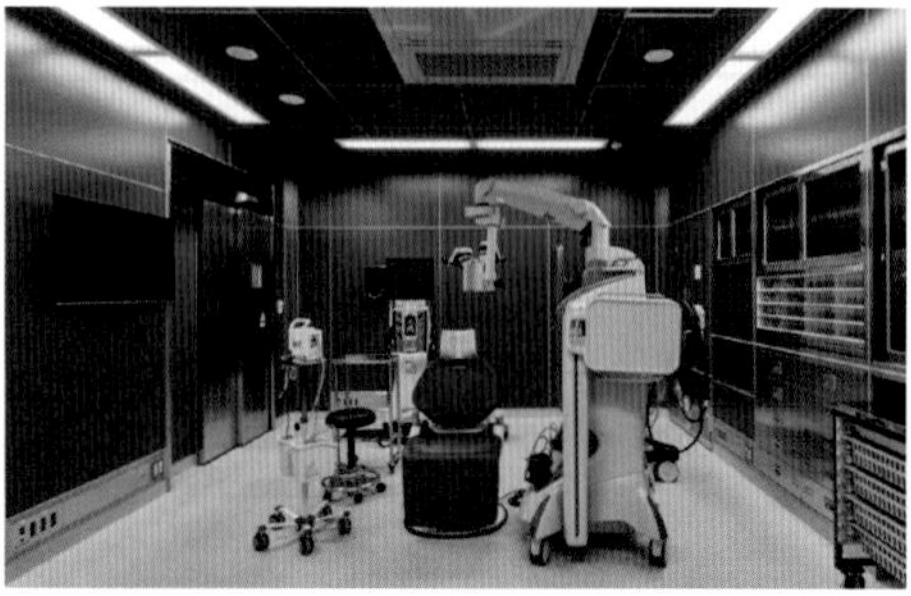
近未来的な印象のオペ室は最新鋭の設備を有している

ガイダンスシステムだ。
「前眼部ＯＣＴや術中ガイダンスシステムは手術に必須ではありません。しかし、より細かいデータが取れます。目の形が特殊な方は一般的なデータで手術を進めるとズレが生じる。必要だと判断した場合、細かいデータが取れる前眼部ＯＣＴを使うと、より精密な治療ができるのです。また、リアルタイムでの誤差なども瞬時に対応可能となります」
こう藤本院長が説明するように優れた器械だが、唯一のネックは高額な点。「経営面での採算は取れません」という。しかし、「クオリティオブビジョンを追求したい。良い器械のデータを取り、ベストな計算式で、その患者さんに一番合うものを選定。そこに患者さんの好みを取り入れ最終決定したものを、手術に活かした

内科的思考で目から解き明かす全身の病

地域医療の質を向上する緊急手術の受け入れ

内科的思考も活かした眼科医として活躍する藤本院長は、眼や顔貌から全身の病気を見つけ出す。そのエピソードは名探偵さながらだ。

『右目だけ涙が出る』という患者は、一見普通の顔貌だったという。「ですが、少しだけ筋肉の動き

ふじもと眼科クリニック

明日の高齢者医療を拓く信頼のドクター

に左右差があり、触診するとリンパ節に腫れがありました。神経の走行部位に影響がありそうなことから、顔面神経麻痺だと診断。原因がある耳下腺を診て貰うべく、耳鼻科へご案内しました」

結果、この患者は藤本院長の診断通り、神経麻痺で右目だけ瞬きが減り乾燥したことで涙が出ていたのだ。

また、『目の中に炎症があると診断され目薬を処方されたが何も改善しない』という患者が来院した。「今までの経験から悪性リンパ腫が怪しいと感じました」。悪性リンパ腫は藤本院長が今まで診察した何十万人の中でたった３人。それでも多い方だという難しい診断だ。

「大学病院に紹介し、『恐らく悪性リンパ腫です、眼の中の組織を細胞診で調べてください』と伝えると、病院側から、『その通りだった』と返事がきました」。病状に当たりを付けて紹介したことで、検査はスムーズに進んだ。

「しかし、この患者さんの悪性リンパ腫はかなり進行しており、根本的に全身の悪い細胞を殺すには難しい段階でした。もっと早くに診られていたら、もしかしたらと考えてしまいます」

他に、『視界がぶれる』という患者が来院したことがある。視界のぶれを斜視と診断し、眼鏡を勧める医師もいるが、「その原因を考える必要があります。目の動きが左右でずれているのは、目の周りの筋肉が麻痺しているということ。その筋肉は、全て脳神経でコントロールしている。では、脳神経の何処がおかしくて動きが悪くなっているのかを確認しようと提案しました。頭痛があったので出血を疑い、隣のふじもと内科クリニックへと連絡し、ＣＴへ。すると、脳の一部が出血している、くも膜下出血でした」

当時は土曜日の閉院直前の来院。他院へ紹介していた場合、診断・対応が間に合っていたか怪しい状況だったという。藤本院長の高い診断力と、ふじもと内科クリニックとの密な連携がこの患者の命を救ったのだ。

また、ふじもと内科クリニックとの連携は眼球破裂などの緊急手術を行う際にも遺憾なく発揮されている。「バリアフリーのため、緊急性がある状況でも寝かせたまま内科クリニックへ運びCTを撮ることができます。兄弟ですので密な連携も取りやすく、病院のように両方のクリニックを一つの施設として扱えるのです」

一般的な眼科クリニックでは緊急手術が必要な症例は受けられないため、大学病院などへ繋ぐ。しかし、岩国エリアに大学病院はなく、中核病院でも大きな手術を行っておらず、大学病院がある広島まで移動せざるを得ない。しかし、「救急車が広島まで行っても受け入れが可能かはわからない」のだという。

「そんな状況の中で、前述の眼球破裂の患者さんをこのクリニックで受け入れ、対応することが出来た。地域医療への貢献を実感できた事例だったと思います」

緑内障、網膜硝子体の手術も行う実績と経験に裏打ちされた確かな技術力

白内障手術においては患者の意向を最大限に尊重

眼の病気の代表的疾患の一つである緑内障については、根本的な治療法がない。目薬を処方し、眼圧を下げ目の奥の神経の負荷を減らす治療が一般的だ。

しかし、藤本院長は「目薬だけでなく、手遅れにならないよう手術の介入を行うことも大事です。進行の判断と、次の段階へ移るタイミングを逸しないことを意識しています」と、機を見て手術を行っている。

藤本院長は、他に網膜硝子体手術も専門的に行っている。待機的に行う白内障手術とは違い、これら緑内障発作や網膜硝子体、前述の眼球破裂などは時間を経る毎に悪くなっていくため緊急

ふじもと眼科クリニック

明日の高齢者医療を拓く信頼のドクター

性が高い。緊急手術も可能な体制が整う点も、ふじもと眼科クリニックの強みの１つだ。

そして緑内障と並び、眼の代表的疾患である白内障。この手術に関しては、「乱視を減らすレンズを積極的に使用している点が特徴でしょうか」という。他院であれば乱視度数が１・５の時点で使用する乱視用のレンズを藤本院長は１・０の時点で使用する。

乱視を補正するレンズは利益率が低いなどから、全国の眼科クリニックを見渡しても使用率が低い。しかし藤本院長は、「患者さんの視界の質を高めたい」というこだわりと思いやりから利益を度外視して積極的に選択している。

この乱視のレンズを入れる手術自体も特殊で、目の中の指定された場所へレンズを挿入する必要があるが、患者が手術台へ寝転ぶと事前に測定した位置からずれが生じるため、微調整が必要になる。そのため、藤本院長は、手術中にリアルタイムに位置を測定することができるガイダンスシステムを用いて、寸分の狂いなく、予定通りの位置にレンズを挿入できる質の高い手術を行っている。

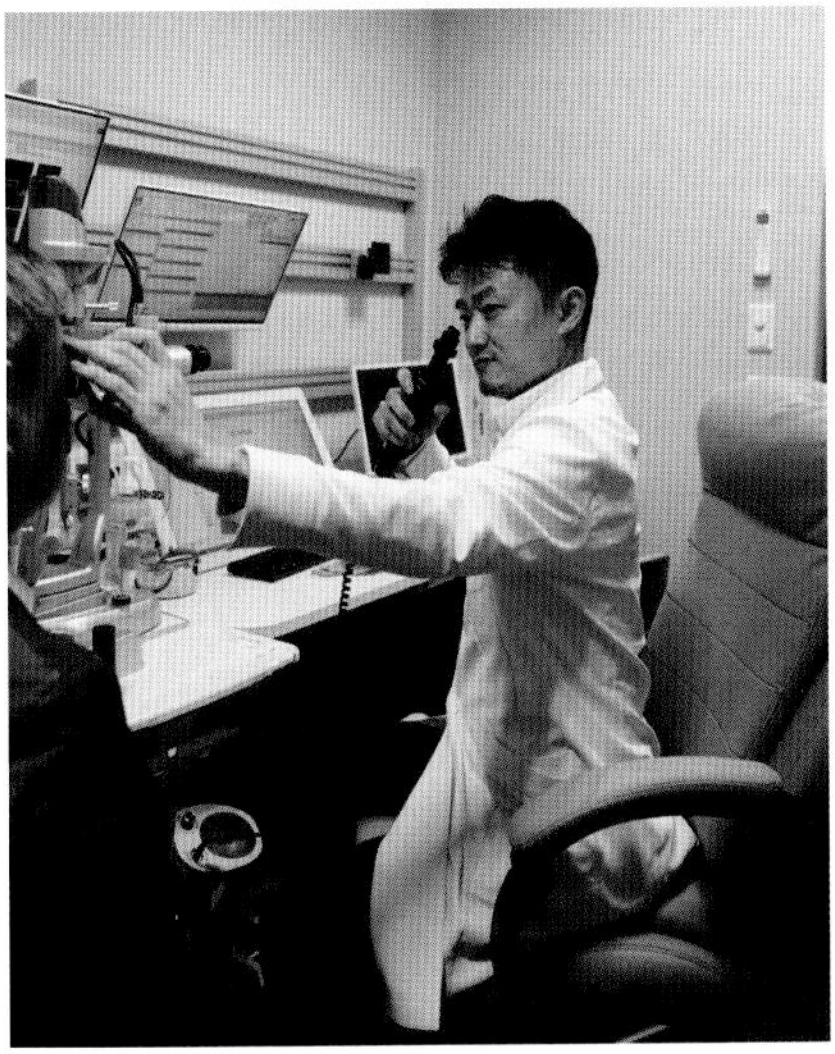

顔貌や目の様子から全身の病を見つけ出し患者を救っている

また、白内障手術時の単焦点・多焦点レンズの選択も近年多くの眼科で可能になってきているが、このレンズ選択を藤本院長はスタッフに一任し、じっくり時間をかけて患者に向き合ったうえで選択してもらうようにしている。「患者さんの生活スタイルや持病などから、高額なレンズが常にベストではないこと、患者さんによっては多焦点よりも単焦点レンズがベストな場合もあります。見え方・費用面など総合的に勘案し、患者さんにとって本当にベストなものを悔いなく選んでもらいたいと思っています」

藤本院長の原動力は患者からの特別な『ありがとう』

スタッフと共に隅々まで配慮が行き届くクリニックを目指す

藤本院長は眼科医になって良かったことを次のように語る。

「治療が無事終わった後に言っていただける患者さんからの嬉しそうな『ありがとう』。この言葉には、他の『ありがとう』と違う重みがあります。失明しそうな状態から、目が見える状態に戻った安心感が籠る、他ではあまり聞けない言葉です」

一方で治療前の患者は、身体の不調に対する不安や怒りを抱きながら来院することが多く、中には攻撃的な態度になる者さえいる。「そんな患者さんが、治療により日々の生活を取り戻せると違うものが見えることも。それも医師の良さですね。地域医療に貢献できた時も医師としての達成感を感じます」

またスタッフに対しては「自分が患者さんの立場になった時に、家族がその対応を受けてどう思うかを考えるように伝えています」という。「私自身も常に言葉遣い、雰囲気、態度、口調に気を付け、なるべく嫌な思いをせずに治療を受けてもらえるように意識しています」

接遇面の向上にも取り組む藤本院長とスタッフは、米軍基地が近い土地柄でもあることから、現在院内に英語の講師を招き、英会話の勉強も行っている。

「どんどんブラッシュアップを重ね、誰もがここで働きたいと思えるクリニックにしたい。私自身も一緒に働きたいと思ってもらえる医師でいたいです」

最後に地域へのメッセージも伺った。「目から体調の答えが見つかることがあります。地域の目の相談室、なんでも相談できる医師だと思っていただけたら嬉しいです」

ふじもと眼科クリニック

PROFILE

藤本　隆志（ふじもと・たかゆき）

2006 年、日本大学医学部 卒業。
2006 年、立川相互病院 初期研修。
2008 年、井上眼科病院 後期研修・入局。
2020 年、西葛西井上眼科病院 副院長。
2022 年、ふじもと眼科クリニック 開業。

【所属・活動】
日本眼科学会専門医、視覚障害者用補装具適合判定医師研修会修了、難病指定医、PDT 認定医、ボトックス認定医、網膜硝子体学会会員、白内障手術学会会員、緑内障学会会員、眼科手術学会会員。

INFORMATION

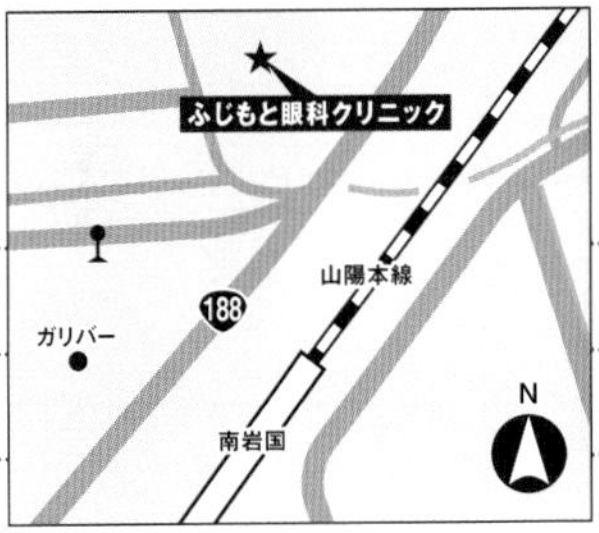

所在地	〒 740-0032 山口県岩国市尾津町 2-22-10 TEL 0827-28-5524 FAX 0827-28-5519
アクセス	JR 山陽本線「南岩国」駅より徒歩 1 分
設立	2022 年
診療科目	眼科（白内障、緑内障、網膜硝子体疾患、顔面・眼瞼けいれん、一般診療、眼鏡・コンタクト）
診療時間	〈月・水・金〉8：30 ～ 11：30、14：00 ～ 17：30 〈火・土〉8：30 ～ 11：30 〈休診日〉日・祝 ※火曜日午後・木曜日午前は手術（緊急手術応需）
理念	信念に基づいた治療を ひとりひとりに合わせた治療の選択肢をご提案します。

https://fujimoto-eye-clinic.com/

信頼の
×
主治医

医療法人清水会
相生山病院

理事長・院長　**佐藤　貴久**

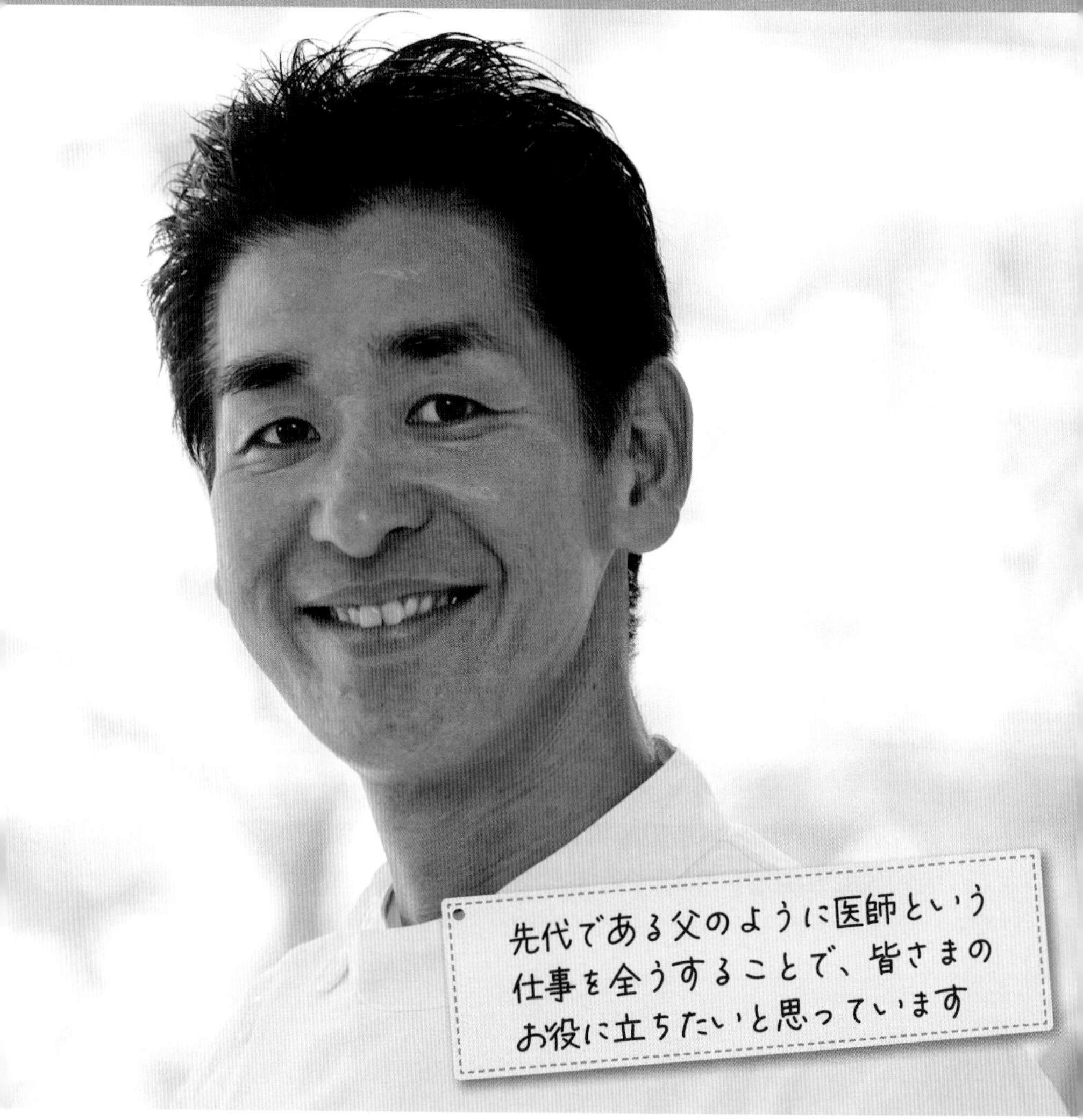
先代である父のように医師という
仕事を全うすることで、皆さまの
お役に立ちたいと思っています

タッフ一丸となり提供する〝まごころ〟を込めた医療で、日本一優しい病院を目指す

患者が求めるのは高い医療レベルだけではない

医療法人清水会　**相生山病院**

明日の高齢者医療を拓く信頼のドクター

愛知県名古屋市緑区に位置する医療法人清水会相生山病院は、質の高い医療提供のみならず、地域福祉の分野にまで力を入れている。ますます高まる医療と福祉両方のニーズを満たすこの病院を先導するのは、理事長兼院長である佐藤貴久医師だ。

医師として日々医療に邁進する一方で、「走ることで頭が整理され、仕事がはかどる」と毎朝のマラソンも欠かさなかった。日課が高じた結果、趣味でトライアスロンを始めると、２０１６年ＪＴＵ（日本トライアスロン連合）のロング部門で年代別（45〜49歳）全国１位を獲得。そんなパワフルな佐藤理事長が率いる医療法人清水会の歴史を紐解きながら、人々の健康を長きにわたって支え続けてきた相生山病院に迫る。

先代から父へ、父から息子へ受け継がれたバトン

約70年の歴史を紡ぎ現在へ至る医療法人清水会

医療法人清水会は病院だけでなく、老人保健施設や有料老人ホーム、クリニックも運営。更に特別養護老人ホーム等を運営する社会福祉法人動使会とも兄弟関係にあり、職員数は合計で８００人以上にものぼる。

そんな清水会の歴史は、名古屋市天白区の相生山に設立された、野並診療所から始まる。初代院長の清水次郎医師の逝去後、診療所を引き継いだのが佐藤理事長の父であり、元会長の佐藤徹医師だった。翌年１９７５年に清水会が設立され、本格的に医療法人としての道を歩み始める。老人保健施設や有料老人ホームの設立を経て、社会福祉法人動使会とも連携しつつ、約70年もの道のりを歩んできた。

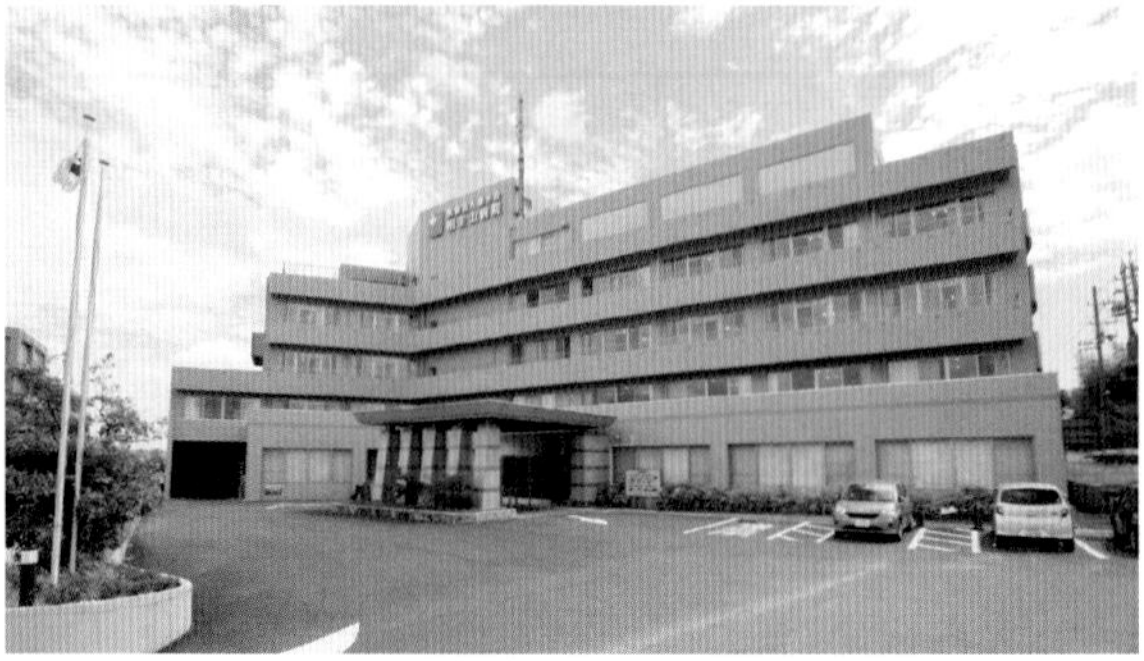

老健などの介護施設とも連携しながら
医療を提供し続けてきた相生山病院

老人保健施設は在宅復帰を支援する施設として、日本全国に設立されている。日本で初めて設立されたのが、医療法人清水会傘下の豊明老人保健施設だという。まだこのような施設が一般的でなかった頃から、２９８床という大規模な入居施設を設立した功績は大きい。

長年にわたり清水会を率いてきた佐藤元会長もまた、瑞宝双光章を授与されるほどの医師。そんな父の背中を見て育つうちに、佐藤理事長も自然と医師の道を歩んでいた。

「ずっと人様のお役に立てるような人間になりたいと考えていました。父のように医師という仕事を全うすることで、皆さまのお役に立ちたいと思っています」

藤田保健衛生大学医学部を卒業し、藤田保健衛生大学医学部循環器内科に入局。その後２０１３年に父より院長の座を受け継ぎ、２０１６年には晴れて理事長のバトンを引き受けることとなった。

施設入居者のみならず地域住民にも開かれた病院へ

〝地域の役に立てる病院〟こそが地域の求める病院であるという気付き

相生山病院を語る上で欠かせないキーワードは〝まごころ〟だ。基本理念にも「〝まごころ〟

を感じていただける温かみのある病院」とある通り、医療に欠かせない要素として重要視していることが分かる。

「元々は父が病院の方針として使っていた言葉でしたが、今年からは法人の基本理念も〝まごころ〟と定めました」と、理事長を務めるにあたり佐藤元会長の意志をしっかり引き継いでいる佐藤理事長。

しかしそんな相生山病院も、目まぐるしく変化する医療業界の情勢に直面することとなる。

「この相生山病院は、最初は施設の入居者さんの体調不良を診るための病院でした」

しかし時代が進んでいくにつれ、そんな病院の在り方に疑問を抱くようになる。

「2000年代の小泉政権の頃、日本の医療費の増大が問題視され、医療制度改革により診療報酬が引き下げられたことで、医療業界も厳しくなっていきました。日本の病院数を減らす必要があるのではないか、という話が飛び交う程だったのです。そんな中、今後どういう病院が残っていくのかを考える内に、〝地域の役に立てる病院こそが求められる〟という考えに至りました」

まずは病院での医療と地域・在宅医療の架け橋となる地域包括ケア病棟を設立し、積極的に地域患者を受け入れていった。着実に病床数を増やしていき、約70％の在宅復帰率で求められる入院料の算定も可能となった。

「患者さんの在宅復帰に向けてスタッフ全体で取り組んでいると、リハビリによって歩けるようになったり、話せるようになったりする方が増えてきます。そして実際に患者さんの在宅復帰が果たされると、無事に患者さんを家に帰すことができたという成功体験が、病院の雰囲気を非常に明るくさせました」

そんな努力の甲斐もあってか、行政から業務委託を受け、地域包括支援センターを運営することに。介護サービスを必要とする人のケアプランの作成・支援を行い、人々の住み慣れた地域での生活を支えていく、まさに地域医療の要ともいうべき役割を担うこととなった。

このように、相生山病院が取り組んでいるのは医療分野だけではない。例えば〝認知症カフェ〟

も、認知症の方を支える人々の心のケアという医療を超えた取り組みの一つだ。

「認知症の方の支援は非常に大変です。ご家族の中には大変な想いをされていて、悩みを抱えている方も多くいらっしゃいます。そのような方々がゆっくりお話し出来るような場を当法人で設けています。お話されることでストレス解消にもなるし、情報共有によって悩みが解決することもあります」

病院という枠組みにとらわれず、地域福祉にも積極的に貢献していく相生山病院。時代のニーズに合わせて進化を続けていった結果、いまや地域住民たちにとって無くてはならない存在となった。

父の時代の医療から現代の医療へシフトチェンジ

患者のために医師が出来ることを模索する日々

多くの患者を受け入れるようになった分、苦労もあった。特に佐藤理事長が実感したのは、医師にとっての最良と患者にとっての最良は必ずしも一致しない、という点だ。

「理事長を引き継ぐと、まずは医療レベルを上げる必要があると感じました。最新の医療を積極的に取り入れることなく、従来の古い薬を処方するといったことが依然として行われている状況だったのです。そこで大学病院や日本赤十字病院といった急性期病院から、現代の高レベルな治療法などを導入しました」

初めは最新の医療の取り扱いにスタッフ達も試行錯誤を繰り返していたが、佐藤理事長が根気強く指導を続けた結果、病院全体がレベルアップしていった。例えば、地域医療に携わる上で欠かせないリハビリについては、「当院のリハビリスタッフは本当に優秀で、明るく元気に取り組

医療法人清水会　相生山病院

明日の高齢者医療を拓く信頼のドクター

んでくれます。藤田医科大学病院さんのような高次機能病院にも、当院でリハビリをすると患者さんの状態が良くなるとご評価をいただきます」と、スタッフへの信頼を見せる。

また、糖尿病を持つ地域住民が多いことを受けて、糖尿病内科を開設。糖尿病のエキスパートである蛭川医師が中心となって医療を提供する。糖尿病治療で有名な川崎医科大学附属病院に在籍していたこともあり、佐藤理事長も信頼を寄せる。そんな糖尿病内科で導入しているのは、生活習慣指導や薬の効果などをしっかり理解してもらうための〝糖尿病教育入院〟だ。治療の主役は患者だという考えのもと、患者の生活習慣を改善していく。さらに治療面では、内視鏡的ポリープ切除やESD（内視鏡的粘膜下層剥離術）といった、より進んだ治療法を提供していく方向性を示している。

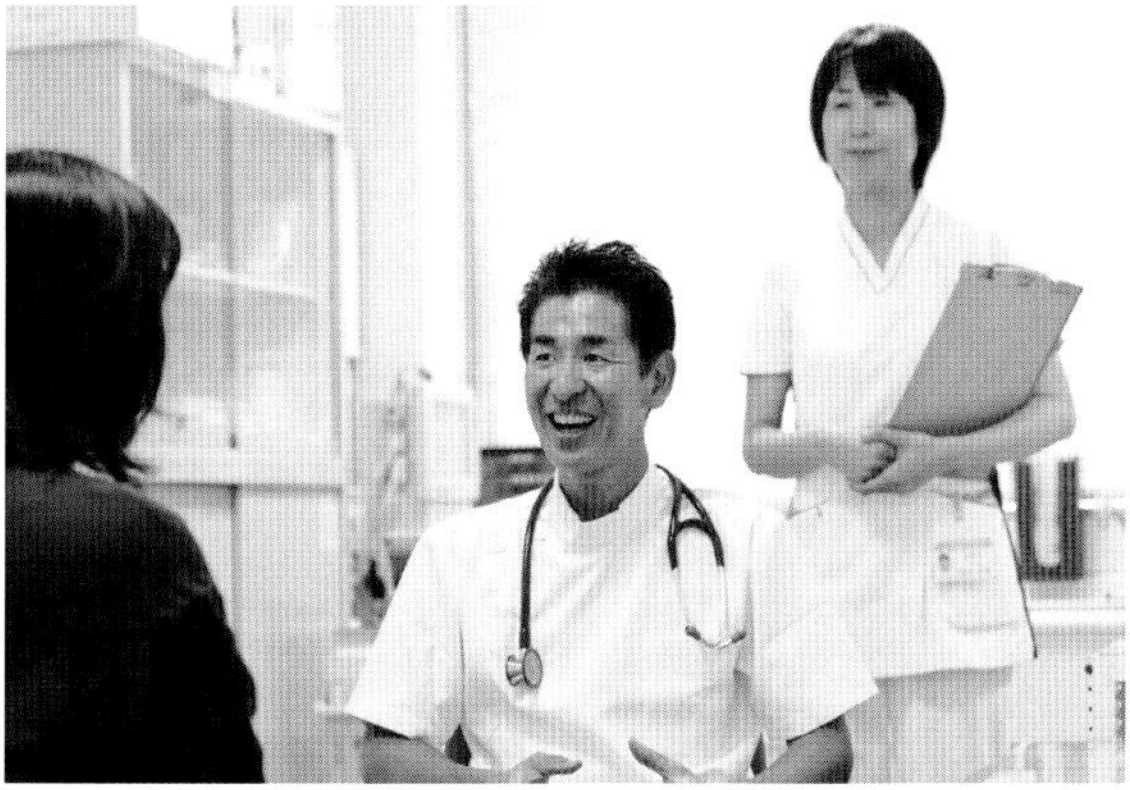

患者のニーズに応えるために医療レベルは大幅にアップ

患者へまごころを込めた医療を提供するため、努力を重ねてきた佐藤理事長。しかしある入院患者の言葉によって、医師と患者の考えの違いに気付かされることになる。

「入院患者さんに『また入院するようなことがあれば、相生山病院さんにお願いしたい』と仰っていただいたことがあります。私がその訳を尋ねると、『入院料が安いから』と仰いました」

患者のためを想って医療レベルを大幅に上昇させたとしても、それに患者が気付くとは限らないということに衝撃を受けた佐藤理事長。

「そこで私は考えました。患者さんにとって最も大切なことはなんだろう、と。そうして、『患者さんが最も求めているものは愛情のある対応だ』ということに気付きました」

それ以降、相生山病院に〝日本一優しい病院を目指す〟という新たな指針が誕生した。スタッフに対し新しい指針の周知を積極的に繰り返していくうちに、独自に行っていた患者満足度調査の結果に変化が現れた。調査結果によると、以前までの患者の満足度は50％程であったが、それが一気に80％程にまで上昇したという。

「やはり患者さんが求めているのは愛情のある対応なんだということと、繰り返しスタッフに伝え続けることで私の想いが病院全体に浸透し、目に見える形で表れるのだということ。その両方を実感できました」と佐藤理事長ははにかんだ。

相生山病院ならではの理念研修〝まごころ研修〟

スタッフの数だけ違った形のまごころが存在する

〝まごころ〟を主軸に据え、地域に根差す病院として大きく成長を遂げてきた相生山病院。その成長は、病院全体が〝まごころのある医療〟という共通目的に基づいて行動出来るよう、佐藤理事長が先導に立ち続けてきた結果の表れだ。その例の１つが〝まごころ研修〟だ。まごころ研修とはディスカッション型の理念研修であり、相生山病院のみならず、医療法人清水会スタッフの８３４人全員に実施する。

「『清水会の考えはこうだから、それに従いなさい』とは言いません。一体まごころとはなんなのか。導き出される答えが１人ずつ違っていても構いません。それが清水会の考えるまごころとなるのです」

研修を通じ、スタッフ達は自分の考えを追求していく。それを言語化し、他のスタッフと共有し合うことで自分流のまごころの本質を見つけ出していく。

ミソとなるのは、導き出された答えがどのようなものであっても、それを受け入れる土壌が清水会にあるところだ。法人がスタッフそれぞれの考え方を尊重することで、スタッフそれぞれが積極的に行動へ移していく。それこそが〝日本一優しい病院〟に近付く礎となる。

「この研修は、スタッフに対して我々運営側の意思を直接伝えられる絶好の機会でもあると捉えています。なので全部で30回以上行う研修ですが、私も必ず出席するようにしています」

医療レベルの引き上げを試みた時も、日本一優しい病院を目指す決意を固めた時も、佐藤理事長は常にスタッフに対し自らの想いを伝えてきた。それは同じ病院の仲間達を何よりも信頼している証。スタッフ達もその信頼に応えるべく行動した結果、今の相生山病院がある。佐藤理事長はこれからもスタッフ全員と足並みを揃えて、相生山病院を前進させていくだろう。

病院同士の連携がよりよい地域医療に繋がる

地域に密着した医療提供のために目指すべき役割とは

先代から父へ、父から自分へ受け継がれてきたバトンをしっかりと握り締め、日々医療に邁進してきた佐藤理事長が率いる医療法人清水会相生山病院。その結果、地域の他の病院と連携を密にし、地域包括ケアシステムを構築していくという新たなステージへと突入した。ステージ攻略の鍵は、地域における病院の役割を意識した医療提供だ。

「当院は急性期、回復期、慢性期の病棟を併せ持つケアミックスの病院です。更に老健や有料老人ホームも合わせると、法人としては維持期の部分も担っています」

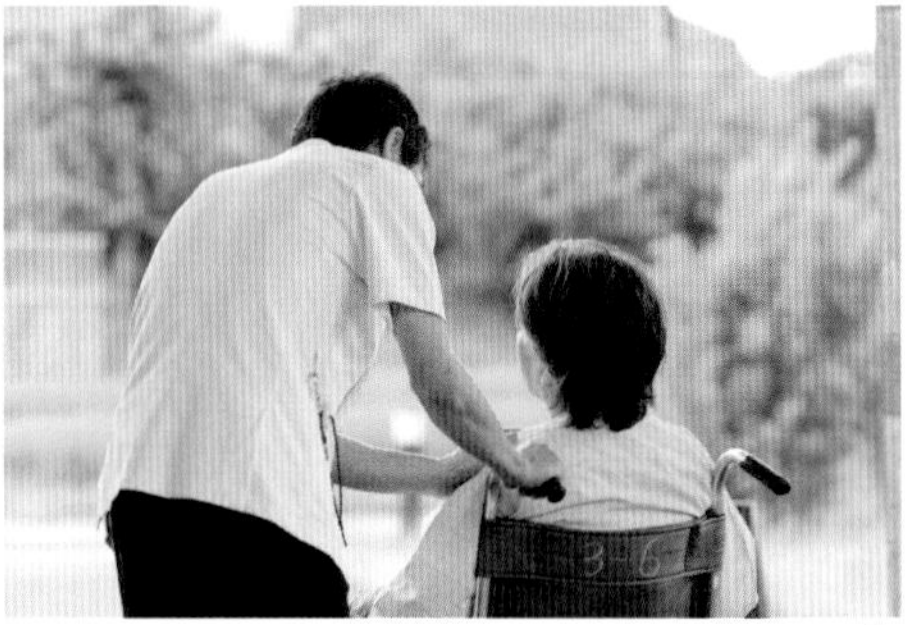

〝まごころ〟を持って接すれば、
その愛情はいつか必ず患者へ届く

このように多くの病棟や施設を持っているものの、高度急性期病棟は持ち合わせていない。「ですから、高度急性期病棟を持つ藤田医科大学病院さんと法人の枠を超えて連携し、機能を補っています。この法人を超えた連携を地域医療連携推進法人といいます」

このように、地域の病院や施設、それぞれが持つ機能を補う形で連携を強化していくことで、様々な状態の患者達に対応し得る医療提供が可能となる。

緑区医師会の副会長でもある佐藤理事長は、その立場を活かして連携の輪を広めるためのアイデアも考案中だという。

「連携をするにも、まず私たち医師がお互いの病院を知る必要があります。そこで患者の紹介システム構築などを通じて、連携を強化出来ればと考えています。いつか緑区が『医療特区』と呼ばれるようになるためにも、そういったシステムが定着すればいいな、と」

異なる機能を持つ病院同士の連携が進むということは、それぞれの病院が地域における役割や特徴を明らかにする必要がある、ということを意味する。それでは、相生山病院は地域においてどのような役割を担うべきか。

「最先端、最高の医療を行うのは高度急性期の病院の役割です。ならば私たちが担うのは、患者さんが笑顔で健やかに暮らしていけるような環境作りという役割です。患者さんのお話にじっくり耳を傾けることで、患者さんの望む生活を一緒に考え、実現させる役割を担っていきます」

患者の幸せを目指して走り続ける佐藤理事長。先に待ち受ける道のりは平坦なものではないかもしれない。それでも先代、父から受け継いだ〝まごころ〟の意志を絶やさぬために、相生山病院のスタッフと共に今日も長い道のりを駆け抜けていく。

PROFILE

佐藤　貴久（さとう・たかひさ）

1996年3月、藤田保健衛生大学医学部医学科 卒業。

1998年4月、藤田保健衛生大学大学院 医学研究科博士課程 入学。

1999年4月、名古屋第一赤十字病院循環器科 赴任。

1999年4月、藤田保健衛生大学医学部 循環器内科 帰局。

2002年3月、藤田保健衛生大学大学院 医学研究科博士課程修了（医学博士号取得）。

2002年4月、藤田保健衛生大学医学部循環器内科助手。

2006年10月、藤田保健衛生大学医学部循環器内科講師。同院在職中に内科認定医、循環器専門医。

2007年4月、相生山病院副院長。藤田保健衛生大学医学部循環器内科客員講師 兼任。

2013年12月、相生山病院院長。

2016年3月、医療法人清水会理事長。

2017年4月、地域医療連携推進法人尾三会理事。

同年、藤田保健衛生大学医学部客員准教授。

2018年4月、藤田保健衛生大学医学部客員教授。

2018年10月、藤田医科大学医学部客員教授。

【所属・活動】
名古屋市緑区 循環器内科専門医。認定内科医。認知症かかりつけ医・認知症サポート医。東海慢性期医療協会 会長。愛知県医療法人協会 副会長。日本医療法人協会 理事。名古屋市緑区在宅医療介護連携委員会　委員。名古屋市尾張中部地域医療構想ワーキンググループ 委員。緑区医師会副会長。地域医療連携推進法人尾三会 理事。

INFORMATION

所在地
〒458-0813
名古屋市緑区藤塚3-2704
TEL 052-878-3711
FAX 052-878-3209

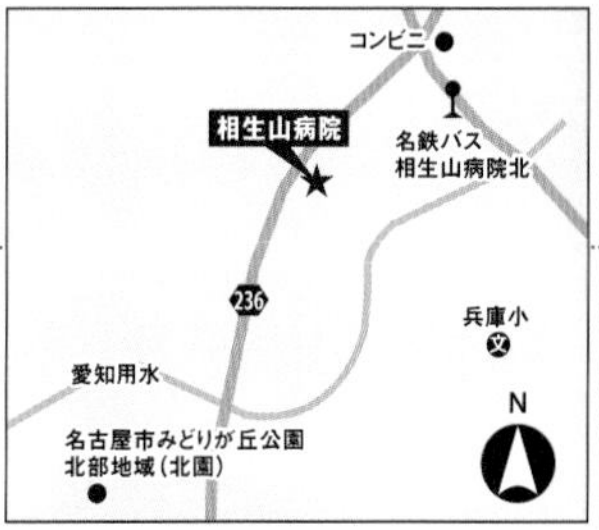

アクセス
名古屋市市バス「地下鉄徳重」停留所発巡回バス「藤塚一丁目」停留所より徒歩8分
名古屋市市バス「地下鉄徳重」停留所発12系統「白土」行き「神の倉」停留所より徒歩15分
名鉄バス「赤池」停留所発「前後」行き「相生山病院北」停留所より徒歩5分
名鉄バス「前後」停留所発「赤池」行き「相生山病院北」停留所より徒歩5分
名古屋市市バス「地下鉄徳重」発12号系統「白土南」停留所より徒歩15分
豊明市公共施設巡回バス
ひまわりバス3号路線Aコース「文化会館」発「相生山病院」すぐ

設立
1975年

診療科目
内科、循環器内科、消化器内科、呼吸器内科、リハビリテーション科、糖尿病内科

診療時間
〈月～金〉9：00 ～ 12：00、17：00 ～ 19：00
〈土〉9：00 ～ 12：00
〈休診日〉日・祝
年末年始（12/30 ～ 1/3）、清水会祝日（4/8、12/1）

基本理念
〝まごころ〟

https://aioiyama.or.jp

信頼の×主治医

社会医療法人義順顕彰会

種子島医療センター

院長 **髙尾　尊身**

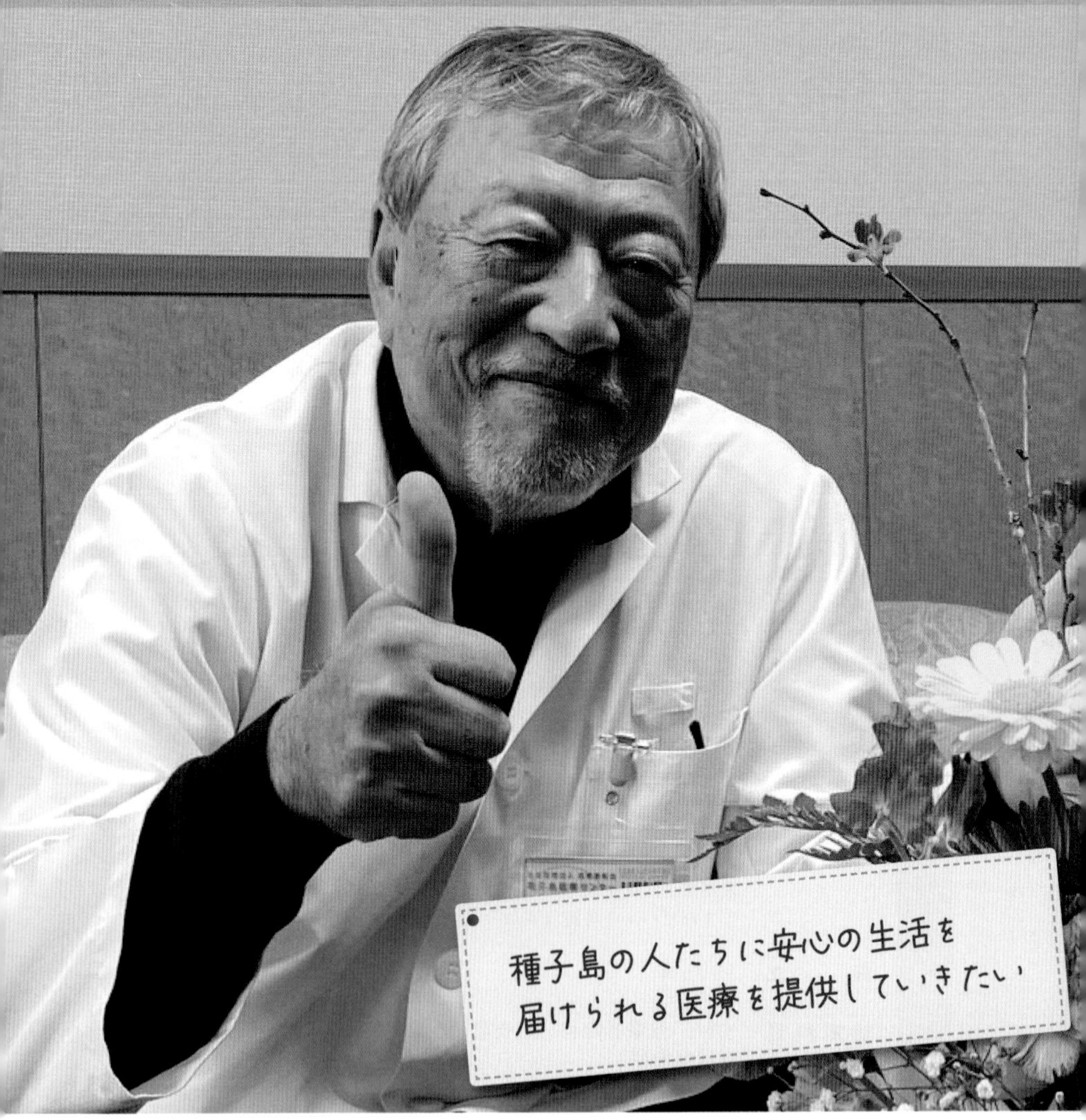

種子島の人たちに安心の生活を
届けられる医療を提供していきたい

多くの患者と働き手が集う
種子島屈指の医療機関

度な医療と患者に寄り添うホスピタリティで実現する〝しあわせの島、しあわせの医療〟

社会医療法人義順顕彰会　種子島医療センター

明日の高齢者医療を拓く信頼のドクター

鹿児島県の離島、種子島。種子島宇宙センターや美しいビーチとサーフィン、美味しい焼酎に絶品の海の幸など。これら、種子島ならではのスポットやグルメを堪能しようと、毎年全国から多くの観光客が訪れる人気の島だ。

一方で近年はこうした観光客だけではなく、永住者も増加。人口減少社会を逆行して人口が増え続ける稀有な島として今、確かな存在感を放っている。

そんな、種子島の人口は現在およそ3万人。そして、島に住むこれら多くの人々の健康を長年力強く支えているのが、社会医療法人義順顕彰会種子島医療センターだ。

「地域が発展・成長していくためには教育と医療が不可欠ですが、私どもはもちろん医療の分野で貢献し、今後も種子島の人たちに安心の生活を届けられる医療を提供していきたいと考えています」

こう力を込めて話すのは、種子島医療センターの院長、高尾尊身医師。現在同センターにも、種子島に魅入られ、また種子島医療センターの取り組みに共鳴した多くの人材が全国から集い、働いているという。高尾院長にセンターの特徴や現在の取り組み、種子島の魅力など、様々なお話を伺った。

24時間365日体制で受け入れる種子島唯一の二次救急指定病院

高齢患者でも受けられる体に負担の少ない低侵襲手術を実施

1969年にスタートした種子島医療センター（当時田上容正内科としてスタート）は、50年以上の歴史の中で、地域の医療ニーズに応えるべく、幾度となくアップデートを繰り返してきた。

現在は、188床の入院病床と26の診療科目、およそ400名のスタッフを擁し、種子島屈指

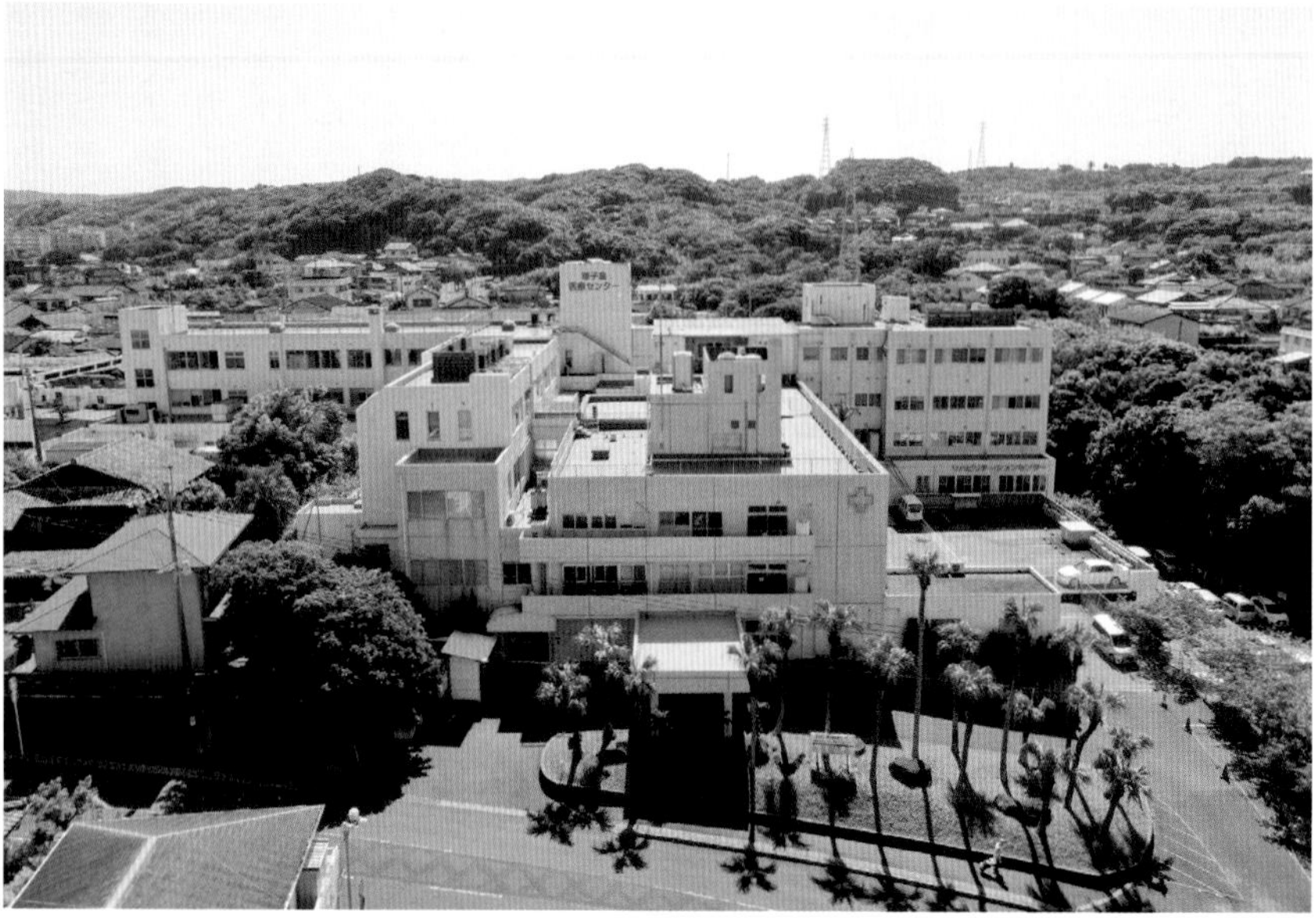
高度な医療と患者に寄り添うホスピタリティが特徴の種子島医療センター

の規模と陣容を誇る医療施設へと大きな成長を遂げた。現在は、子どもから高齢者まであらゆる世代に医療を提供できる体制が整っている。

種子島医療センターには、高齢世代の患者が7〜8割を占め、毎日数多くやってくる。高齢者に対する医療について髙尾院長は、「高齢者医療は、救急医療、外科的・内科的医療、リハビリテーションに大きく分けられますが、それぞれが上手く機能し合うことが大切」だと説明する。さらに、「これら全ての部門において強みを発揮できるのが当センターの特徴であるといえます」とも。

救急においては、種子島唯一の二次救急指定病院に認定されており、救急で運ばれてくる患者を24時間365日体制で受け入れ、いかなる場合も断らない医療を実現。主に、脳卒中や心筋梗塞、骨折などでの救急搬送が多く、救急車搬送は年間約1000件。命を救う最後の砦として大きな役割を果たしている。

外科的、内科的治療についても、センターに在籍する熟練の医師と最新鋭の設備を駆使してほぼ全ての疾患に対応する。「高齢者の方々に対しては、体への負担を極力かけない低侵襲治療を積極的に行っています。今は手術のリスクを考慮しなければならないような、80～90歳といった高齢患者さんに対しても、低侵襲により普通に手術を行うことができます」

低侵襲治療の代表格ともいえる腹腔鏡手術。高尾院長は腹腔鏡手術の新規性、将来性を考え、鹿児島大学フロンティアサイエンス研究推進センターの教授時代、全国から腹腔鏡手術の研修を希望する多くの若い医師が参加した、ミニブタを利用した腹腔鏡手術研修施設を2004年に創設し、2014年の退官まで運営した経験がある。

疾患別のスペシャリストが揃うリハビリ専門スタッフ

多職種連携で提供する訪問による診療、介護、リハビリ

「高齢者医療の根底を成すのがリハビリテーション。言うまでもなく重要な分野です。当センターで今多くの手術を実施できているのは、しっかりとしたリハビリの体制が整っているからであることは間違いありません」

このように、髙尾院長も絶対の自信を見せる種子島医療センターのリハビリテーション。およそ80名ものリハビリ専門スタッフが在籍し、整形外科、脳卒中、呼吸器、認知症、終末期など、疾患別のスペシャリストが揃っている。

多くの専門スタッフがチームとなり、術前術後の急性期、急性期を脱した後の回復期、そして退院後の生活期と、全てのシーンにおいて一連のリハビリ医療を提供する。「お一人おひとりの

患者さんにとってベストとなるリハビリを行い、日常生活動作（ＡＤＬ）の向上に努め、寝たきり防止、社会復帰の支援に繋げていきます」

こうしたリハビリ分野、そして前述の救急医療や高度な低侵襲治療など、様々な部分に特徴をもつ種子島医療センターだが、近年もう１つ力を入れて取り組む分野がある。それが、自宅や施設への訪問診療、介護、リハビリだ。「通院が困難な方や退院後の方も、安心して生活が送れるよう、多職種や関連施設が密に連携して、家自体が入院施設であるかのごとく、訪問によっても医療やリハビリを提供させていただきます」

救急、治療、入院、訪問とまさにシームレスな医療提供体制を整えた髙尾院長は、「我々が今高齢者医療を行う上で目指しているのはＱＯＤ（クオリティオブデス）の向上です。デスという言葉は少し物騒ですが、要はいかに幸せに死んでいくか。そこにフォーカスしています」と話す。

超高齢社会の中で目指すのは〝ＱＯＤ（クオリティオブデス）〟

「島に住む全ての方を孤独にさせず、亡くなる最期まで面倒を見させていただきたい」

「今日本の人口で一番多い世代は、団塊の世代である75歳前後の方々です。となれば、人は当然いずれ死にますから、これから大量に人が死んでいく時代がやってくることは間違いありません。この、団塊世代を中心とした今の高齢世代の方々が、いかに幸せな老後を送り、いかに幸せな最期を迎えられるか、当センターはそのサポートに注力していくというわけです」

病気や寝たきり、不慮の事故など、色んな最期の形があるが、近年誰にも気づかれずにひっそりと亡くなってしまう孤独死が都心部を中心に増えている。「孤独死は最期の迎え方としては決して幸せではない寂しいもの。体の健康と同様、人との繋がりも、幸せを感じる上で大きな要素だと思います」

こう話す髙尾院長は、「当センターの訪問医療を通して、島に住む全ての方を孤独にさせることなく、亡くなる最期まで面倒を見させていただくことができればと考えています」と力を込める。また、この種子島という地域自体も、いわゆるご近所付き合いが当たり前に行われ、例え血の繋がりがなくても皆が家族同然に交流し、助け合う文化が根付いている。「種子島は都会に比べ、人との絆や繋がりを強く感じることが出来る場所です。センターでの外来や訪問診療においても、医師を含めた医療従事者と患者さんの距離がとても近い。都会の病院では決して味わえない医療を受けることができるのではないかと思います」

断らない救急、生涯患者に寄り添うプライマリーケアの実践は〝成長にうってつけの場〟
「全国の医療従事者の方々に魅力一杯の種子島にぜひ飛び込んで来て欲しい」

種子島医療センターで働く医師やリハビリスタッフのおよそ8割は島外出身の人材。連携する鹿児島大学病院からの人材が多いが、中には北海道や福岡、大阪など、種子島医療センターの評判を聞きつけて、遠方から飛び込んでくるスタッフもいる。「ここ、種子島医療センターは成長にはうってつけの場です」と髙尾院長は話す。「例えば救急の現場においては、断らずに全てを受け入れるため、色んな病態の患者さんを診なければなりません。またプライマリーケアを重視しており、関わりを持った患者さんに生涯寄り添い、その患者さんの健康に全責任を負い、

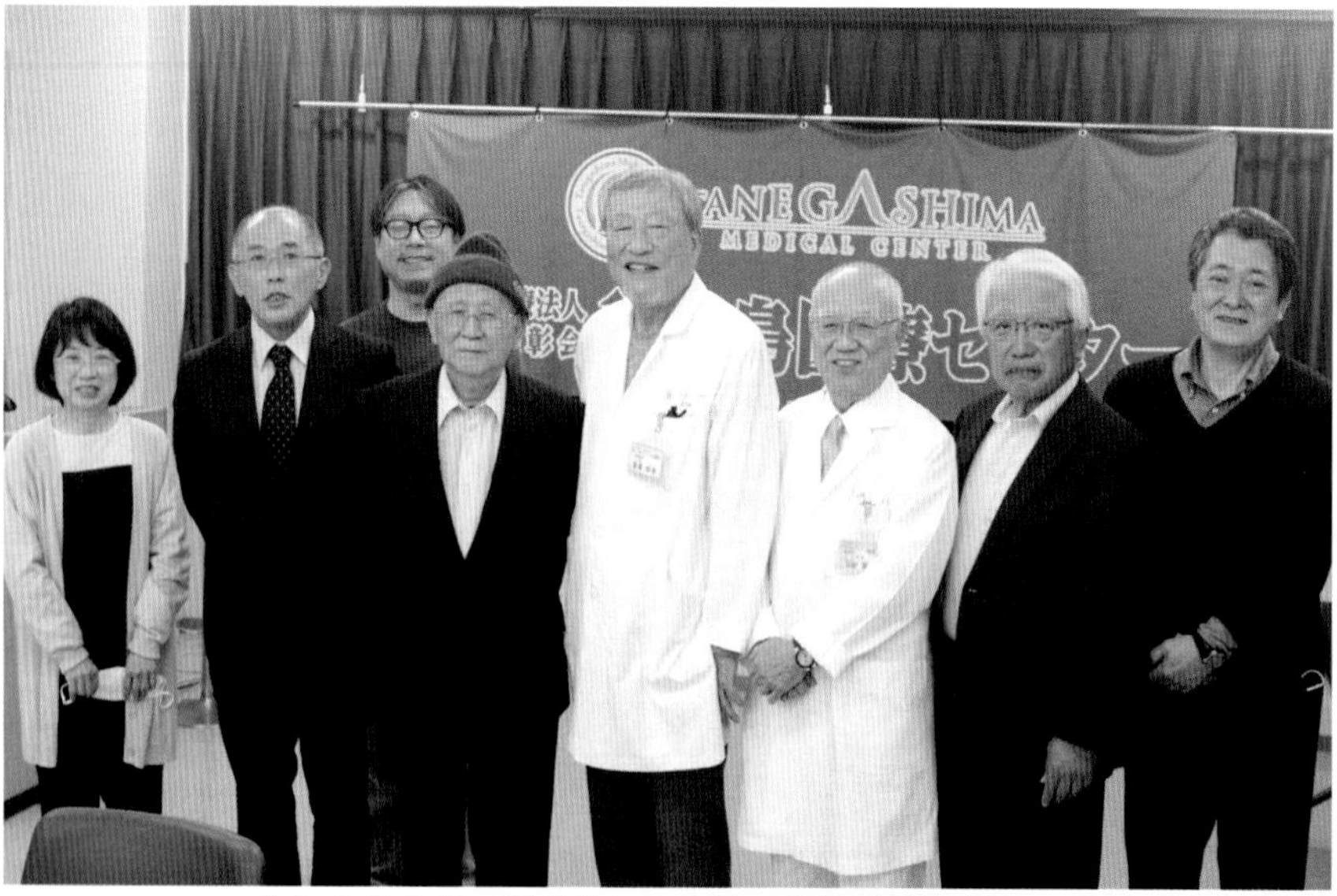

左から２人目：理事長。４人目：会長（創始者）。５人目：髙尾院長。
社会医療法人義順顕彰会の理事のメンバー

向き合っていく医療も求められます。要は頼る所もなく逃げ場もない、医師としての力量が試される場、それが当センターの特徴であるといえます」

髙尾院長は、医師やリハビリスタッフだけではない、看護師や医療事務スタッフなど、医療に携わる全国の人材に、「ここ種子島医療センターに興味をもって飛び込んで来て欲しい」と呼びかける。「私自身もここにきて10年程ですが、とても快適に過ごすことができています。ここの方々は皆、違う価値観や文化をすぐに受け入れる多様性があって温かく、食べ物も驚くほど美味しく、都会では考えられないような価格で立派な家にも住めます。インターネット環境も当たり前の時代ですし、離島暮らしのデメリットは本当に少なくなりました」

種子島の魅力を力説する髙尾院長だが、実際種子島は今、人口が増えており、注目すべきは、女性が一生のうちに子どもを産む数を示す出生率の高さ。種子島は子育て支援制度が充実していることもあり、全国でも上位の数値を記録。子どもの人口も着実に増えているのだ。「当センターでも3名の小児科医を配して、子どもにも手厚い医療を届けられる体制を整えています」

今後ますます人口増が見込まれる種子島

「全ての面でレベルアップし、島内医療の完結をより強固なものにしていきたい」

「今後種子島は、ますますの人口増が見込まれることは間違いありません」と話す髙尾院長。その一因が馬毛島の自衛隊基地建設だ。馬毛島は、種子島・西之表市に属する、同市から約10㎞離れた無人島。ここに航空自衛隊の基地を立ち上げるべく、現在建設が進められているのだ。「現状、建設関係者の移住による人口増もありますが、完成後には自衛隊員とその家族も大勢種子島に移り住んでくるでしょう。これに対応すべく医療面において、我々種子島医療センターがしっかりとした受け皿を構築していかなければなりません」

人口増が見込まれる種子島エリアにおいて、今後ますます大きな役割が求められるであろう種子島医療センター。

同センターのような、いわゆる離島僻地医療は、人材・設備などの医療資源が乏しいことから、適切な医療を受けるために、航空機やヘリを使って本島の病院へ行くといったケースが珍しくない。そうした中で髙尾院長は、「離島僻地医療の常識にあてはまらない医療機関がここ、種子島医療センターです」と自信を見せる。

「私はここに赴任するまで、日本だけではなく、世界中色んな病院で勤務して経験を積みましたが、医療機関で大事なのは場所ではなくその病院で何ができるか、特徴をしっかり打ち出せてい

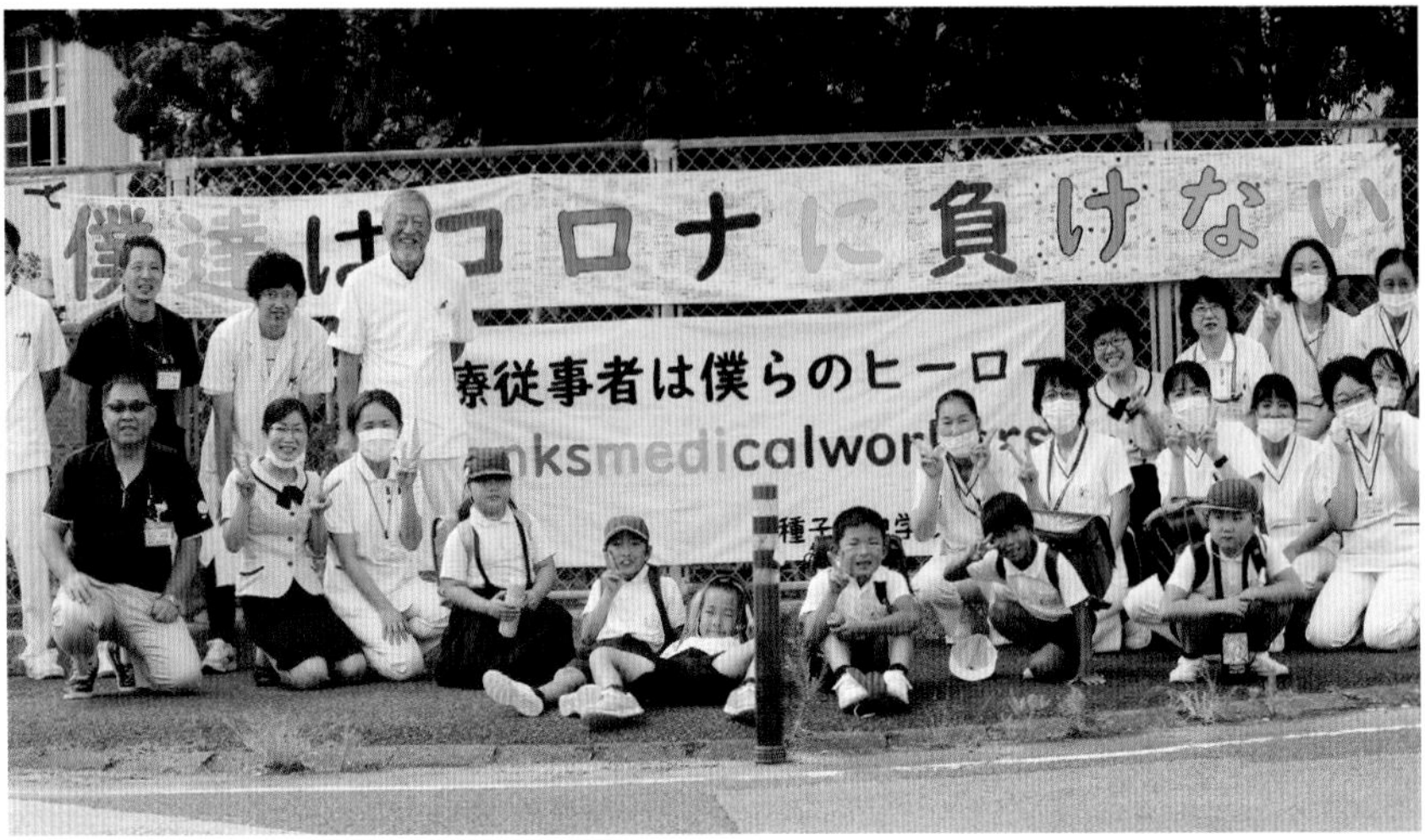
僕達はコロナに負けない
療従事者は僕らのヒーロー
nksmedicalworkers
地域の中学生が作成した「コロナに負けない」の横断幕の前で記念撮影

るかだと思っています。その点種子島医療センターは離島であるにもかかわらず、救急、手術、検査、リハビリ、どこをとっても都会の病院と何ら遜色のない高度な医療を提供できる体制が整っています。当センターのように、僻地・離島であっても都会と同じような医療環境を構築することは十分に可能なのです」

こう話す髙尾院長は、「今後、全ての面においてもっともっとレベルアップしていき、島内完結の医療をより強固なものにしていきたい」と、更なる未来を見据える。

「高度な医療提供体制の構築とともに、種子島医療センターの良さ、特徴といったものを全面に押し出して、誰もがここで働きたいと思える唯一無二の医療機関をつくっていくこと。それが私に課せられた使命です」

〝全ては島に住む人々の健康のため、そして幸せのため〟。髙尾院長の飽くなき挑戦は今後も続いていく。

PROFILE

髙尾　尊身（たかお・そんしん）

1949 年生まれ。福岡県出身。
1973 年、鹿児島大学医学部卒業。
1974 年、鹿児島大学医学部外科学第一講座入局。
1978 年、Iran-Japan Petrochemical Company Limited（イラン）海外医療勤務。
1979 年、イラン革命を経験して帰国。
1987 年、鹿児島大学医学部助手（第一外科）。
1992 年、米国留学：ボルチモアのジョンズ・ホプキンス大学医学部外科学講座
1997 年、鹿児島大学医学部・助教授（第一外科）肝胆膵外科。
2003 年、鹿児島大学・生命科学資源開発研究センター 教授。
2004 年、放送大学客員教授（2004.4 ～ 2009.3）
2005 年、鹿児島大学フロンティアサイエンス研究推進センター 教授。癌再生医療学分野 教授(兼任)。
2014 年、社会医療法人義順顕彰会　種子島医療センター病院長就任（2014.4 ～現在）。鹿児島大学先端医療開発分野　特任教授（～ 2016.3）。鹿児島大学革新的治療開発研究センター客員教授（2014.4 ～現在）。鹿児島大学病院臨床教授（2017.4 ～現在）。消化器・乳腺甲状腺外科学客員研究員（2014.4 ～現在）。

【所属・活動】
日本外科学会会員（認定登録医）。日本消化器外科学会（指導医）。日本消化器病学会会員（専門医）。日本肝胆膵外科学会（特別会員）。日本ヒト細胞学会（監事・編集委員）。日本癌治療認定医。緩和ケア認定医。認知症サポート医。鹿児島地方裁判所専門委員。

INFORMATION

所在地
〒 891-3198
鹿児島県西之表市西之表 7463
TEL 0997-22-0960
FAX 0997-22-1313

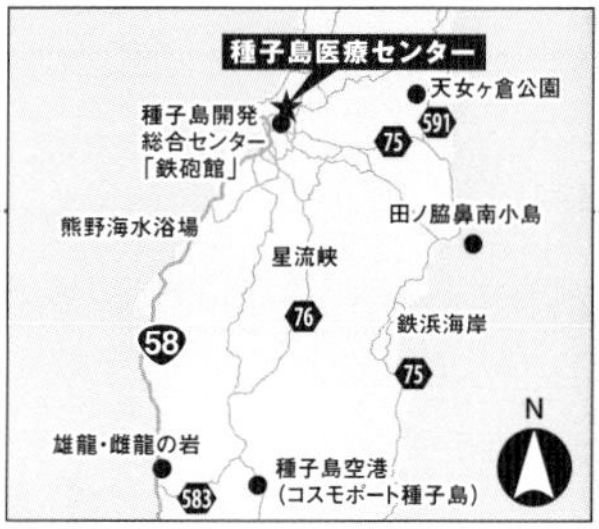

アクセス
鹿児島空港から種子島空港まで飛行機で約 40 分、種子島空港から現地まで車で 30 分
鹿児島港（南埠頭）から種子島港（西之表港）まで高速船で約 1 時間 35 分、種子島港（西之表港）から現地まで車で 5 分
種子島・屋久島交通　空港線「松畠」停留所より徒歩約 2 分
大和交通　空港線「松畠」停留所より徒歩約 2 分

設立
1969 年

診療内容
循環器内科、呼吸器内科、消化器内科、神経内科、総合診療科、一般内科、糖尿病内科、肝臓内科、血液内科、心療内科、泌尿器科、消化器外科、肝胆膵外科、乳腺・甲状腺外科、整形外科、脳神経外科、小児科、皮膚科、耳鼻咽喉科、眼科、麻酔科、腎臓内科（透析）、リハビリテーション科、ペインクリニック

診療時間
〈月～土〉9：00 ～ 12：30、14：00 ～ 17：00　〈休診日〉日・祝

院長挨拶
種子島は、鉄砲伝来の歴史と最先端科学の象徴であるロケット基地、そして美しい大自然が同居する稀有な島です。私は、平成 26 年 4 月からこの種子島の中核医療を担う義順顕彰会・種子島医療センターに赴任いたしました。
種子島の離島医療は、田上容正先生によって創設された小さな診療所から始まり、住民のニーズに合わせて診療科目を増設しながら、50 年の間に総合病院へと発展してきました。リハビリテーションセンターの設置、在宅療養のサポート、高齢者、障害者に対する在宅医療支援など、地域密着医療の実践に並々ならぬ努力と忍耐が費やされてきたことは想像に難くありません。これまでの種子島医療センターの医療活動は、この地における中核医療機関としての役割を十二分に果たしてきたと言っても過言ではないでしょう。

https://tanegashima-mc.jp/

名東整形外科
からだケアクリニック

信頼の × 主治医

院長 **渡邉 一貴**

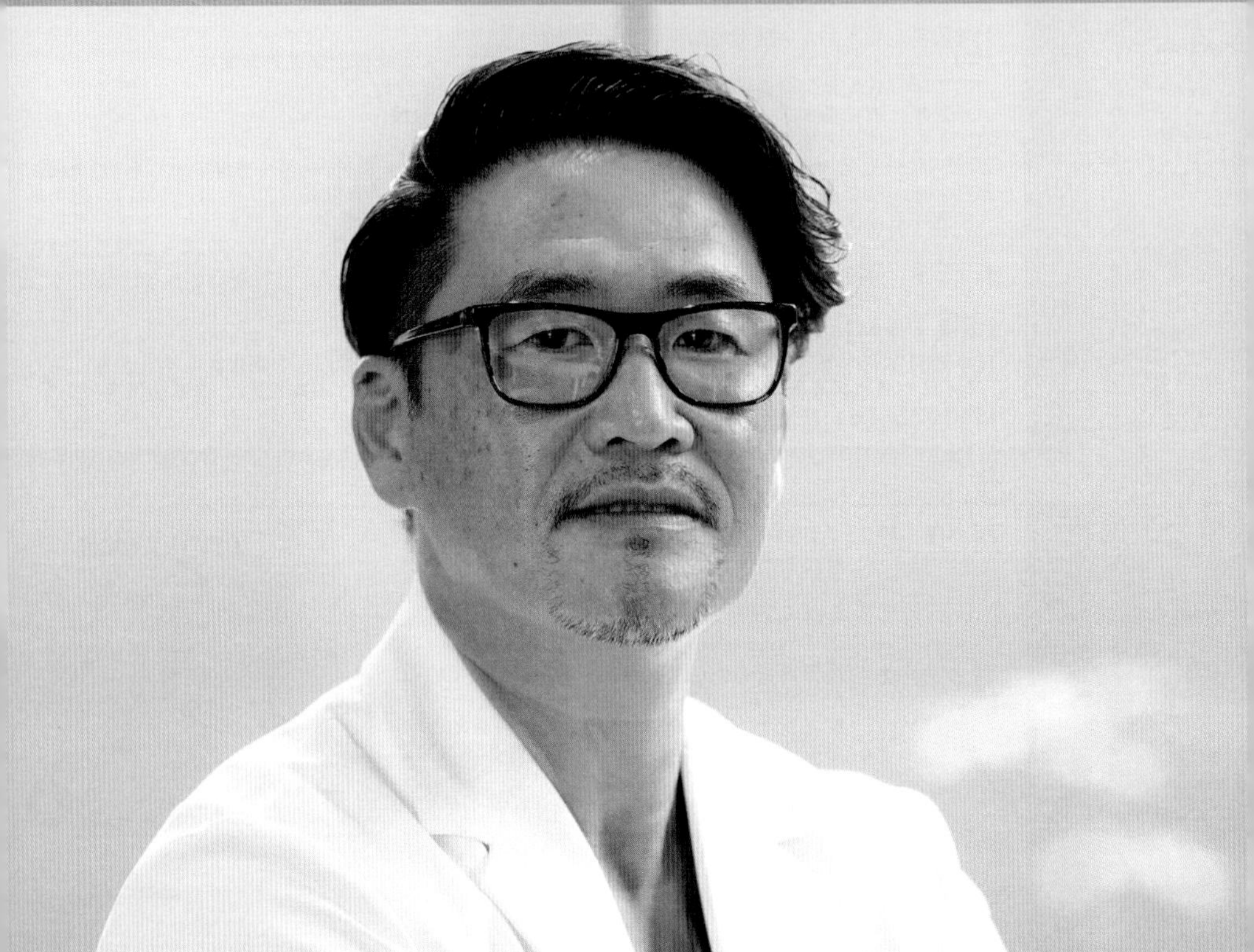

プライドを持って日本一満足度の
高いクリニックを目指します

健康寿命延伸のための運動・食事・睡眠による〝からだケア〟を啓蒙する整形外科医

来てよかったと思えるホスピタリティ溢れるクリニック

〝守破離〟という言葉がある。

これは戦国時代を代表する茶人、千利休の教え『規矩作法　守り尽くして破るとも　離るるとても本を忘るな』から取られたもので、師匠から教えられた型や芸を身に着ける〝守〟、それを自ら発展させる〝破〟。そして、更に発展させて独立しオリジナリティを出す〝離〟。最後に、離れたあとでも基本を忘れないように〝本を忘るな〟と締めくくられている。

この守破離を好きな言葉として挙げ、「先人たちの発見や失敗があって今があるので、同じ失敗を繰り返さないためにも守・破・離という段階を踏んで技術や知識を発展させる必要があると思っています」と語るのが、名東整形外科からだケアクリニックの院長である渡邉一貴医師だ。

名東整形外科からだケアクリニックが標榜する〝からだケア〟は、この守破離の〝離〟の段階に当たるだろう。渡邉院長がどのような志を持って独立し、診療を行っているのかなど、様々なお話を伺った。

SpecialistからGeneralistへ
地域の健康寿命延伸を志しクリニックを開業

父が歯科医である渡邉院長は、その姿を見て自然に医師という職業に興味を抱き、東海高校、愛知医科大学医学部と進み順調に医師への道を歩んでいった。

外科を志望していた渡邉院長はサッカーをやっていたことで、スポーツによる腰や膝の痛みを自らも経験していたという理由もあり、整形外科医になることを選ぶ。他に、「整形外科は手術後の結果が比較的早く出て、レントゲンを見ると手術の良し悪しがすぐにわかることが魅力でした」と理由を語った。しかし、最終的に渡邉院長が専門とした人工関節については長期成績が重要で、術後20年、30年後に本当の結果が分かるため「今となっては矛盾してしまいました」とはにかむ。

「傷んだ関節をセラミックや金属などに置き換え、歩行能力の改善を図る人工股関節置換術。これを専門としたのは上司の影響が大きいです。お手伝いした手術が楽しかったこともあり自然とのめりこんでいきました。人工股関節置換手術は患者さんの満足度がとても高く、『20世紀で最も成功した手術の一つ』と称されています。手術を受けた患者さんが、同じように股関節が悪い方を『この先生だったら間違いないから』と連れてきてくださることや、外来に来た患者さんが嬉しさから涙されること。そんな感謝していただく場面に出会うと嬉しく感じます」

そうして10年間研鑽を積み、2023年7月に名東整形外科からだケアクリニックを開業。

「外科医として生涯手術を続けたいと考えていた時期もありましたが、この〝からだケア〟というコンセプトをもって地域の健康寿命の延伸に貢献したいという思いがあり、自分の理想とするクリニックを開業しました」

実力を裏打ちするように、様々な病院から『時間があれば手術に来て欲しい』と打診がある。それに対して「可能であれば続けたいですね」と渡邉院長。加えて、多くの患者が愛知医科大学時代から続けて同クリニックへ通っている。これらのことから、医師と患者双方から信頼がおける、渡邉院長の実力と心根が伺えた。

〝自分がこのクリニックを一番愛している〟という自負からのこだわり

先進機器が揃ったスタイリッシュなクリニック

名東整形外科からだケアクリニック

明日の高齢者医療を拓く信頼のドクター

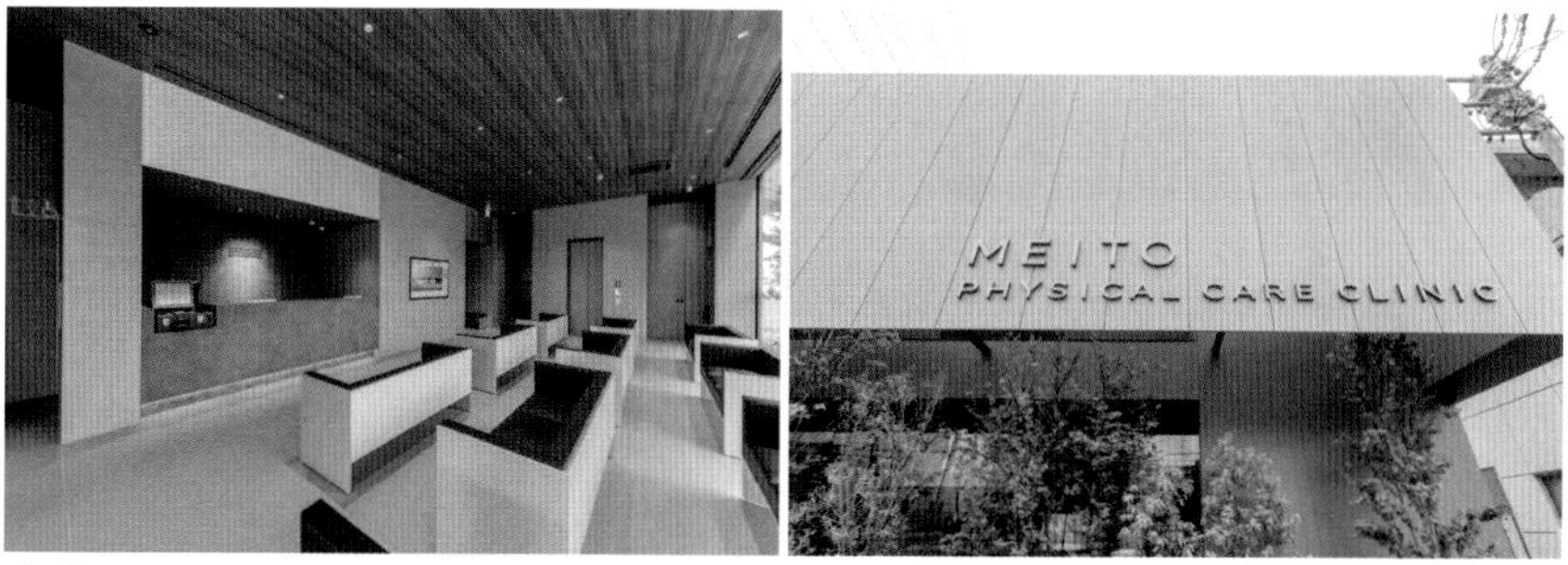

洗練された設計が患者のこころを落ち着ける

名東整形外科からだケアクリニックでは、一般整形外科、スポーツ整形外科、リハビリテーション、からだケア、交通事故・労災の患者を受け入れる。「手術以外は全て院内で完結させたい」というように、渡邉院長がメーカーと直接交渉し、必要な検査を全て行える最新機器を揃えた。

個人クリニックでは未だ導入が少ない高性能ＭＲＩはその最たるもの。放射線を使うレントゲンやＣＴと違い、ＭＲＩは磁気を用いて関節内や周囲の軟骨、半月板、靭帯、腱などの軟部組織、椎間板や脊髄の詳細な情報を得られる機器だ。

中でも同クリニックが導入している高性能ＭＲＩは豊富な撮像バリエーション、精度の高い画像描出に加え、検査時間を短縮できる。「ＭＲＩを撮りに他の病院へと患者さんに動いていただくのは、良いことではありません。サービス精神を忘れずに、患者さんの手間を減らせるようにしたいのです。まずは診察をしなければ治療が開始できませんので、必要なものを揃えて、その上で手術も含めてエビデンスの高い順から治療法を提案し、選択していただきたい」

手術を行う場合、近くにある愛知医科大学へ紹介し、術後はまた同クリニックへ戻りリハビリを行うなど、連携も欠かさない。話の節々から、患者に対するホスピタリティが伺えた。

また、医療機器だけではなく、モノトーンを基調とした落ち着いた印象を抱かせる院内にもこだわりが見える。バリアフリー設計で、１階には診察・検査・治療スペース。２階は先進フィットネス機器を揃え、リハビリ室とからだケアスタジオを設えた。

このクリニックの平面設計図面は渡邉院長も自らCADソフトを用いて作成。「素晴らしい設計士の方に出会えたことがまず嬉しかったです。多くの時間をかけて修正を重ね、最終的には最高のクリニックができたと思っています。当然ですが、誰よりも自分がこのクリニックを愛していると思うので、細部までこだわりました」

随所に光る設計の妙とこだわりは、全て愛故のもの。その愛故の様々な工夫があってこそ、クリニックがスタッフや患者に愛される場所になっているのだろう。

からだケアを啓蒙し健康寿命の延伸を図る

自らの経験を元に運動・食事・睡眠の3本柱を確立

からだケアスタジオでは腰痛予防教室、姿勢教室、ホームトレーニング教室、認知症予防・健康体操教室、ダイエット教室などの各種教室を開催。加えて、ヨガや看護師資格を保持するインストラクターによるピラティス、常勤の管理栄養士による食育指導も行い、病を未然に防ぐ取り組みを行っている。

「イメージとしては、リハビリは悪くなった部位を少しでも回復させるもの。それに対して、からだケアは今の状態を知ってもらい、悪くなる前に適切な対応をする予防の観点で行うもの。健康寿命を延ばすため、正しい健康知識の発信と、内側から行う健康なからだづくりに取り組んでいます」

医療の発展により日本の平均寿命は、世界トップとなっている。しかし、自立した生活を送る

名東整形外科からだケアクリニック

明日の高齢者医療を拓く信頼のドクター

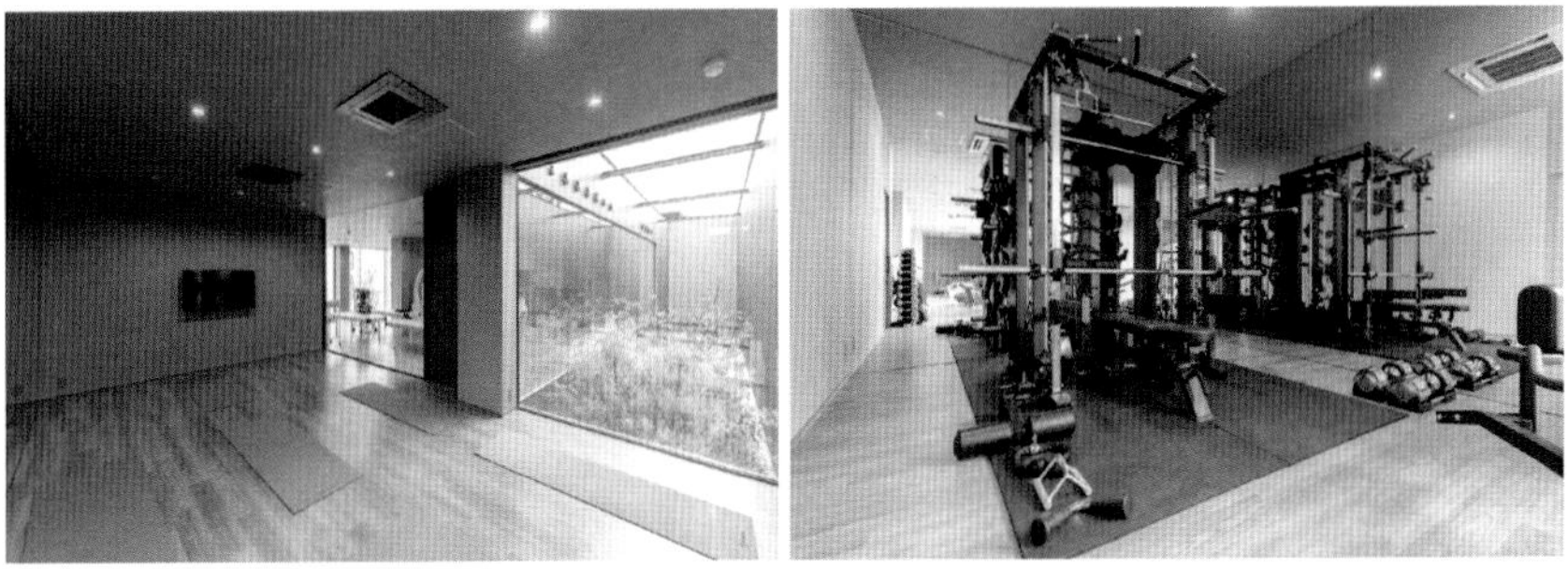

からだケアスタジオと最新鋭のフィットネス機器が健康なからだづくりを助ける

ことができる健康寿命は、平均寿命より男性で約9年、女性で約12年も短く、長期間の介護が必要になる恐れがあるのだ。

この健康寿命の延伸のため、名東整形外科からだケアクリニックでは、運動機能障害であるロコモティブシンドロームを中心に、メタボリックシンドローム、認知症を予防するための取り組みを行っている。

渡邉院長がこの予防において重要だと述べるのは〝運動・食事・睡眠〟の三本柱だ。

「私もサッカーを辞めてから運動不足に陥り太ってしまい『これはまずいな』と筋トレをするようになりました。筋トレを始めると同時に食事も気にするようになり、血液検査のデータも良好に。また、睡眠の質も改善し良いサイクルへ。体の状態が良くなっていくことがわかったのです。この運動・食事・睡眠の三本柱が不可欠だと考え、自分が経験した以上は皆さんに啓蒙しなければと考えています」

運動においてはバランス感覚や瞬発力の低下を防ぎ、転倒による骨折を予防するためのリハビリ。インボディという器械で体脂肪量や水分量、上半身や下半身の筋量といった身体の組成を測り、何が足りていないかを評価。身体的特徴を把握し、それぞれの患者に合う根拠に基づいた運動療法を提案している。加えて、先進のフィットネス機器も充実した万全の体制だ。

また、睡眠障害は認知症リスクを増大させるという因果関係が明らかになると同時に、適度な運動や適切な食事が睡眠の質を改善させることも判明している。運動や食事を改善し規則正しい生活を送ることで、間接的に認知症を予防する取り組みを行っているのだ。

食事については、一定のBMI（Body Mass Index）を超える患者に対して、栄養士による食事療法を行っている。栄養素の理解や食生活への介入により、骨や関節に負担をかける肥満・メタボリックシンドロームの予防に繋がる。

この三本柱を軸に、患者一人ひとりにあったオーダーメイドのからだケアを提供しているのだ。

からだだけでなくこころのケアも大切にする治療

患者が一時でも痛みを忘れられるクリニックへ

クリニックには腰が痛くて訪れる患者が多いという。

「そんな患者さんに対して画像検査をすると、何十年も生活してきたことを反映し骨や関節に経年変化があることがよく分かります。それを元に戻し痛みの原因を根本的に治すというのは、残念ながら神様でなければできません」

そのため渡邉院長は、次のようなことを心掛けている。

「からだケアでの予防も大切ですが、痛みを取りながら生活の質を上げるためには症状が悪化してしまった方のこころのケアも大切です。痛みは頭で感じるので、その時の気分や精神状態によって痛みの感じ方というのは人それぞれ変わります。ここに来ていただいた時は、少しでも痛みを忘れてもらえるよう、居心地のよい時間や空間を提供したいのです」

それはクリニックに居る間だけではなく、「日常へ帰ってもそんな状態ができるだけ長く続き、治せなくとも症状を改善していきたいと考えることが、特に高齢の方には重要だと思います。慢性的に痛みに晒されていると、慣れるわけではなく痛みに対して過敏になっていきます。鬱の兆候があったりもするので、そのようなケアを大切に心掛けていきたいです」と優しげな声音で語った。

「ここへ来てもらったからには、少しでも患者さんに楽しんでいただく。そういった空間をスタッフ全員で作りたい」という渡邉院長の志によって、患者のからだだけでなくこころのケアも欠かさずに行われている。

スタッフと共にホスピタリティ溢れるクリニックを造る

〝名東整形外科からだケアクリニック〟というブランド確立を目指して

スタッフは現在19名、開業時としては多い数字だろう。このスタッフたちは、からだケアというコンセプトに賛同して集まった。開業時のスタッフ集めは苦労するといわれているが、同クリニックにおいてはコンセプトへの賛同者が多く、順風満帆の滑り出しとなった。

「スタッフにはホスピタリティの精神を持ってもらいたい。ホスピタリティの真髄は、サービスを提供する側も、提供された人が喜んでいる姿を見て満足出来るということ。相互的に満足して初めてホスピタリティが成り立つのです。常々、そういう気持ちで患者さんに接したいとスタッフに言っています」

この考えがスタッフ全員に浸透するのだろうと思わされるのは、「口だけ、行動だけではなく、結果がその人を表します。まずは自らの結果で伝えたいと考えています」という渡邉院長の心掛

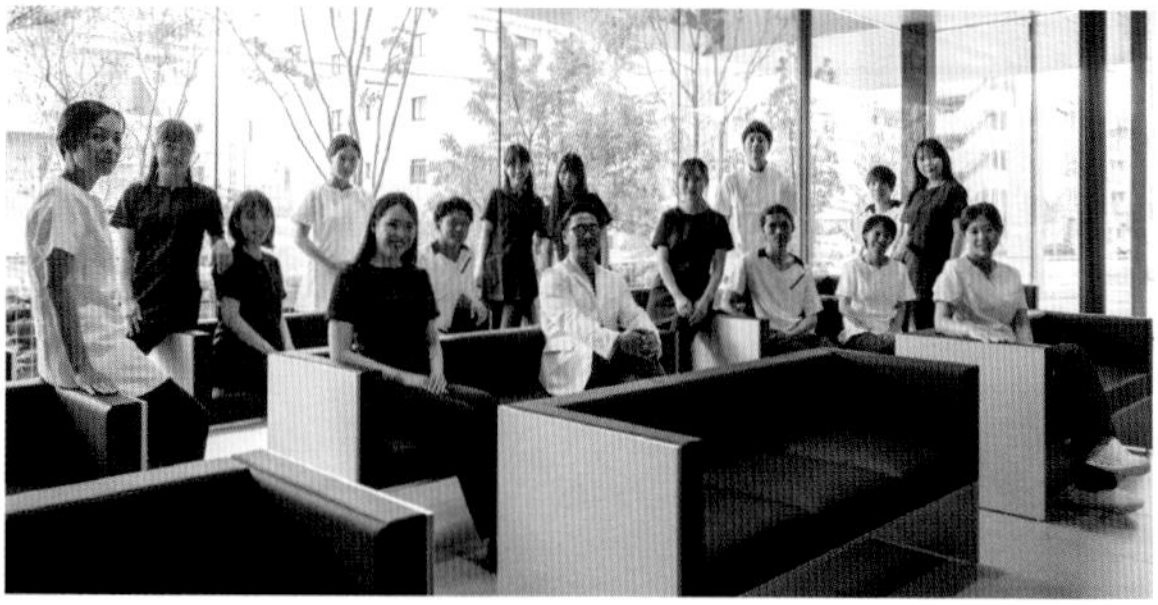

意欲あるスタッフたちと共に
ホスピタリティ溢れる診療を行っている

けによるところだ。

　また、スタッフだけに限らず中日ドラゴンズのチームドクターなどを務めたスポーツ整形外科の第一人者である岩堀裕介医師も、からだケアの観点に賛同し、非常勤医師として勤めている。

「お世話になった全国的に非常に有名な先生で、こういうクリニックを造りたいというお話をさせてもらった時に『是非できることがあったら協力させて』とお言葉をいただき、来ていただくことになりました。来ていただけるからにはできる限りの設備を整え、実力を発揮していただきたいと思います」

　患者としては、「からだケアについて興味がある患者さんが、名東区を中心に千種区や昭和区からもＨＰを見て来てくださいます。更に範囲を拡大し、もっと様々な場所から来ていただけるようにしたい。年齢層についても、今は高齢者が多いですが老若男女、健康体やリハビリ中を問わず、様々な方に来ていただけるように努力していきたいです」と語る。

　また、「現在、患者さんは一番近いクリニックへ行くという形が多いです。しかし、これからは名東整形外科からだケアクリニックに行くために、と目的を変えていただけるようなブランドを確立していきたいと思います。目指すのは日本一満足度の高いクリニック。『今日は来てよかった』と一人でも多くの方に思っていただけるよう、プライドを持ってやっていきたい。そのためにスタッフの満足度も上げていきたいです」と語った。

　この渡邉院長の志を学んだ多くのスタッフが、今後〝守破離〟の精神でからだケアの理念を広げていく。そんな未来を予感させられた。

名東整形外科からだケアクリニック

PROFILE

渡邉　一貴（わたなべ・かずたか）

1999年3月、東海高校卒業。
2006年3月、愛知医科大学医学部卒業。
同年4月、津島市民病院初期研修医。
2008年4月、愛知医科大学整形外科入局。
同年10月、旭労災病院整形外科。
2013年1月、愛知医科大学整形外科医員助教。
2016年7月、同助教（救急救命科兼務）。
2017年9月、愛知医科大学整形外科人工関節センター兼務。
2023年、名古屋市名東区に名東整形外科からだケアクリニック 開業。

【所属・活動】
日本整形外科学会、専門医。
日本人工関節学会、人工関節認定医。
日本整形外科学会認定、運動器リハビリテーション医。

INFORMATION

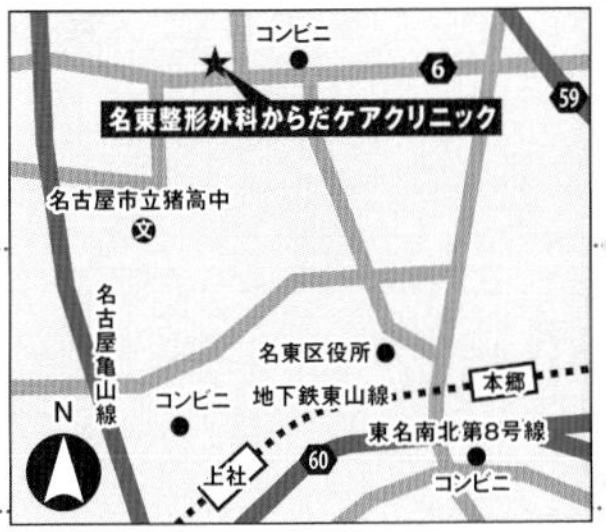

所在地	〒465-0028 名古屋市名東区猪高台1-1023 TEL 052-773-1811 FAX 052-773-1833
アクセス	地下鉄東山線「上社」駅より 徒歩12分 名古屋市市バス「猪高台」停留所より 徒歩1分
設立	2023年7月
診療科目	一般整形外科、スポーツ整形外科、リハビリテーション、からだケア、交通事故・労災
診療時間	〈月・火・木・金〉9：00 ～ 12：00、15：30 ～ 18：30 〈水・土〉9：00 ～ 12：00 〈休診日〉日・祝
コンセプト	健康寿命の延伸のための運動・食事に関する正しい知識と実践方法の啓蒙 どこも痛くない生活を送ろう、痛くなる前に自分のからだを知ろう

https://www.meito-physical-care.com/

信頼の
×
主治医

医療法人社団尽誠会

野村病院

理事長　野村　祐介

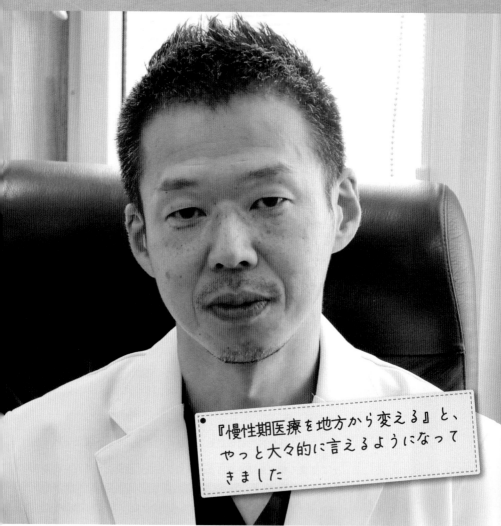

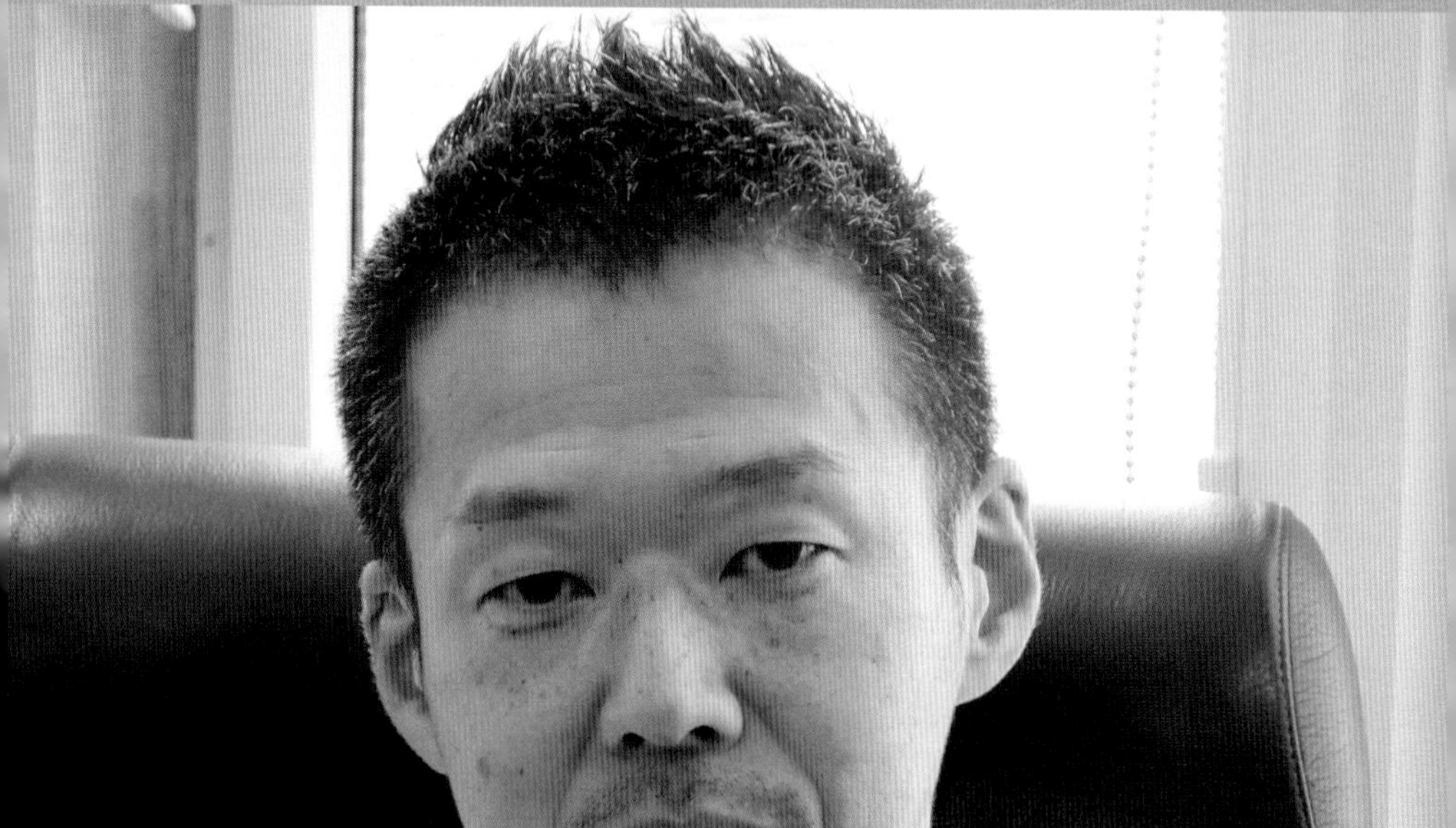
『慢性期医療を地方から変える』と、やっと大々的に言えるようになってきました

地域と医療従事者に選ばれる病院になるため改革を続ける医師

患者の立場に立った数々の施策が病院の価値を高める

病院には高度急性期、急性期、回復期、慢性期という医療機能による分類がある。中でも慢性期医療を行うのは、長期間の入院が求められ常時治療が必要な患者、高齢者の受け入れが多い病院だ。

この慢性期医療を担うのが、1967年に開院した富山県の医療法人社団尽誠会 野村病院。そして、この野村病院を旧態依然の老人病院と呼ばれる状態から脱却させ、治療を行う慢性期病院〝新生野村病院〟へ改革したのが、3代目理事長である野村祐介医師だ。週4日は埼玉熊谷の病院、2日は野村病院、週末には講演の準備や趣味のマラソンと、多忙な日々を送る野村理事長に様々なお話を伺った。

改革を行い老人病院から脱却、治療もできる慢性期病院へ

慢性期医療を地方から変える中長期ビジョン

野村病院を継ぐことを悩んだ時期もあるという野村理事長。しかし、「人の役に立つ仕事がしたい」と金沢医科大学へ進み、父と同じ循環器内科医となる。

医師になって3年後に父が入院。入院中、親子で今までになかった深い話をする中で、父は「慢性疾患を複数抱えた患者さんが多い。循環器だけでなく、消化器について学んでおけばよかった」と語った。その言葉から、当時所属していた医局の教授に相談し、循環器内科の博士号を修めたのち、消化器内科について修めた。

「入職する前の野村病院は良い状態ではなかった」と野村理事長はいう。「当時、急性期病院の医療従事者に聞いた野村病院の評価も良いものではありませんでした。慢性期病院自体の印象も悪く、野村病院だけでなく慢性期病院全体の悪い印象を変えたいと想うようになったのです」

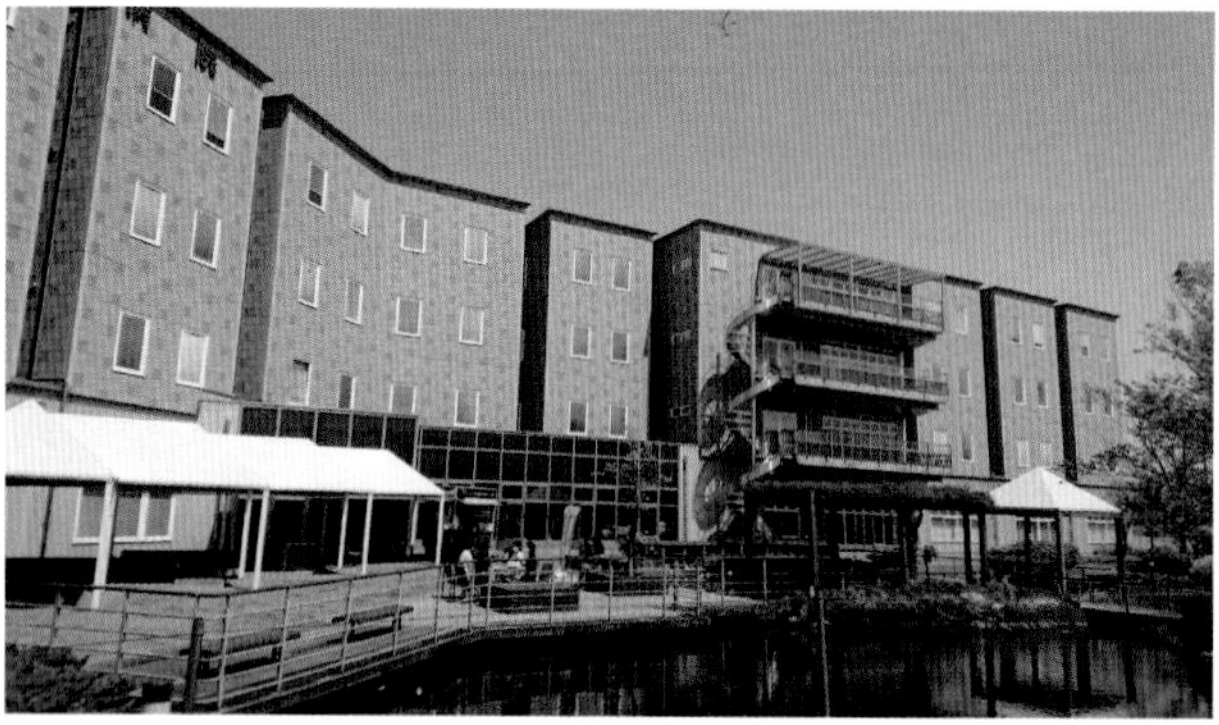

キッチンカーが訪れる中庭は
患者・スタッフみんなの憩いの場だ

野村理事長曰く「潰れるのではないか」という状況だった野村病院。そんな病院の価値を上げ、ひいては慢性期医療を改革せんという志を胸に抱き、2012年に野村病院の理事長に就任。大きく3期に分かれる改革を行う。

「1期はまず平均的な病院を目指しました。入ったばかりの私がいきなり改革だといっても職員はついてきませんので、そこをクリアしてから本格的な改革を行おうと考えたのです」

この地ならしの段階が終わり、2期は「生き残るための病院づくりとして、療養病棟入院基本料を、全病棟入院料1に上げようと計画しました」

療養病棟入院基本料は、重症度の高い医療区分2、3の患者が5割以上だと療養病棟入院料2。8割を超えると療養病棟入院料1となり医療点数が高くなるが、当時の野村病院は医療区分2、3の患者が4割という状態。野村理事長が同病院に抱いていた懸念の1つである。

「いきなり4割から8割を目指すのは難しい。そこで、まず医療区分2、3の患者さんが5割を超えることを目標とし、段階的に目標を上げていきました。人工呼吸器の患者さんを広域から集めるため様々な病院との関係を強化するなど奔走した成果もあり、現在は9割近くになっています」

人工呼吸器については循環器内科医である野村理事長の領分。「何かあったら呼ぶように」と現場に呼びかけ治療も行っている。

この段階をクリアし、いよいよ3期の構想を発表する。

「〝地域と医療従事者から選ばれる病院〟という中長期ビジョンを掲げる、新生野村病院となりました」

かねてより中長期ビジョンを持っていた野村理事長だが、以前の状況では大言壮語だと言われかねなかった。しかし、10年という雌伏の時を経て、「ようやく『慢性期医療を地方から変える』と大々的に言えるようになってきました」と万感の想いを述べた。

医療従事者に選ばれる病院を目指して

働きやすい病院を作った様々な施策

〝医療従事者から選ばれる病院づくり〟では、残業0、男性の育児休暇を推進する〝イクメン宣言〟、〝イクボス宣言〟など現代の働き方に合わせた取り組みを行っている。

業務時間と仕事量の折り合いがつかず実態が伴わない場合も考えられるが、野村理事長は完全主治医制から当直医制への移行、タブレット端末を用いてオペレーションを行うことが可能な初めてのマルチスライスCT、生体情報モニター、とろみ自動調理サーバー、ICTを導入するなど、同時に数々の業務効率化を行った。生体情報モニターの導入は日本全国で2番目という先進的なもの。しかし、現状に満足することなく「問題点が解決されたらお掃除ロボットも導入したい」と更なる効率化を視野にいれている。

育児休暇に理解がある上司という〝イクボス宣言〟は休みやすい環境づくりに繋がった。勤務時間の融通がきくことは、趣味の登山やスノーボードのため、夏季だけ野村病院に勤務する看護師がいることからも伺えるだろう。

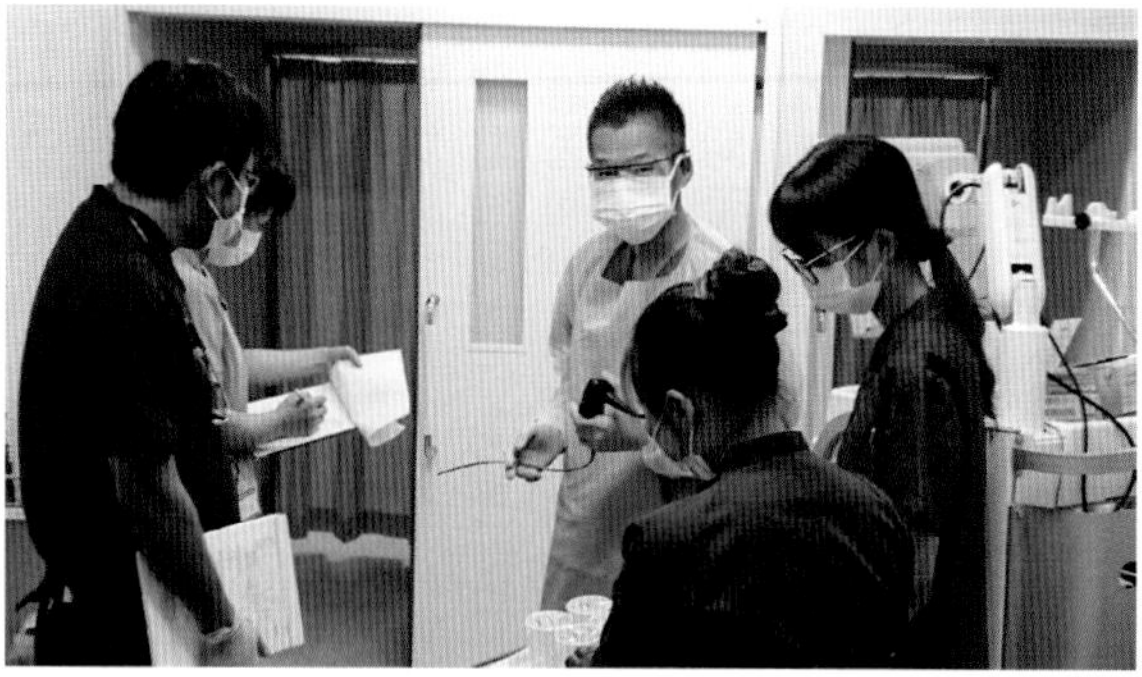

野村理事長は常に新しい知識を学び、
自ら嚥下内視鏡検査も行っている

「あれが駄目、これが駄目では人が集まりません。家庭の事情や趣味といった私生活のことも考慮し、多様な方に来ていただきたいです」

また、同院ではハラスメント0を目指している。

「ギスギスした状態だとハラスメントが起きやすくなるので、働きやすい環境や上司に報告しやすい状況を作るなど、対策を行いました。それでもハラスメントがあった際は、場合により直接ヒアリングも行い厳しく対応しています」

加えて、「女性の生理による体調不良や妊娠中の酷いつわりなどを考えて、女性だけの休憩室を作る計画もしています」と野村病院の職員のうち約85%を占める女性への配慮についても話した。

数々の取り組みの成果もあり、以前より若い中堅層の医師や、紹介会社を通さず直接ＨＰなどの応募から採用する職員も増えた。

「どうやったらできるのかという視点が重要。スタッフには最初から『できない』と言わないように伝えています」と野村理事長。改革を続けてきた彼の言葉だからこそ、強く響いた。

サポートチームによる多職種連携で包括的な医療を行う

加算を目的ではなく手段とし医療の質を向上する

野村病院では、多職種連携にも注力している。

食事を包括して補助する摂食嚥下サポートチームには、北陸唯一である摂食機能療法専門歯科医師に加え、言語聴覚士や歯科衛生士も参加。野村理事長も嚥下内視鏡検査ができるよう学んだ。

『食べ物を口から取らなければ元気にならない』という患者さんのご家族に、嚥下機能が低下している患者さんの場合、誤嚥が命に関わるということをどう理解してもらうかが発足のきっかけ。以前から摂食嚥下が重要だと考えていた中で、診療報酬の改定があり国と方針が合う形になりました」

摂食について、まず歯が大事だと野村理事長はいう。

「歯科衛生士は重要です。雇用に加算はありませんが、それを上回るメリットがあり、現在３人雇用しています。摂食嚥下に力を入れていることを周知した結果、摂食・嚥下障害看護認定看護師も当院に加わってくれました」

元々摂食嚥下障害があり食事ができなかった患者の嚥下機能が、治療により改善した例もあるように、チーム医療が患者の生活レベルを上げている。他に、慢性期病院では希少な排尿自立支援を行うチームについて話を伺った。

「残尿量が多い場合や、神経因性膀胱など自分で排尿が出来ない方には膀胱留置カテーテルが必要ですが、尿路感染を防ぐとともに排尿自立に導くため、１日でも早く抜去できるように支援しています」

排尿自立支援についても「職員に、加算を取ることではなく医療の質を上げることが目的だと言っています」と野村理事長はいう。

「その甲斐もあり、職員も残尿量を確認して『もう排尿には介入しなくても良いですよね。他の症例に介入しましょう』と、加算算定よりも人としての尊厳を守ることを優先した提案をしてくれるようになりました」

患者を良くするための医療について啓蒙が進んでいる確かな事実に、野村理事長の表情もほころんだ。

地域に選ばれる病院になるために

患者の立場に立った数々の取り組み

春には桜が咲く野村病院の庭園にはキッチンカーがやってくる。職員への福利厚生の他に、地域住民から同病院に親近感を持ってもらえたら、という考えがあってのことだ。また、職員への福利厚生としてコンビニを誘致しようと考えた際に、方向転換して取り入れたフードロス削減BOX「fuubo」。このSDGsを意識した病院は全国初となり多数のメディアにも取り上げられた。

「環境問題に敏感な若い方に『SDGsに力を入れている医療機関なんだ、じゃあ行ってみようかな』と思ってもらえたら」

この〝地域に選ばれる病院づくり〟には、患者の立場に立った医療を行うという野村理事長の志が強く感じられる。心臓近くの太い血管内に留置したカテーテルを介して高カロリー輸液を投与する中心静脈栄養という治療法は、カテーテル挿入時に肺に穴が開くことや、血腫ができ気管が圧迫されるなど、重篤な合併症が起こる危険性がある。

「自分が治療を受ける時に、1割でもそのような危険性がある処置を受けることは嫌でしょう。患者さんの顔がドレープで覆われ、見えない位置で穿刺されることも不安だと思います。これでは患者さんを良くするための治療が、患者さんのためになりません」

そこで、野村理事長は慢性期医療では特に普及していない、PICC（末梢挿入型中心静脈カテーテル）を導入。重篤な合併症が起こる確率が低下し、穿刺する箇所も目視可能、超音波ガイド下で施術を行うことなどが、患者の不安を軽減する。

患者にとろみをつけたノンアルコールのビールやカクテル、ワインを提供し、嗜好品を口にできる機会も設けた。「認知症の方が饒舌になったり、歌いだしたりと認知機能に良い影響が出そうでした」というように、この試みは患者の心を豊かにしている。

他にも、「自分が患者になった時に、下剤を入れられてお腹が痛くなるのは不快でしょう」と、新規経腸栄養剤を使い腸内環境を改善し、自然な排便ができるようにする排便コントロールも導入した。

慢性期医療は平均250日という長い入院期間を必要とするため、患者と点ではなく面で向き合う心掛けも行う。「面会ができるようにしっかり治療し、ご家族との大切な時間を長く取れるようにしたい」というように、患者家族が希望する患者との触れ合いの時間を重視し、面会の時間を充分にもうけている。

患者、職員、病院のことを慮り改革を進める野村理事長。

「単一でなく、複数のことをしなければいけません。多くの新しい挑戦をして『野村病院で働いてみたい』という病院の価値を作る。今後も必要なことを実行し、地域から選ばれる病院、医療従事者から選ばれる病院づくりという、終わりなき中長期ビジョンを実行していきます」と、力強く語った。

現状打破を続け終わりがない改革を

医療から介護までシームレスな関係の創造

当初は医療と介護の有機的な連携がとれていなかったため、慢性期以降の医療・介護について地域で完結しようと介護領域にも注力。高度急性期から慢性期へのシームレスな連携だけでなく、医療と介護においても同様な連携を目指した。それに対応できる医療・介護提供体制を整備するため、介護医療院を開設し居宅介護支援事業所と訪問介護ステーションも立ち上げた。

介護の現場については「どうやって魅力的な職場にするか、という視点から改革していきました」

介護士が看護師と同等の仕事ができるマルチプレイヤーになれる環境を整え、新しい介護のカタチの創造に取り組んだ。経験則でなく客観的なデータから利用者の動きがわかる見守り支援システム〝眠りSCAN〟を導入。利用者の睡眠の質が良くなり不穏が解消されるなど、介護のキツい、汚い、危険という3Kの印象を改善し、現場は良い方向へと変化している。

野村理事長の就任当初は低い評価を受けていたという野村病院。しかし、現在は「他の病院や地域連携の会に行った際に『うちの家族や親族がお世話になっています』と挨拶してもらうことが増えました。当院に医療従事者の紹介で入院する患者さんが多いということです。医療従事者は横の繋がりがあり評判を隠せないので、凄くありがたいことだと思います。これはひとえに、患者の立場に立った医療・介護を提供してきた成果です」と語る。ここまでの成果を得られたのも、野村理事長のモットーである現状打破の精神によるところだろう。

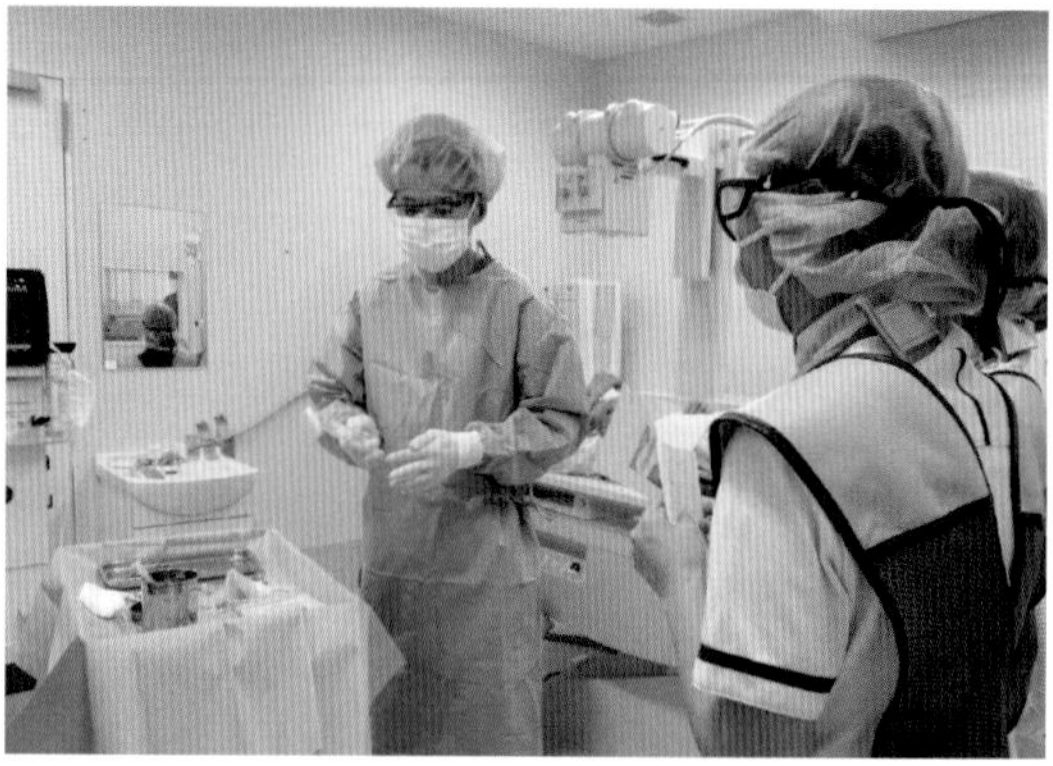

重篤な合併症の可能性を減らすＰＩＣＣの扱いを
丁寧に指導する野村理事長

「現状維持だと病院が退化していく。常に何か良くできることはないかと現状を打破できるように考えて、アイデアが浮かんだらストックしています。1つのゴールで満足してしまってはそれ以上の成長がなくなりますので、終わりはありません」

他がやっていないから良いではなく他がやっていないからやるべきだと、病院の価値を高める道を模索し、現状を打破し続ける野村理事長。ゴールテープはなくとも走り続ける、その前途は輝いて見えた。

PROFILE

野村　祐介（のむら・ゆうすけ）

2001 年、金沢医科大学　医学部　卒業。金沢医科大学循環器内科　入局。
2004 年、先端医学薬学研究センター臨床研究開発部　研究員。
2005 年、石川医療技術専門学校循環器内科　非常勤講師。
2006 年、金沢医科大学大学院内科学Ⅰ修了（医学博士）。金沢医科大学循環器内科　医員。
2007 年、金沢医科大学　循環器内科　助教。金沢医科大学附属看護専門学校循環器内科　非常勤講師。
2009 年、JA 長野県厚生連佐久総合病院胃腸科。
2012 年、JA 埼玉県厚生連熊谷総合病院内科（消化器内科）。
2013 年、富山大学附属病院第三内科　医員。富山県済生会富山病院内科（消化器内科）。
2014 年、JA 埼玉県厚生連　熊谷総合病院　内科（消化器内科）。
2016 年、医療法人熊谷総合病院内科（消化器内科）。
2021 年、医療法人熊谷総合病院　副医局長。
2022 年、医療法人熊谷総合病院　医局長。

【所属・活動】

日本内科学会認定内科医・総合内科専門医。日本循環器学会認定循環器専門医。

日本消化器病学会認定消化器病専門医。日本消化器内視鏡学会認定消化器内視鏡専門医。

日本消化管学会認定胃腸科認定医・専門医。日本老年医学会認定老年科専門医・指導医。

日本医師会認定産業医。日本医師会認定健康スポーツ医。日本スポーツ協会公認スポーツドクター。

日本心臓リハビリテーション学会認定心臓リハビリテーション指導士。

がん等の診療に携わる医師等に対する緩和ケア研修会 修了。

日本老年医学会認定高齢者医療研修会（総合機能評価加算に係る研修）修了。

日本臨床栄養代謝学会 TNT（Total Nutrition Therapy）研修会 修了。

嚥下機能評価研修会（PDN VE セミナー）修了。

下部尿路機能障害の治療とケア研修会（排尿自立支援加算・外来排尿自立指導料該当研修）修了。

医師の臨床研修に係る指導医講習会 修了。

INFORMATION

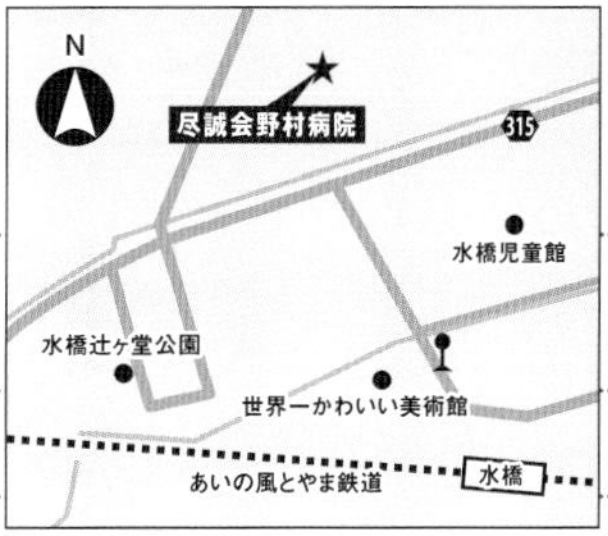

所在地	〒939-3515 富山市水橋辻ケ堂 466-1 TEL 076-478-0418 FAX 076-478-2579
アクセス	あいの風とやま鉄道「水橋」駅より 徒歩 3 分
設立	1967 年
診療科目	内科、老年内科
理念	☆ミッション Mission（果たすべき使命・役割） 私たちは、富山県内の医療・介護ニーズに応え、慢性期以降の患者・利用者の人生を支えます ☆ビジョン Vision（目指す姿） 私たちは、富山県内の患者・利用者、医療従事者から信頼され、選ばれる慢性期病院になります ☆バリュー Value（行動指針・価値観） 私たちは、医療従事者同士のチームワークを大切にして、患者・利用者の立場に立った医療・介護サービスを提供します

https://nomura-hospital.jp/

医療法人社団森愛会

鶴見クリニック

信頼の×主治医

理事長・院長　鶴見　隆史

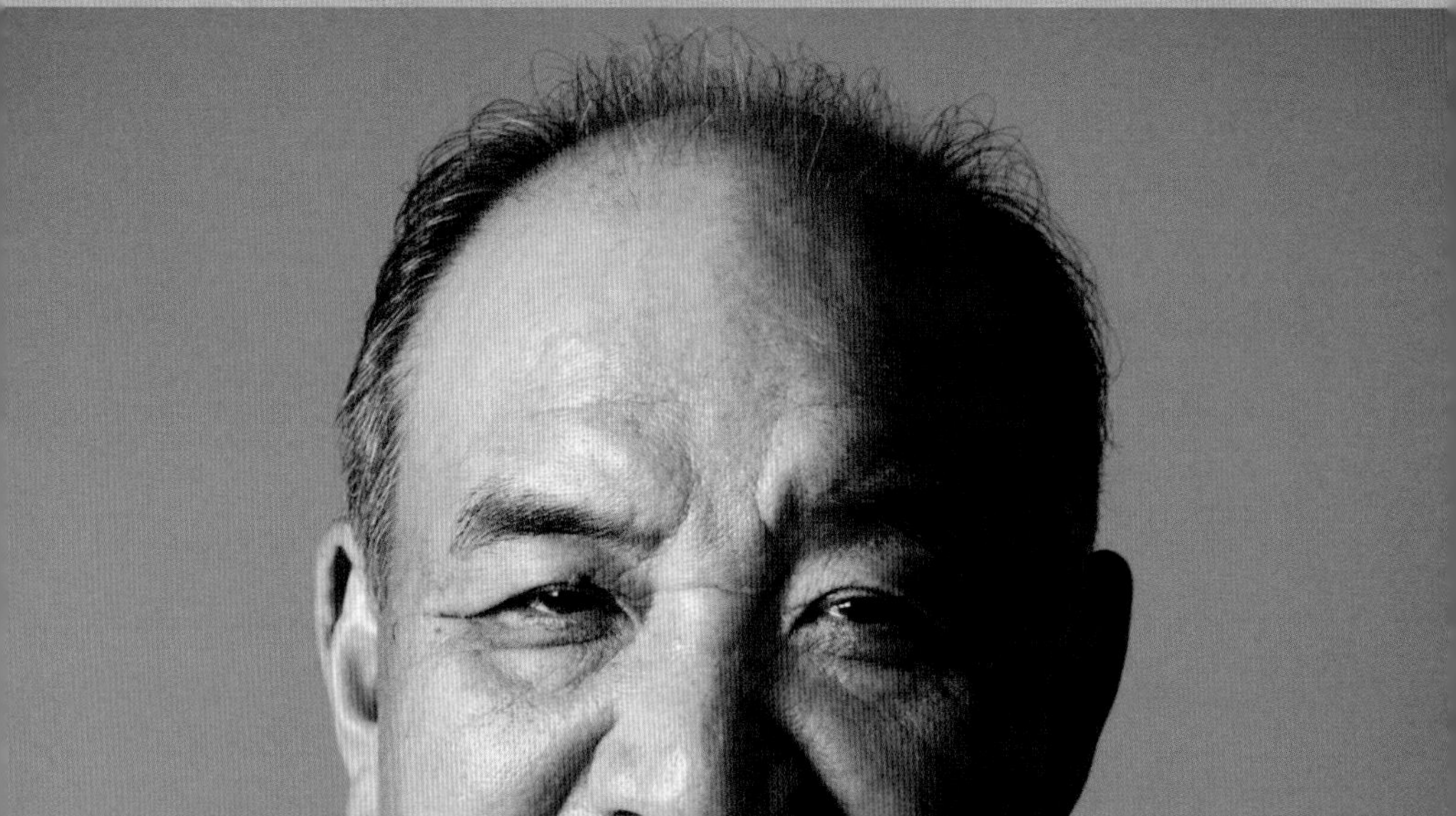

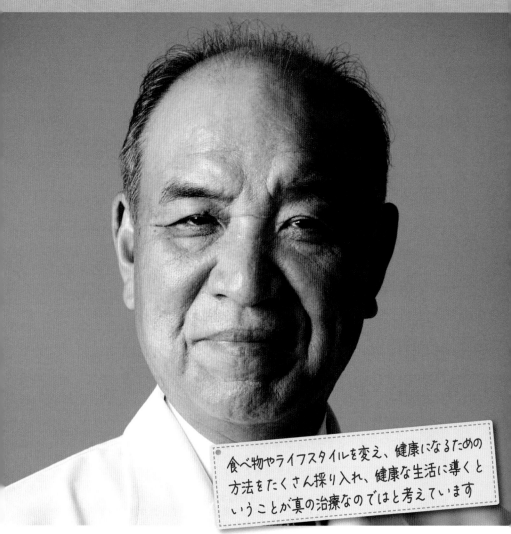

食べ物やライフスタイルを変え、健康になるための方法をたくさん採り入れ、健康な生活に導くということが真の治療なのではと考えています

免疫力を活性化し「根源を改善する」医療を掲げる

患者との会話を重視し、信頼される医師を目指す

薬を極力使わず、計画的な断食と食事指導、独自のサプリメント、ホルミシス（微量放射線）療法などを活用して難病治療に当たっている鶴見クリニックの鶴見隆史理事長。ナチュロパシー（自然療法）と言われる古くから実践されてきた伝統的な治療法が基礎になっている。

現代医学に限界を感じ、長年にわたり中国漢方や食事療法、酵素栄養学など新たな代替医療を模索してきた。その結果、たどり着いたのが独自の免疫治療法だった。「根源を改善する」医療を掲げ、病気の原因を排除しエネルギー（免疫力）を向上させて、人間が本来持ち合わせている治癒力を活性化する方法だ。

特徴的なものが、ファスティング（断食、半断食）。患者の症状や体質に合わせて、計画的なファスティングを実施し、身体の代謝を活発にする。２０００年に現在のクリニックを開院以降、多くの癌患者や難病に悩む患者を治療、治癒させてきた。

現在は新しい医療の吸収にも積極的に取り組んでいる。医療先進国の米国などの情報を調べ、日々治療の精度向上に勤しんでいる。

喘息が酷かった幼少時代、健康に関心を向けるきっかけに

良いものは何かを求め、様々な文献や資料を読み漁る日々

父親が医師だったこと、また小学校中学年まで喘息が酷かったこともあり、幼少期から鶴見理事長の健康に対する関心は高かった。「昭和33年頃、喘息で苦しむ孫を見て、明治生まれの祖母がラジオで聞いた治療法を教えてくれたことがあります。『キャベツを食べたら喘息が治った』という体験談でした。早速真似をして、朝晩に大盛りのキャベツを食べた記憶があります」

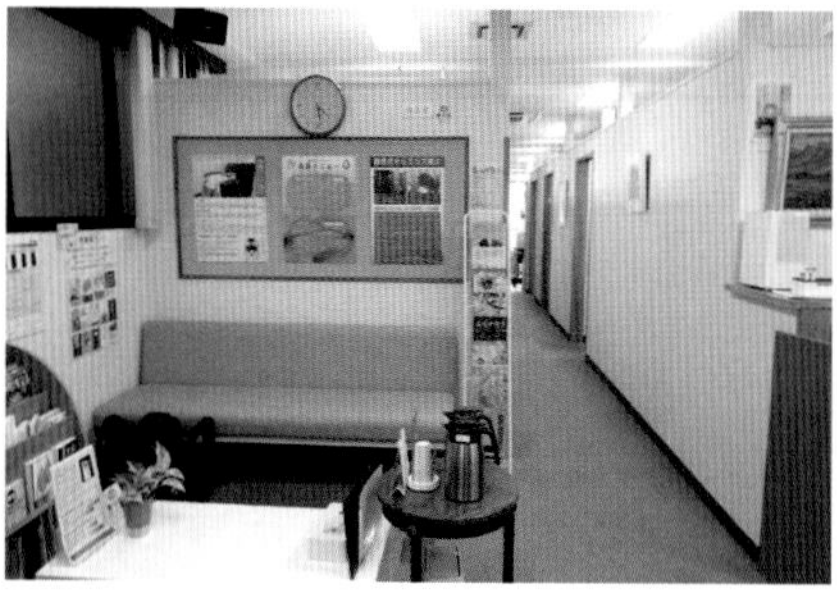
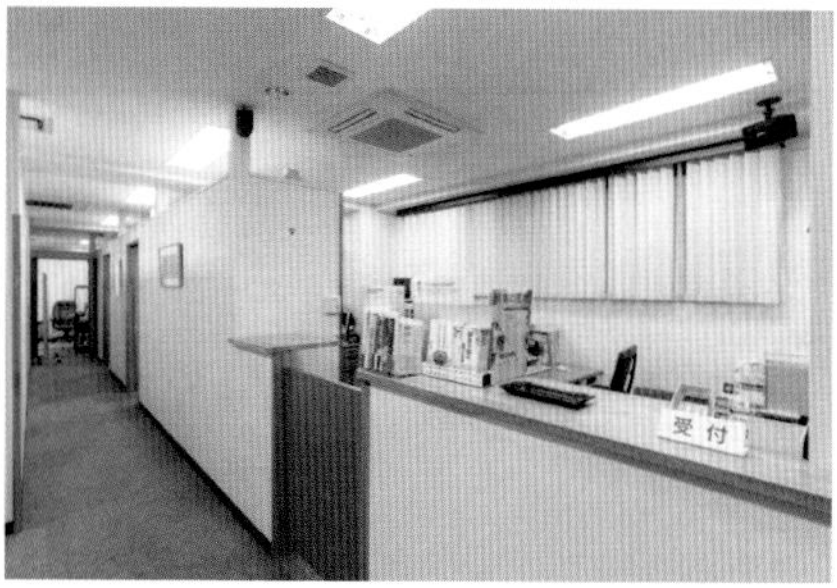

病気を治すことはもちろん、根源を改善し完治を目指している

その努力が功を奏したのか、成長と共に喘息は収まっていき、中学生の頃には症状がまったく出なくなった。しかし高校生の時、当時流行っていたチョコレートやインスタントラーメンなど洋風の新しい食べ物を食べた途端、喘息がぶり返したそうだ。医師である父親からは、そうした「バランスの良くない食事を摂らないよう」にたしなめられたという。多感な鶴見少年には印象に残る出来事だった。「身体に良くないものを食べると喘息になる、身体に良い食べ物を摂ると体調が改善するという体験が、自身の頭の中に強くインプットされました」

ナチュロパシーを目指す素地は、こうした経験により作られたのかも知れない。医科大学へ進学した後もこの価値観は変わらず、あらゆる病気に薬を投与する治療方法に戸惑いを覚えたという。大学病院で医師としてのキャリアをスタートした後も、そのわだかまりは払拭されなかった。

癌患者を担当した時も、当時の最新の医学で治療しているにも関わらず、なかなか命が助からない状況を見て「本当に身体に良いことは何なのだろう？」と自問自答するようになっていった。

新しい治療法、可能性を求めて一念発起し、当時漢方を扱っていた東京の「谷クリニック」へ勤め始めた。そこで中国漢方の勉強に打ち込む。身体に良いものは何かを求め、様々な文献や資料を読み漁る日々だった。

ハウエル博士の著書「酵素栄養学」との出会いが大きな転機に

自信になった『お前のやっていることは正しい』という父の言葉

鶴見理事長が新しいヒントを得る契機になったのは、1977年に公表された米国の「マクガバン・レポート」だった。米国の上院議員だったジョージ・マクガバン委員長の名前を取ってそう呼ばれている。当時のR．フォード大統領が「米国は世界一の医療大国にも関わらず、病人も医療費も増加の一途をたどっているのはなぜか？」と疑問を持ったのがきっかけである。大統領はその調査の委員長にマクガバン上院議員を任命し、徹底的に調査するよう指示した。

世界の3000人におよぶ医師や栄養学者、科学者を集め、過去150年間の医療の歴史も参考にした大規模な調査が行われた。5000ページにも上る調査結果で判明した事は、「癌や脳卒中、心臓病などの主要な死因となる病気の原因は、間違った食事である」という事実だった。食事が原因の病気、「食源病」だと指摘した内容だった。この調査結果は米国民に大きなインパクトを与えた。その後のヴィーガンなど市民レベルの健康志向の高まりを後押しする一因にもなったようだ。

さらに、鶴見理事長の一番の転機になったのは、1985年に出版された米国のエドワード・ハウエル博士の著書「酵素栄養学」との出会いだった。酵素の不足があらゆる病気の原因になっているという内容だったが、「衝撃を受けました」と鶴見理事長は当時を振り返る。追い求めていた答えの1つに巡り合えた、重要な出会いだった。現在、同クリニックではその酵素栄養学に基づいた「酵素医療」を実践しているが、末期がんや難病の患者が回復するという事実がその理論の確かさを証明している。

1987年、父親の引退を機に鶴見理事長はその医院を継承し、開業医としての道を歩み始める。納得できる治療学を追い求めて勉強を続けながらの診療生活だった。「父親が亡くなる前、私に話したのは『お前のやっていることは正しい』という言葉でした。今でもはっきり覚えていますし、医師である父親から言われたことで自信にもなりました。しかし現実は簡単ではありません。なかなか患者さんの病気を治すことができませんでした。勉強したいという意欲がさらに増していきました」

2000年、西洋医学と東洋医学の長所を統合し、それまで培ってきた薬を極力使わず、酵素を活性化して自己治癒力を高める療法を広めるべく、一念発起して東京に現在のクリニックを開院した。

人間の本来持っている治癒力を活性化し、病状を改善

大きな柱の1つになっている断食・半断食療法

同クリニックの治療方法の特徴は、人間の本来持っている治癒力を活性化し、病状を改善する点だろう。断食や酵素栄養療法、毒性物質の排除指導、食事などライフスタイルの改善、良質のサプリメント摂取、ホルミシスやサウナなどの温熱療法、水素などの点滴療法といった様々な治療方法を用いている。

大きな柱の1つになっているのがファスティング、断食・半断食療法。具体的には、朝食を抜く断食方法。夜8時までに食事を終え、翌日の正午まで何も食べないでいると、トータルで16時間の断食をすることになる。人間が16時間以上断食すると、身体の細胞を蘇らせる「オー

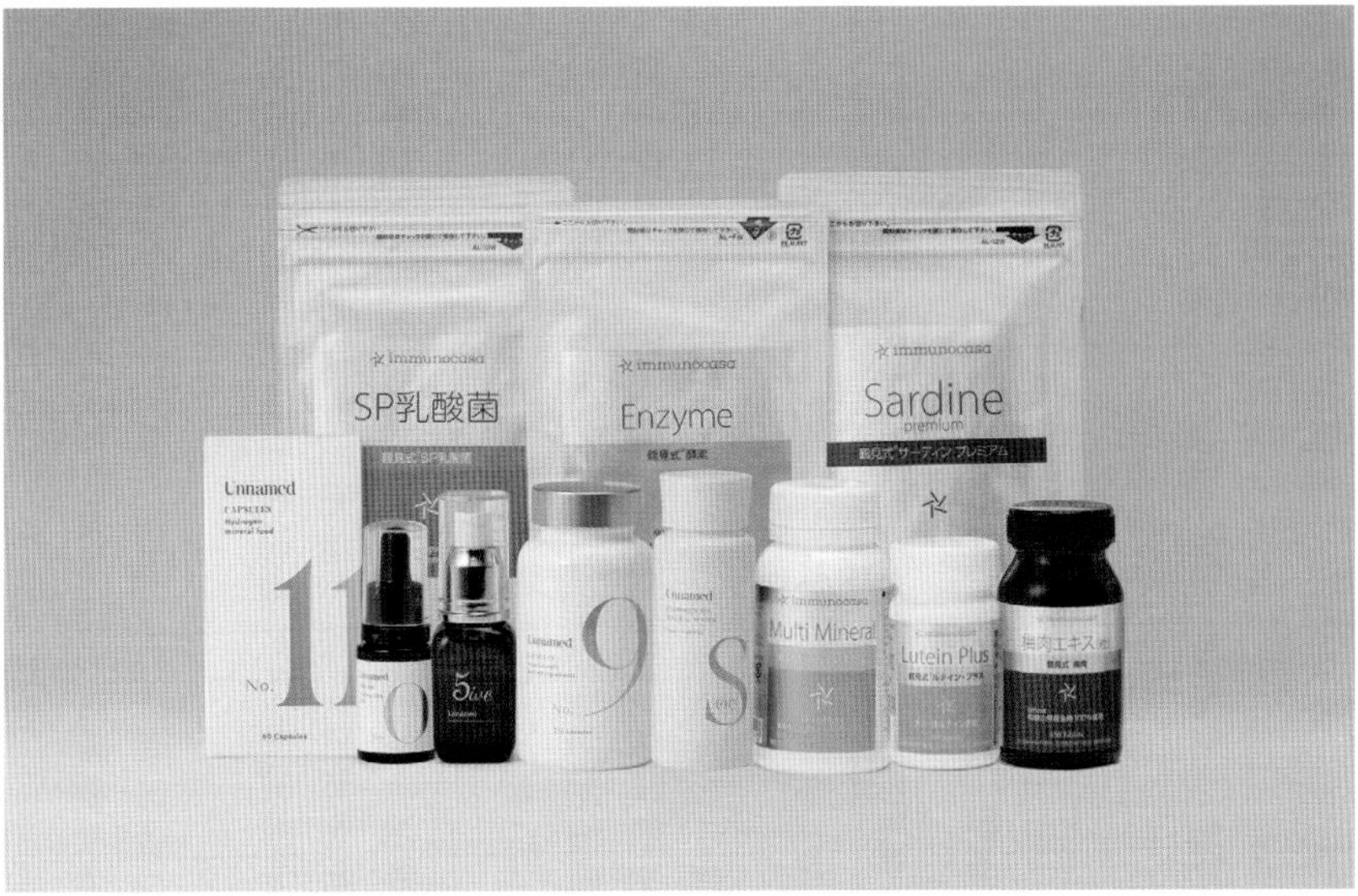

良質なサプリメントの摂取により、人の本来持っている治癒力を活性化させる

トファジー」という「修復機能」が働き始める。古くなった細胞を新しく生まれ変わらせる仕組みだ。

　この身体の作用は複数の学者によりそのメカニズムが解明されており、ノーベル生理学・医学賞も贈られている。こうした身体が持っている機能を活用し、治癒を手助けするわけである。「朝は食べない方がいい時間帯だということが徐々に分かってきました。午前4時から正午は排泄の時間、正午から午後8時までは栄養補給と消化の時間です。午後8時から翌日の午前4時までは吸収と代謝の時間。人間の身体の生理リズムはこうしたサイクルで動いていることが明らかになってきました」

　また最近では、長寿になる遺伝子「サーチュイン遺伝子」の存在も知られるようになってきた。米国・マサチューセッツ工科大学のガレンテ博士が行った実験で証明された。線虫に与えるカロリーを制限すると寿命が2倍伸びたという結果だ。その要因を調べたところ、寿命を伸ばす遺伝子が活性化していることが分かった。同様の遺伝子はあらゆる生物にも存在することが判明しており、断食による細胞の活性化を裏付ける検証事例と言えるだろう。

酵素栄養学に基づいた食事指導も重要な治療法の一つだ。効率的に食品中の酵素や栄養素が摂れる調理法や献立などを指導。各患者に合ったファスティングや食事療法、サプリメントなどを処方している。

同クリニックでは一般診療と予防健診を受け付けているが、一般診療に訪れる半数は癌患者である。そのほか、完治が難しいと言われた難病の患者も少なくない。時間をかけて患者の話を聞き、病状や体質に最も適した治療方法を提案する。国外から治療に訪れる人もいるという。

一方、予防健診は健康を維持したいと願う人、ダイエットや不妊治療の人などが訪れている。その一つの例が、メタトロンという計測機器を使用した検査だ。全身の生体磁場エネルギー情報を読み取り、その人の心身のバランス状態を客観的に評価する方法である。未病を検出することが可能で、具体的な予防や治療方法を知ることができる。

末期の癌患者が治癒、体調も完全に復調

理事長夫人も元患者、薬を止めファスティングで症状が改善

ファスティングや食事療法がこれほどの成果を挙げている事実には驚くほかないが、鶴見理事長が過去に出会った患者の症例を聞くと実際に有効であることが分かる。

とある末期の食道癌の患者がクリニックを訪れた。その患者は患部が腫れ上がり、水を飲むのもままならない状態だった。早速、断食を指導したところ、みるみる食道の腫れが収まって

いき、水も普通に飲めるようになっていった。サプリメントを処方するなどしたところ、結果的に癌が消滅したのだという。「抗癌剤を使いたくないという患者さんでしたが、今では体は絶好調です」

理事長の夫人も元患者である。20年前のこと、珍しい膠原病の合併症で寝たきりの毎日を余儀なくされていた。杖なしでは満足に歩ける状態ではなかったという。毎日、何十種類もの薬を飲んでいたが、病状は一向に回復しなかった。そんな折、縁があり鶴見クリニックの門を叩いて、鶴見理事長に治療を依頼する機会を得た。服用していた薬を全て止め、ファスティングに取り組んだところ、約1年後には普通に歩けるまでに回復したのだという。

難病を克服した患者一人ひとりの存在が、鶴見理事長が実践する独自の療法の正しさを裏付けているようだ。

心掛けていることは、「とにかく患者の話をよく聞くこと」

「私は19世紀以前にあった〝ナチュロパシー（自然療法）の医者〟」

鶴見理事長が日々心掛けていることは、「とにかく患者の話をよく聞くこと」。その患者がどれくらいの知識、情報を持っているのか、またクリニックの治療方法を受け入れてくれるのか、時間をかけて丁寧に聞き出す。『人を見て法を説け』ではありませんが、やはり治療方法に納得して信頼してくださる患者さんはスムーズに治っていきます」

医師と患者との信頼関係で医療は成り立っている、という原則を重視している。座右の銘は「見えない力を信じる」こと。人間の自然治癒能力も目に見えない力。酵素やオートファジーなども

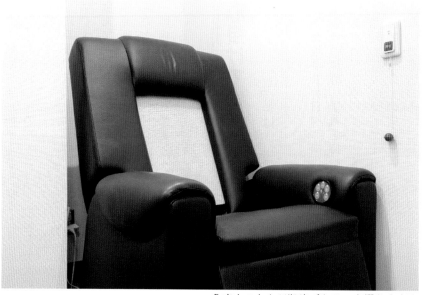

免疫力の向上が期待できる、音響免疫療法

直接目には見えない存在だ。しかし着実に重病だった患者が治っていくという事実がある。「見えない力を信じる」ことで、治癒という形で成果が表われている。

「食べ物やライフスタイルを変え、健康になるための方法をたくさん採り入れ、健康な生活に導くということが真の治療なのではと考えています」と語る鶴見理事長。自身のことを「ひと言でいえば、私は19世紀以前にあったナチュロパシー（自然療法）の医者です」と形容する。根底には、人間の自然治癒能力を信じ、それを活用した治療方法の実践がある。

今後は世界規模で医療が変わっていくとも語る。「例えば英国でも、薬を使わない医療や栄養学に重きを置くようになってきました。これから医療の現場は180度変わっていくと思います」

鶴見理事長の飽くなき挑戦は今後も続く。

医療法人社団森愛会

鶴見クリニック

PROFILE

鶴見　隆史（つるみ・たかふみ）

1948年生まれ。石川県出身。
1979年、金沢医科大学医学部を卒業。
1980年、浜松医科大学第二内科局に入局。
1982年、同大学呼吸器科に入局。
1985年、東京・谷クリニックに勤務、漢方（中医学）を学ぶ。
1987年、静岡県磐田市で父の医院を継承。
2000年、鶴見クリニックを開院。
2008年、八丁堀へ移転。

【所属・活動】
一般社団法人国際抗老化再生医療学会。

【著　書】
『「酵素」が免疫力を上げる！』（永岡書店）
『最高の食養生』（評言社）
『ガン患者とともに命をつなぐ』（グスコー出版）
『3days断食』（評言社）
『朝だけ断食で9割の不調が消える！』（学研プラス）　など

INFORMATION

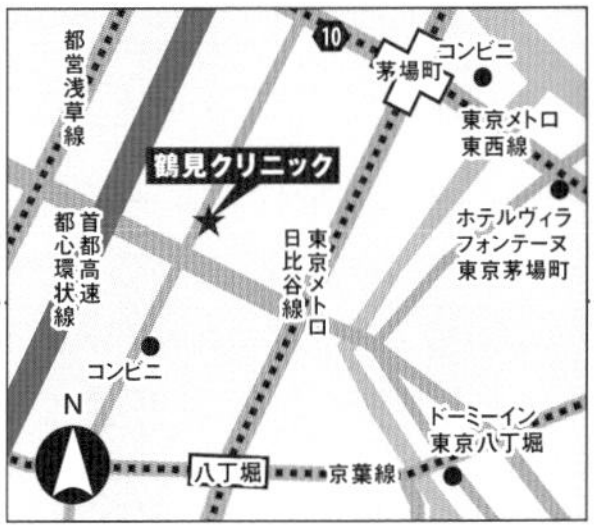

所在地	〒104-0032 東京都中央区八丁堀1-7-7 長井ビル4F TEL 03-3553-7710 FAX 03-3553-7712
アクセス	日比谷線「八丁堀」駅　A5出口より 徒歩約3分 日比谷線「茅場町」駅　2番出口より 徒歩約5分 東西線「茅場町」駅　12番出口より徒歩約5分 JR・東京メトロ「東京」駅よりタクシーで約10分
設立	2000年
診療内容	「免疫強化」と「原因を改善」する治療
診療時間	〈火～土〉9：30～18：00 〈休診日〉月・日・祝
理念	「根源を改善する」医療です。

https://www.tsurumiclinic.com/

おわりに

関東大震災から向こう100年となった2023年。本年に至るまで、日本は自然の厳しさと共に歴史を歩んできました。古くは599年、日本書紀の白鳳地震から残る地震の記録は、戦後の大震災に限るだけでも、阪神・淡路大震災、新潟県中越大震災、東日本大震災。震災、地震、そして台風などを含む自然災害全般へと範囲を広げるならば、枚挙にいとまがありません。

震災時は、怪我やストレスによる心身の不調が起こりやすくなります。高齢化社会である今は、寝たきりの高齢者について避難方法や避難先での介護なども問題になってくるでしょう。それらの問題を解決するのがドクターの尽力によるところです。

被災地への訪問による心身ケア、治療。果ては亡骸の判別までがドクターである彼ら、彼女らの双肩に掛かります。非日常的の惨状から普段の仕事まで常々、ドクターは患者の命や人生を背負い、尽力されているのです。

本書では、そんな患者の命と人生を預かる、特に高齢者医療に携わる23の病院・クリニックのドクターにお話しを伺い、「信頼の主治医　明日の高齢者医療を拓く信頼のドクター　2024年版」と題し、収録いたしました。中には、大震災を機にドクターを目指した方、また大震災の年に深い関わりを持つドクターもいらっしゃり、この関東大震災から100年の2023年に編纂を行えたことには、運命的なものを感じます。

在宅医療をはじめ、老年内科、腎臓内科、脳神経内科、整形外科、眼科、糖尿病内科などの病院・クリニック、地域のかかりつけ医として家庭医療・総合診療科として活躍される診療所、国立の研究センターまで、様々な形で高齢者医療に携わるドクターの活躍を記しました。予防医療や地域交流、講演会を行うなど地域に根差した医療サービスと共に、高い専門性と豊富な診療実績を持つ第一線のドクターの活躍を診療現場からお届けします。

中には高齢者が少しでも長い間歩き、自立した生活を長く送ることで、健康寿命を延伸するよう注力されている方もいらっしゃいます。これは、ひいては前記したように、非常時に1人でも多く命が助かることにも繋がるのでしょう。

健康寿命を延ばすというのは歩行の問題に限らず、少しでも長く『自分の目で世界を見られるようにする』『口から美味しい食べ物を摂取できるようにする』『人と関わり笑顔でいられるようにする』など、様々なアプローチがドクターによって行われています。そういったドクターの活動はとても眩しく目に映り、頭が下がるばかりです。

高齢化社会は今後も続き、更に人口のピラミッドの形状は歪な形に変化を続けていくと予想できます。しかし、このような時世でも本書に登場するドクターのような方々が奮励努力されているのだと知り、健康で長く人生を謳歌できる時代になるのだろうと明るい絵図を想い描かされました。

本書を手に取られたことが、それぞれの地域で信頼のドクターと出会えるきっかけとなれば甚だ幸いです。

2023年11月

株式会社 産 經 ア ド ス
産經新聞生活情報センター

（掲載は取材順）

医療法人社団隆樹会　木村クリニック

理事長・院長
木村　隆雄

〒115-0043　東京都北区神谷1-15-9
TEL 03-3911-1220　FAX 03-3911-1229
〈木村クリニック訪問診療部〉TEL 03-3911-2779

https://www.ryujukai.jp/

あげお在宅医療クリニック

院長
宮内　邦浩

〒362-0001　埼玉県上尾市上20-8
TEL 048-783-5801　FAX 048-611-9661

https://www.ageozaitaku.jp/

南青山内科クリニック

院長
鈴木　孝子

〒107-0062　東京都港区南青山7-8-8　101
TEL 03-6805-1836

https://tulip.clinic/

医療法人社団ミレナ会　日暮里内科・糖尿病内科クリニック

理事長・院長
竹村　俊輔

〒116-0013　東京都荒川区西日暮里2-26-12
ガーネットビル2F
TEL 070-8999-3364　FAX 03-5838-6971

https://nipporinaika-clinic.com/

医療法人社団実直会　冨田実アイクリニック銀座

院長
冨田　　実

〒104-0061　東京都中央区銀座4-12-19
日章興産ビル3F・4F
TEL 03-6228-4200

https://tomita-ginza.com

糖・心・甲状腺のクリニック北千住

院長 **原口　美貴子**	〒120-0026　東京都足立区千住旭町40-27 トラヤビル3F TEL 03-6806-1521 **https://www.to-clinic.com/**

医療法人社団星の砂　ねりま西クリニック

理事長・院長 **大城　堅一**	〒178-0062　東京都練馬区大泉町3-2-9 TEL 03-5933-3077　FAX 03-3923-6336 **https://www.nerimanishi-clinic.com/**
	〈中部ゆくいクリニック〉 〒904-0021　沖縄県沖縄市胡屋6-8-6 TEL 098-989-8873　FAX 098-989-8714 **https://www.nerimanishi-clinic.com/chuubuyukui-clinic/**

東京ふれあい医療生活協同組合　梶原診療所

代表理事副理事長・所長 **渡辺　章**	**〈東京ふれあい医療生活協同組合〉** 〒114-0004　東京都北区堀船3-31-15 TEL 03-3911-3630　FAX 03-3911-1969 **https://www.fureaico-op.info/**
	〈梶原診療所〉 〒114-0004　東京都北区堀船3-29-9 TEL 03-3911-5171　FAX 03-3911-2996 **https://www.fureaico-op.net/**
	〈宮の前診療所〉 〒116-0011　東京都荒川区西尾久2-3-2 TEL 03-3800-7111　FAX 03-3800-7118
	〈オレンジほっとクリニック〉 〒114-0004　東京都北区堀船3-31-15 TEL 03-3911-2661　FAX 03-3911-2622 **https://www.fureaico-op2019.com/**
	〈ふれあいファミリークリニック〉 〒120-0047　東京都足立区宮城1-33-20 TEL 03-6908-4330 **https://www.fureaico-op.biz/**

国立研究開発法人　国立長寿医療研究センター

理事長 **荒井　秀典**	〒474-8511　愛知県大府市森岡町7-430 TEL 0562-46-2311 **https://www.ncgg.go.jp**

おおやま健幸の街クリニック

院長 **杉江　正光**	〒173-0014　東京都板橋区大山東町25-12　1F TEL 03-4455-3878　FAX 03-6730-3159 **https://kenko-no-machi-clinic.com/**

脳神経筋センターよしみず病院

院長 **神田　　隆**	〒751-0826　山口県下関市後田町1-1-1 TEL 083-231-3888　FAX 083-231-7957 **https://akn-yoshimizu.com/**

はせがわ内科外科クリニック

院長 **長谷川　正行**	〒274-0063　千葉県船橋市習志野台1-38-11 北習志野メディカルプラザ3F TEL 047-469-1159 **https://www.hasegawa-naikageka.jp**

医療法人玉昌会　加治木温泉病院

院長 **夏越　祥次**	〒899-5241　鹿児島県姶良市加治木町木田4714 TEL 0995-62-0001　FAX 0995-62-3778 **〈玉昌会グループ〉** **https://www.gyokushoukai.com/** **〈医療法人玉昌会　加治木温泉病院〉** **https://www.kjko-hp.com/**

社会福祉法人三桂会　凌駕クリニック樋上本院

理事長・院長
樋上　哲哉

〒654-0031　神戸市須磨区東町2-2-13
TEL 078-734-5550　FAX 078-734-5515
https://ryoga.clinic

医療法人民善会

理事長
榎本　純也

〈医療法人民善会 細谷透析クリニック〉
〒370-2316　群馬県富岡市富岡2653-1
TEL 0274-89-1007　FAX 0274-89-1008
https://www.hosoya.or.jp/hosoya-touseki/

〈医療法人民善会 細谷腎クリニック藤岡〉
〒375-0054　群馬県藤岡市上大塚437-1
TEL 0274-25-8461　FAX 0274-25-8462
https://www.hosoya.or.jp/hosoya-jinclinic/

公益社団法人鹿児島共済会　南風病院　高齢者・健康長寿医療センター

理事長
貞方　洋子

センター長
大内　尉義

〈公益社団法人　鹿児島共済会　南風病院〉
〒892-8512　鹿児島県鹿児島市長田町14-3
TEL 099-226-9111（代表）
099-805-2259（予約センター　月～金　9：00～17：00）
FAX 099-223-1573
https://www.nanpuh.or.jp/

みなみ堀江クリニック

院長
南　和宏

〒550-0015　大阪市西区南堀江4-10-14
TEL 06-6531-3730
https://minami-horie-clinic.com/

ふじもと眼科クリニック

院長
藤本　隆志

〒740-0032　山口県岩国市尾津町2-22-10
TEL 0827-28-5524　FAX 0827-28-5519
https://fujimoto-eye-clinic.com/

医療法人清水会　相生山病院

理事長・院長
佐藤　貴久

〒458-0813　名古屋市緑区藤塚3-2704
TEL 052-878-3711　FAX 052-878-3209
https://aioiyama.or.jp

社会医療法人義順顕彰会　種子島医療センター

院長
髙尾　尊身

〒891-3198　鹿児島県西之表市西之表7463
TEL 0997-22-0960　FAX 0997-22-1313
https://tanegashima-mc.jp/

名東整形外科からだケアクリニック

院長
渡邉　一貴

〒465-0028　名古屋市名東区猪高台1-1023
TEL 052-773-1811　FAX 052-773-1833
https://www.meito-physical-care.com/

医療法人社団尽誠会　野村病院

理事長
野村　祐介

〒939-3515　富山市水橋辻ケ堂466-1
TEL 076-478-0418　FAX 076-478-2579
https://nomura-hospital.jp/

医療法人社団森愛会　**鶴見クリニック**	
理事長・院長 **鶴見　隆史**	〒104-0032　東京都中央区八丁堀1-7-7　長井ビル4F TEL 03-3553-7710　FAX 03-3553-7712 **https://www.tsurumiclinic.com/**

信頼《しんらい》の主治医《しゅじい》

明日《あす》の高齢者《こうれいしゃ》医療《いりょう》を拓《ひら》く信頼《しんらい》のドクター

2024年版《ねんばん》

発行日	令和5年11月10日 初版第一刷発行
編著・発行	株式会社 ぎょうけい新聞社 〒531-0071 大阪市北区中津1丁目11-8 中津旭ビル3F Tel. 06-4802-1080 Fax. 06-4802-1082
企画	株式会社産經アドス 産經新聞生活情報センター
発売	図書出版 浪速社 〒637-0006 奈良県五條市岡口1丁目9-58 Tel. 090-5643-8940 Fax. 0747-23-0621
印刷・製本	株式会社 ディーネット

ISBN978-4-88854-560-0